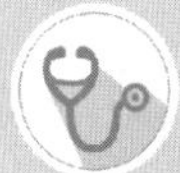

全国高等院校医学整合教材

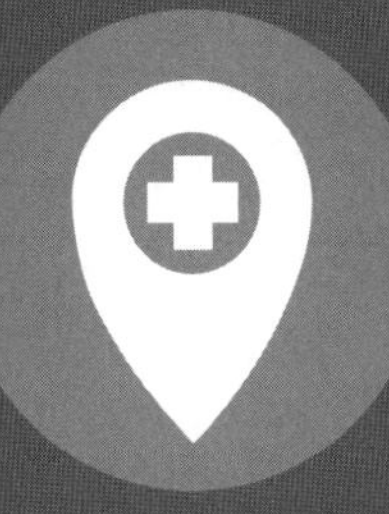

呼吸系统

陈世民　王华东　主编

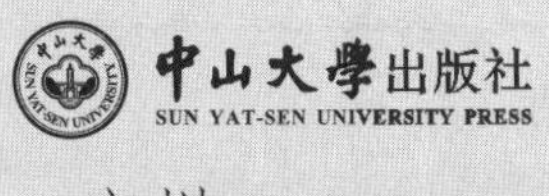

中山大学出版社
SUN YAT-SEN UNIVERSITY PRESS
· 广州 ·

图书在版编目（CIP）数据

呼吸系统/陈世民，王华东主编. —广州：中山大学出版社，2023.5
全国高等院校医学整合教材
ISBN 978－7－306－07792－9

Ⅰ.①呼…　Ⅱ.①陈…②王…　Ⅲ.①呼吸系统—医学院校—教材　Ⅳ.①R322.3

中国国家版本馆 CIP 数据核字（2023）第 070936 号

HUXI XITONG

出 版 人：王天琪
项目策划：徐　劲
策划编辑：吕肖剑
责任编辑：吕肖剑
封面设计：林绵华
责任校对：林　峥
责任技编：靳晓虹
出版发行：中山大学出版社
电　　话：编辑部 020－84110283，84113349，84111997，84110779，84110776
　　　　　发行部 020－84111998，84111981，84111160
地　　址：广州市新港西路 135 号
邮　　编：510275　　传　　真：020－84036565
网　　址：http：//www.zsup.com.cn　E-mail：zdcbs@mail.sysu.edu.cn
印 刷 者：广州市友盛彩印有限公司
规　　格：787mm×1092mm　1/16　18.5 印张　498 千字
版次印次：2023 年 5 月第 1 版　2023 年 5 月第 1 次印刷
定　　价：68.00 元

编委会名单

主　　编　陈世民　王华东

副 主 编　牛海艳　王金花　罗　刚

编　　委　（排名不分先后）

牛海燕（海南医学院）

王华东（暨南大学）

王金花（右江民族医学院）

孙　意（中南大学）

陈世民（海南医学院）

陈思润（海南医学院）

陈睿鹏（中南大学）

罗　刚（海南医学院）

郑奕迎（海南医学院）

周　雯（海南医学院）

高　畅（海南医学院）

曾祥周（海南医学院）

黎　飚（右江民族医学院）

编审秘书　郑奕迎（海南医学院）

Preface 前言

《呼吸系统》是一部基础医学器官系统整合课程的教材。为了满足新医科建设及医学教学改革的需要，本教材整合了呼吸系统相关的人体解剖学、组织学与胚胎学、病理学、病理生理学、药理学等基础医学知识以及呼吸系统疾病的临床精要。全书以呼吸系统相关基础医学知识整合为主，适当结合临床，形成具有特色的呼吸系统知识模块。其宗旨是：①坚持“五性”（思想性、科学性、先进性、启发性和实用性）原则；②以学生为中心；③以培养学生知识—能力—素质有机融合及全面发展为核心，加强基础医学与临床医学之间的紧密联系。

本书特别添加“呼吸系统与其他系统的相互作用”一章，重视新进展新知识，强化知识的融会贯通，强化立体思维、逻辑思维、创新思维等高级思维训练。书末附有选择题及思考题，供学生自我测试，帮助学生掌握及应用知识要点。此外，书末还附有中英文名词对照，方便读者检索。

本书可供临床医学、基础医学、儿科学、全科医学、精神医学、预防医学、口腔医学、医学影像学、中西医临床医学、中医学、助产医学及护理学等相关专业学生使用；有利于夯实基础医学知识，增强学生临床思维能力和职业胜任力，有利于教师开展以问题为引导的讨论式教学。

本书经编者认真选材编写、交叉互审，主编和副主编反复审稿，编者反复修改等环节，并经海南医学院师生实际试用，历经三年时间反复“打磨”，最终定稿，力求精益求精，少出错误。由于编者团队水平有限，错误及不足在所难免，编者真诚地希望使用本教材的广大师生提出宝贵的批评意见和建议，以便再版时更正和完善。

陈世民　王华东
2022 年 12 月

目　录

Contents

绪　论 …… 1
一、呼吸及呼吸系统的概念 …… 2
二、呼吸与生命的关系 …… 3
三、呼吸系统疾病的特点及危害性 …… 3
四、呼吸系统模块的教学内容、特点、目标及学习方法 …… 4
参考文献 …… 5

第一章　呼吸系统解剖学 …… 7
第一节　呼吸器官 …… 8
一、呼吸道 …… 8
二、肺 …… 17
三、胸膜 …… 19
四、纵隔 …… 22
第二节　呼吸运动装置 …… 23
一、骨性胸廓 …… 23
二、呼吸肌 …… 23
第三节　呼吸系统的血管、淋巴管和神经 …… 24
一、鼻的血管、淋巴管和神经 …… 24
二、咽的血管、淋巴管和神经 …… 24
三、喉的血管、淋巴管和神经 …… 24
四、气管的血管、淋巴管和神经 …… 25
五、支气管和肺的血管、淋巴管和神经 …… 25
六、胸壁的血管、淋巴管和神经 …… 25
七、膈的血管、淋巴管和神经 …… 25
小结 …… 26
参考文献 …… 26

第二章 呼吸系统组织学 …… 27
第一节 呼吸道组织结构 …… 28
一、上呼吸道 …… 28
二、下呼吸道 …… 30
第二节 肺组织结构 …… 32
一、肺导气部 …… 33
二、肺呼吸部 …… 34
三、肺间质和肺巨噬细胞 …… 38
小结 …… 39
参考文献 …… 39

第三章 呼吸系统胚胎学 …… 41
第一节 呼吸器官的发生 …… 42
一、喉和气管的发生 …… 42
二、肺的发生 …… 43
第二节 呼吸系统发育异常及先天畸形 …… 44
一、喉气管狭窄或闭锁 …… 44
二、气管食管瘘 …… 44
三、透明膜病 …… 45
四、其他畸形 …… 45
小结 …… 45
参考文献 …… 45

第四章 呼吸系统生理学 …… 47
第一节 呼吸运动 …… 48
一、平静呼吸和用力呼吸 …… 48
二、呼吸运动的形式 …… 49
第二节 外呼吸 …… 50
一、肺通气 …… 50
二、肺换气 …… 64
第三节 内呼吸 …… 69
一、组织换气的过程 …… 69
二、影响组织换气的因素 …… 69
三、影响组织细胞内氧化代谢的因素 …… 69
四、组织换气功能的测量 …… 70
第四节 气体在血液中运输 …… 70
一、氧和二氧化碳在血液中存在的形式 …… 70
二、氧的运输 …… 71

三、二氧化碳的运输 …… 76
第五节 呼吸运动的调节 …… 79
一、呼吸中枢的调节作用及呼吸节律 …… 79
二、呼吸运动的反射性调节 …… 83
第六节 新生儿呼吸运动的启动及调节 …… 88
一、新生儿呼吸运动的启动 …… 88
二、新生儿呼吸运动的调节 …… 89
第七节 呼吸系统的非呼吸功能 …… 89
一、清洁、滤过功能 …… 90
二、免疫功能 …… 90
三、生物活性物质与药物代谢功能 …… 90
四、酸碱平衡调节功能 …… 92
五、体温调节功能 …… 92
六、其他功能 …… 93
小结 …… 93
参考文献 …… 94

第五章 呼吸系统病理学 …… 97
第一节 鼻炎、鼻窦炎及咽喉炎 …… 98
一、鼻炎 …… 98
二、鼻窦炎 …… 100
三、咽喉炎 …… 100
第二节 急性气管－支气管炎 …… 102
一、急性气管－支气管炎 …… 102
二、急性细支气管炎 …… 102
第三节 肺炎 …… 103
一、细菌性肺炎 …… 103
二、病毒性肺炎 …… 107
三、支原体肺炎 …… 111
第四节 肺结核病 …… 111
一、结核病概论 …… 111
二、各型肺结核的病理变化 …… 115
第五节 慢性阻塞性肺病 …… 119
一、慢性支气管炎 …… 120
二、肺气肿 …… 121
三、支气管哮喘 …… 124
四、支气管扩张 …… 125
第六节 间质性肺疾病 …… 126

一、肺尘埃沉着病 …… 127
二、肺结节病 …… 131
第七节 呼吸系统恶性肿瘤 …… 133
一、鼻咽癌 …… 133
二、喉癌 …… 134
三、肺癌 …… 135
小结 …… 139
参考文献 …… 140

第六章 呼吸系统病理生理学 …… 143
第一节 呼吸功能不全 …… 144
一、概念和分类 …… 144
二、病因和发病机制 …… 145
三、临床病理生理学联系（功能和代谢变化） …… 154
四、防治原则 …… 156
第二节 急性呼吸窘迫综合征 …… 158
一、概念 …… 158
二、病因 …… 158
三、发病机制 …… 158
四、临床病理生理学联系（功能和代谢变化） …… 160
五、防治原则 …… 160
小结 …… 160
参考文献 …… 161

第七章 呼吸系统与其他系统的相互作用 …… 163
第一节 呼吸系统与循环系统的相互作用 …… 164
一、生理功能的相互联系 …… 164
二、病理变化的相互影响 …… 164
第二节 呼吸系统与神经系统的相互作用 …… 170
一、生理功能的相互联系 …… 170
二、病理变化的相互影响 …… 170
第三节 呼吸系统与免疫系统的相互作用 …… 172
一、生理功能的相互联系 …… 172
二、病理变化的相互影响 …… 175
第四节 呼吸系统与血液系统的相互作用 …… 177
一、生理功能的相互联系 …… 177
二、病理变化的相互影响 …… 177
第五节 呼吸系统与泌尿系统的相互作用 …… 178

一、生理功能的相互联系 …… 178
二、病理变化的相互影响 …… 178
第六节 呼吸系统与消化系统的相互作用 …… 180
一、生理功能的相互联系 …… 180
二、病理变化的相互影响 …… 180
小结 …… 180
参考文献 …… 181

第八章 呼吸系统药理学 …… 185
第一节 治疗呼吸系统感染常用药 …… 186
一、概述 …… 186
二、抗菌药 …… 186
三、抗结核病药 …… 198
四、抗病毒药 …… 202
五、抗真菌药 …… 205
六、抗阿米巴病药 …… 208
第二节 平喘、镇咳、祛痰药和呼吸中枢兴奋药 …… 210
一、平喘药 …… 210
二、镇咳药 …… 214
三、祛痰药 …… 215
四、呼吸中枢兴奋药 …… 216
第三节 治疗呼吸系统肿瘤药 …… 217
一、干扰核酸生物合成的药物 …… 217
二、影响 DNA 结构与功能的药物 …… 218
三、干扰转录过程和阻止 RNA 合成的药物 …… 220
四、抑制蛋白质合成与功能的药物 …… 221
五、分子靶向药物 …… 222
小结 …… 224
参考文献 …… 225

选择题、思考题及模拟试卷 …… 226
一、选择题 …… 226
二、思考题 …… 259
三、模拟试卷 …… 261

中英文名词对照 …… 272

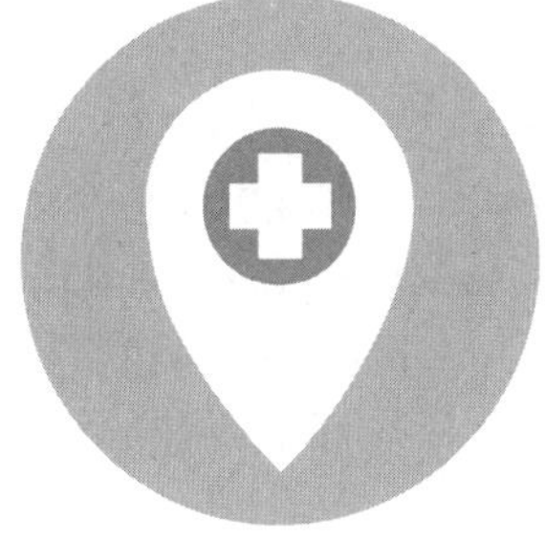

绪　论

呼吸系统是人体内最重要的系统之一，没有呼吸，就没有生命。呼吸系统与血液、循环、神经、免疫等系统的关系十分密切，通过与多器官系统之间的联系及协同作用，确保其发挥正常功能以及维持机体内环境稳定。呼吸系统课程是一门关于呼吸系统的基础医学整合课程。内容涵盖呼吸系统的结构与功能、生理与病理，疾病发生原因、发生机制及发展规律，以及药物治疗，等等。它将传统医学教育中的解剖学、组织学、胚胎学、生理学、病理学、病理生理学及药理学等课程中的呼吸系统相关内容进行系统整合，形成新的立体思维及学习体系。

一、呼吸及呼吸系统的概念

机体与外界环境之间的气体交换过程称为呼吸（respiratory）。呼吸过程包括外呼吸（external respiration）、气体运输（transport of gas）和内呼吸（internal respiration）3 个基本环节。外呼吸也称肺呼吸（pulmonary respiration），包括肺通气（pulmonary ventilation）和肺换气（gas exchange in lung）两个部分。肺通气是指肺与外界环境之间的气体交换过程；肺换气是指肺泡与肺毛细血管血液之间的气体交换过程。气体运输是指氧气（O_2）和二氧化碳（CO_2）在循环血液中运输的过程，O_2从肺运输到组织，CO_2从组织运输到肺。气体运输也称为中间呼吸（intermediate respiration）。内呼吸也称组织换气（gas exchange in tissue），是指组织毛细血管血液与组织细胞之间的气体交换过程。细胞内的生物氧化过程称为细胞呼吸，也可归入内呼吸中，详见图 0－1。

外呼吸是为了机体获得 O_2和排出 CO_2，兼有调节酸碱平衡及体温的作用。内呼吸是为了组织细胞获得 O_2和释放 CO_2，兼有细胞内的氧化代谢过程。人体外界环境一般为空气，海平面空气中氧浓度约为21%，氧分压为159 mmHg，平静呼吸就可获得足够氧气。但是，随着海拔高度不断提升，空气中氧含量及氧分压将会逐渐降低。久居平原的人，若近期抵达海拔高度超过3000 m 的高原或高山，有些人可能会因为空气中的氧含量过低而发生缺氧，甚至发生高海拔肺水肿。

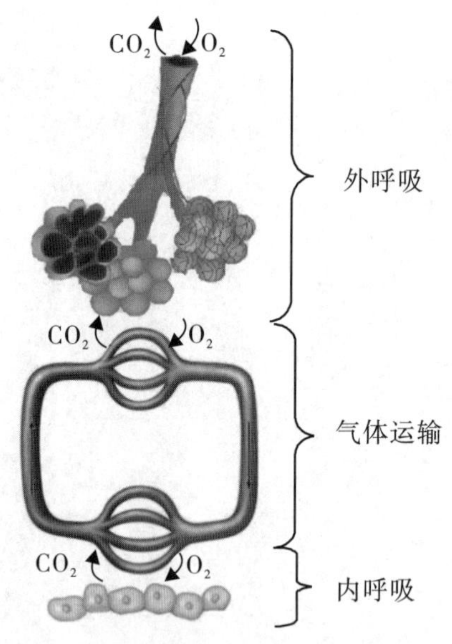

图 0－1　完整呼吸的 3 个基本环节

执行机体与环境之间气体交换的组织器官统称为呼吸系统（respiratory system）。从传统的狭义概念看，呼吸系统由呼吸器官（呼吸道和肺）组成。但是，呼吸道和肺自身不能发生呼吸运动及产生肺通气。肺通气的动力必须来自呼吸运动装置（胸廓、呼吸肌），所以应该将呼吸运动装置纳入呼吸系统。呼吸运动也离不开呼吸中枢及周围神经（如膈神经等）的调节，呼吸中枢及支配呼吸肌的周围神经也应该纳入呼吸系统。此外，肺换气时需要肺泡通气与血流的匹配，所以肺循环也参与了肺呼吸过程。总之，从功能角度看，广义的呼吸系统应该包括呼吸器官、呼吸运动装置、呼吸中枢及支配呼吸肌的周围神经，以及肺循环等。

二、呼吸与生命的关系

细胞通过生物氧化过程产生可用于维持细胞正常生命活动的能量（ATP）。若 ATP 产生不足，细胞会损伤或死亡。糖、脂肪、蛋白质等营养物质代谢产生多少 ATP，与物质氧化代谢的方式有极大关系。比如，在供氧充足条件下，1 分子葡萄糖通过有氧氧化可以产生 32 分子 ATP；在缺氧条件下，1 分子葡萄糖通过无氧酵解方式只产生 2 分子 ATP。葡萄糖有氧氧化的产物除了 ATPs，还有 CO_2和 H_2O，所以人体必须通过不断呼吸，从空气中获取 O_2并排出体内的 CO_2，以维持机体内环境稳定。无氧酵解将产生大量乳酸，可引起代谢性酸中毒。

氧是最重要的生命物质，但是人体贮存的 O_2量却非常有限。在基础状态下，一个体重 70 kg 的人贮 O_2量仅为 1500 mL 左右，但其耗 O_2量约为 250 mL/min，假设将贮存的 O_2全部释放出来供细胞利用，也只能维持机体生命活动 6 min 左右。因此，呼吸一旦停止，将因缺 O_2而危及生命。因脑细胞对缺 O_2 最敏感，多数人在呼吸停止 3 min 以上可造成脑细胞不可逆损伤而引起死亡。可见，呼吸与生命息息相关，抢救生命必须争分夺秒。

三、呼吸系统疾病的特点及危害性

呼吸系统是一个开放的系统，一个人每天约吸入 8000 ～ 12000 L 气体，故容易吸入细菌、病毒等致病微生物或有害理化物质，引起呼吸系统疾病。

每年全球有超过 300 万人死于慢性呼吸系统疾病，在非传染性疾病死亡人数病种排名中呼吸系统疾病居第三位，仅次于心血管疾病和癌症。慢性阻塞性肺疾病（chronic obstructive pulmonary disease，COPD），简称慢阻肺，在全球的发病率约为 10%，在中国不同地区发病率为 3%～12%。慢阻肺为世界第四大致死原因，次于心脏病、脑血管病和急性肺部感染。自 2002 年起，世界卫生组织（WHO）将每年 11 月第三周的周三定为世界慢阻肺日。肺癌是中国最大的“癌症杀手”，其发病率和死亡率在所有瘤种中均位居首位。结核病由结核杆菌引起，其中肺结核病最为常见。历史上，结核病曾与天花、鼠疫和霍乱等传染病一样，在全世界范围内广为流行。1995 年，WHO 将每年 3 月 24 日作为世界防治结核病日（World Tuberculosis Day）。肺结核在中国的发病率和死亡率分别为 55. 55/10 万和 0. 21/10 万，在甲乙类法定报告传染病中均排名第二位，形势依然严峻。

由病毒引起的肺炎更是层出不穷，2002 年发生由冠状病毒引起严重急性呼吸综合征（severe acute respiratory syndrome，SARS）；2012 年出现中东呼吸综合征（Middle East respiratory syndrome，MERS）；2019 年 12 月发现由 SARS-CoV-2 病毒引起的新型冠状病毒感染肺炎（简称“新冠肺炎”），（Corona Virus Disease 2019，COVID-19）。

呼吸系统疾病常引起多种合并症，如肺源性心脏病、肺性脑病、酸碱平衡紊乱、骨质疏松、焦虑和抑郁、代谢综合征和糖尿病等。

总之，呼吸系统疾病是一类城乡常见、病因广谱、各地多发的疾病，对人类健康和社会经济发展都有着十分巨大的危害。加强呼吸系统疾病的防治，将对保障人民群众的生命健康、建设健康中国起到非常重要的作用。

四、呼吸系统模块的教学内容、特点、目标及学习方法

（一）呼吸系统模块的教学内容及特点

授课过程中综合采用理论授课、实验课、以病例为基础的学习（CBL）、以问题为基础的学习（PBL）、临床见习及指导自主学习等教学方法。

教学内容主要包括呼吸系统解剖学、呼吸系统组织学与胚胎学、呼吸系统生理学、呼吸系统病理学、呼吸系统病理生理学、呼吸系统药理学及呼吸系统与其他系统的相互作用，并适当联系生物化学、分子生物学、免疫学、微生物学及临床医学等知识。

教学安排拟先横向介绍呼吸系统相关正常结构和呼吸系统生理功能作为基础；再以呼吸系统病理学及病理生理学为核心，纵向联系呼吸系统解剖学、组织学与胚胎学、生理学、病理学、病理生理学及药理学；最后从横向及纵向两方面立体地引导学生学习呼吸系统与其他系统之间的相互作用。在教学中，要重视功能与结构、病理与生理、基础与临床的联系，重视培养学生立体性、逻辑性及创新性思维能力，重视培养学生自主学习的能力，为临床课程学习和临床实践打下坚实的基础（图0－2）。

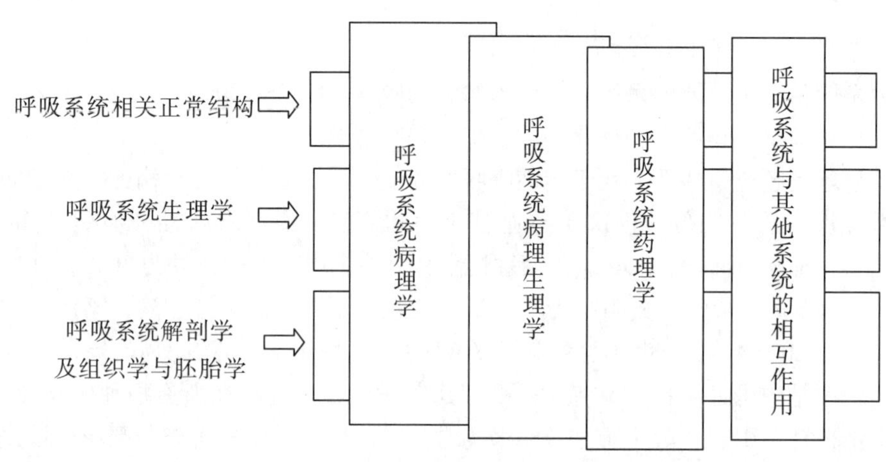

图0－2　呼吸系统模块立体性教学模式

（二）呼吸系统模块的教学目标

（1）强调活学活用，融会贯通。学生要学会识别、描述、解释、评论、讨论及应用呼吸系统相关理论知识和技能，为临床工作夯实基础。

（2）着重培养学生逻辑思维能力、批判性思维能力、立体性思维能力、创造性思维能力、自主学习能力及综合分析和解决问题的能力。

（3）重视课程思政，着重发展人文、创新等拓展性知识。

（三）呼吸系统模块的学习方法

（1）用逻辑性思维方法学习，重视因果关系及因果转化。

（2）用广泛联系的方法学习，注意将结构与功能、病理与生理、原因与结果以及呼吸系统与其他系统之间的联系。

（3）用科学比较的方法学习，善于比较才能发现事物的特征性及重要性。比如，比较Ⅰ型和Ⅱ型呼吸衰竭的原因、发生机制、对机体的影响以及氧疗原则，才能真正掌握及正确应用呼吸衰竭的相关理论。

（4）将理论学习、实验研究和临床实践相结合。

（5）重视跟踪呼吸系统基础医学与临床医学的新进展。

（6）强调全面、系统、深入地学习；反对断章取义，死记硬背。

（陈世民）

参考文献

［1］国家卫健委疾病预防控制局．2020 年全国法定传染病疫情概况［R］．http：//www. nhc. gov. cn/jkj/s3578/202103/f1a448b7df7d4760976fea6d55834966. shtml.

［2］罗自强．呼吸系统生理学基础［M］//郑煜，陈霞．呼吸系统．北京：人民卫生出版社，2015：65－116.

［3］Hall J E. Guyton and Hall textbook of medical physiology［M］. 14th ed. philadephia：Elsevier Science Publishers，2020.

［4］WHO. Weekly epidemiological update on COVID－19 － 28 December 2021［R］. https：//www. who. int/publications/m/item/weekly－epidemiological－update－on－covid－19－28－december－2021.

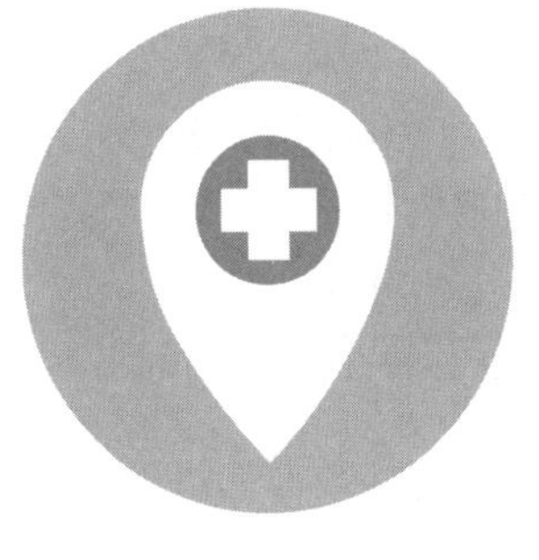

第一章　呼吸系统解剖学

呼吸系统主要由呼吸器官和呼吸运动装置等组成。呼吸系统解剖学主要讨论肉眼观察到的呼吸器官、呼吸运动装置形态结构及呼吸系统的血管、淋巴管和神经分布。

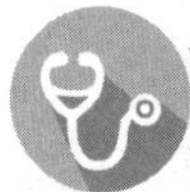

第一节　呼吸器官

呼吸器官包括呼吸道和肺两大部分。呼吸道包括鼻、咽、喉、气管和各级支气管。其中，鼻、咽和喉常被称上呼吸道，气管和各级支气管常被称下呼吸道。肺主要由肺实质（支气管树和肺泡）以及肺间质（结缔组织、神经血管、淋巴管、淋巴结）组成，肺表面包有脏胸膜。呼吸系统的主要功能是从外界吸入氧气，排出二氧化碳，进行气体交换；此外还有发音、嗅觉、内分泌、协助静脉血回流入心等功能（图 1 - 1）。

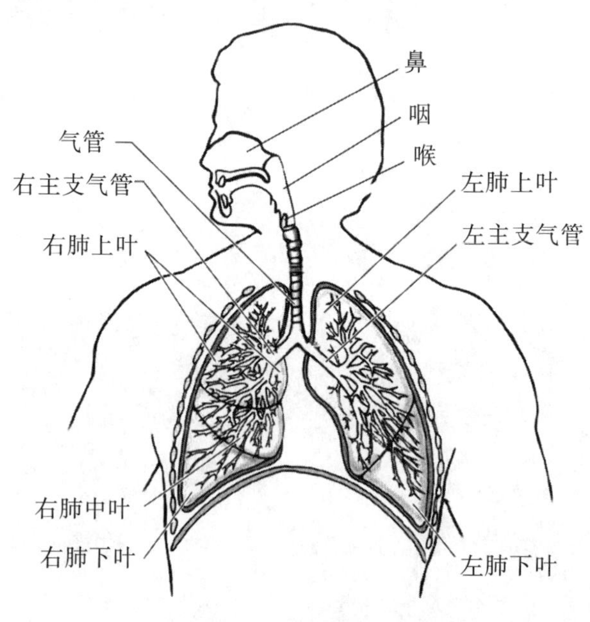

图 1 - 1　人体呼吸系统

一、呼吸道

（一）鼻

鼻（nose）是呼吸道的起始部位，由外鼻、鼻腔和鼻旁窦 3 部分组成。它能净化吸入的空气并调节其温度和湿度，也是嗅觉器官。

1. 外鼻

外鼻（external nose）位于面部中央，由鼻骨和软骨作支架，外覆皮肤和少量皮下组织构成，后上 1/3 为骨部，前下 2/3 为软骨部。鼻骨部表面的皮肤薄而松弛，而软骨部表面的皮肤较厚，富含皮脂腺和汗腺。痤疮、疖肿和酒糟鼻好发于软骨部的皮肤。

外鼻上部较窄与额部相连的部分称鼻根，向下延为鼻背，下端称鼻尖。鼻尖两侧呈弧

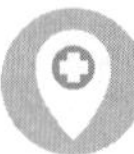

状隆突的部分称鼻翼（nasal ala）。当病人发生呼吸困难时，常见到鼻翼扇动。小儿呼吸困难时，鼻翼扇动更为明显。从鼻翼向外下方到口角的浅沟称鼻唇沟（nasolabial sulcus）。正常人两侧鼻唇沟的深度对称，面神经瘫痪时，瘫痪侧的鼻唇沟变浅或消失。

2. 鼻腔

鼻腔（nasal cavity）以骨和软骨为基础，表面覆以黏膜及皮肤构成。鼻中隔将鼻腔分成左右两腔，各腔向前以鼻孔（nostril）通外界，向后经鼻后孔（choanae）通鼻咽。

鼻腔外侧壁靠近鼻孔处有一个弧形隆起，称为鼻阈（nasal limen）。鼻腔以鼻阈分为鼻前庭和固有鼻腔。鼻阈前下方由鼻翼围成较宽大的部分称鼻前庭（nasal vestibule），它起于鼻孔，止在鼻阈。鼻阈是皮肤与鼻黏膜的分界标志。鼻前庭由皮肤覆盖，生有鼻毛，起滤过、净化空气的作用。鼻前庭皮肤富于皮脂腺和汗腺，是疖肿好发的部位，且此处皮肤缺少皮下组织，直接与软骨膜紧密相连，发生疖肿时较为疼痛。鼻阈后上方为固有鼻腔（nasal cavity proper）。

鼻中隔（nasal septum）由筛骨垂直板、犁骨、鼻中隔软骨及被覆黏膜共同组成，为鼻腔内侧壁。鼻中隔往往是偏向一侧，很少完全居正中矢状位。鼻中隔的前下份位置表浅但血管丰富，受外伤或干燥空气刺激，微血管易破裂而出血，称易出血区［利特尔区（little are）和克氏静脉丛（kiesselbach area）］，临床上 90% 的鼻衄发生于此区。

固有鼻腔有上、下、内、外 4 壁，其外侧壁的形态通常比较复杂，自上而下有 3 个前后方向突向鼻腔的弯曲突起，即上、中、下鼻甲。3 个鼻甲的下方各有一裂隙空间，称上、中、下鼻道。在上鼻甲之后上方有时可有最上鼻甲。上鼻甲或最上鼻甲后上方与鼻腔顶间的一凹陷部分称蝶筛隐窝（sphenoethmoidal recess）。鼻甲及鼻道的形成，大大增加了鼻黏膜的表面积，有利于对吸入空气的加温与湿润。切除中鼻甲，可见在中鼻道中部一凹向上的弧形裂隙，称半月裂孔（semilunar hiatus），裂孔的前端有通向前上方额窦和前筛窦的漏斗形管道称为筛漏斗（ethmoidal infundibulum）。半月裂孔上方的圆形隆起为筛泡，其内为中筛窦，有前、中筛窦的开口。半月裂孔后方有上颌窦的开口。下鼻甲的前端距鼻孔约 2 cm，后端距咽鼓管咽口约 1 cm。鼻泪管开口于下鼻道前上方，距鼻孔约 3 cm（图 1－2）。

固有鼻腔的鼻黏膜按其生理功能分为呼吸区与嗅区。其中嗅区黏膜位于上鼻甲内侧和与其相对的鼻中隔及两者上方鼻腔顶部的部分，通常在活体呈现苍白或淡黄色，面积约 5 cm^2。嗅区黏膜内含有嗅细胞，具有嗅觉功能。呼吸区的黏膜即嗅区以外的部分，在正常情况下呈粉红色，表面光滑湿润，以具有丰富的静脉海绵丛作为其特征。鼻黏膜内有丰富的鼻腺，鼻腺受刺激时能产生大量分泌物，出现“流鼻涕”。

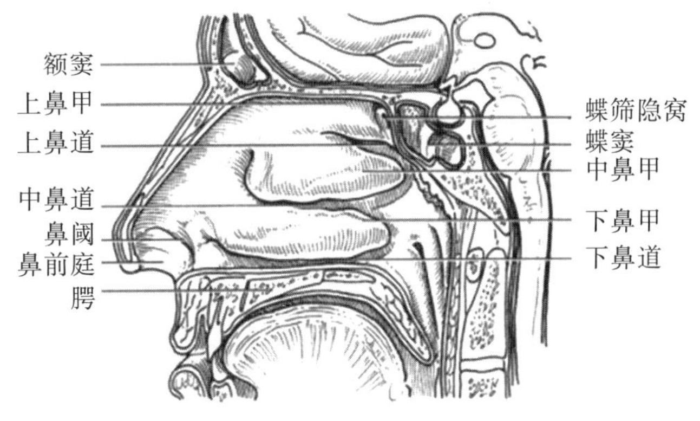

图 1－2　鼻腔外侧壁（右侧）

3. **鼻旁窦**

鼻旁窦（paranasal sinuses）又称副鼻窦，是鼻腔周围颅骨内一些开口于鼻腔的含气空腔，具有可减轻头部重量、温暖和湿润吸入的空气及发音时起共鸣的作用。鼻旁窦壁内黏膜与鼻腔黏膜相延续，故鼻腔炎症易引起鼻旁窦发炎。鼻旁窦共有 4 对，即上颌窦、额窦、筛窦和蝶窦。

（1）上颌窦（maxillary sinus）上颌窦是鼻旁窦中腔体最大、位置最低的一对。它居于上颌骨体内，其形状与上颌体外形相符，呈三角锥体形。成人上颌窦平均高 3.3 cm，宽 2.3 cm，长 3.4 cm，容积平均约为 14.67 mL。上颌窦分为前、后、内侧、上、底 5 个壁。前壁即上颌骨体前面的尖牙窝，略向内凹，骨质较薄，上颌窦手术常经此壁凿入；后壁与翼腭窝毗邻，较厚；内侧壁即鼻腔之外侧壁一部分，相当于中鼻道和下鼻道的大部分，上颌窦开口在此壁上中鼻道的半月裂孔。上颌窦口的直径约 3 mm，上颌窦开口位置高，窦内分泌物不易排出，窦腔内积液宜采用体位引流。此壁在下鼻甲附着处下方的骨质最薄，是上颌窦穿刺的进针部位。上壁为骨质薄弱的眶下壁。上颌窦的底即上颌骨的牙槽突，位置低于鼻腔的底部，而且此壁与上颌第二前磨牙及第一、第二磨牙的根部紧密相邻，仅有一层菲薄的骨质相隔，有时牙根甚至突入窦内，直接埋藏于上颌窦黏膜的深面，故磨牙根或上颌窦的炎症极易互相累及。

（2）额窦（frontal sinus）位于筛窦前上方、眉弓深面，额骨内外板之间，左右各一个。窦的大小、形状也不一致，但基本上为三棱锥体形。中国人额窦高 3.2 cm，宽 2.6 cm，前后深度为 1.8 cm。眶的内上角为额窦底部，骨质最薄。发生急性额窦炎时，此处压痛明显。额窦向下通筛漏斗，开口于中鼻道。

（3）筛窦（ethmoidal sinus）由大小不一、排列不规则的小气房系统组成。绝大部分小气房位于鼻腔外侧壁上方的筛骨迷路之中，每侧有 3 ～ 18 个，可分前、中、后 3 组。前筛窦的气房较小，有 1 ～ 6 个。中筛窦即筛泡内的气房，有 1 ～ 7 个。前筛窦、中筛窦开口于中鼻道；后筛窦开口于上鼻道，偶有后筛窦的个别气房开口在蝶筛隐窝。后筛窦与视神经管相邻，其感染向周围蔓延可引起视神经炎。

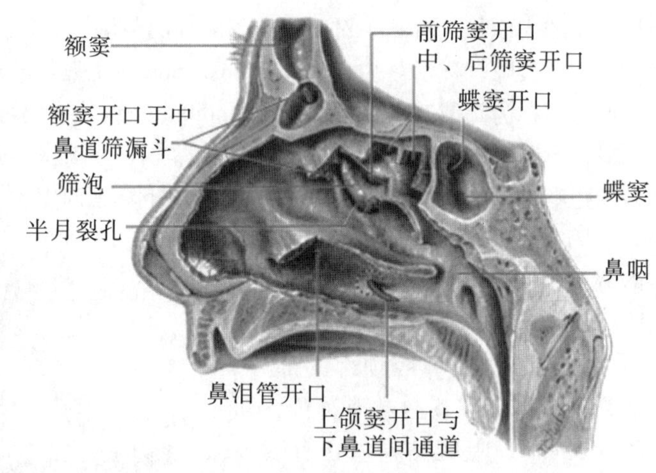

图 1-3 鼻旁窦开口

（4）蝶窦（sphenoidal sinus）位于蝶骨体内，容积平均 7.5 mL，有中隔分为左右两腔，以 2 ～ 3 mm 直径的窦口分别开口在前壁的蝶筛隐窝（图 1-3）。

（二）咽

咽（pharynx）是呼吸道和消化道的共同通路，为一扁漏斗状的肌性管道，位于第 1 ～ 6 颈椎前方。其上方固定于颅底，向下于第 6 颈椎体下缘续于食管。咽有前壁、后壁和侧

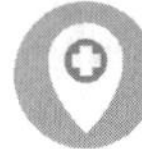

壁，但前壁不完整。上面连接鼻腔、口腔，下面连接喉腔的开口。咽以腭帆游离缘和会厌上缘平面为界，分为鼻咽、口咽和喉咽 3 部分（图 1－4）。

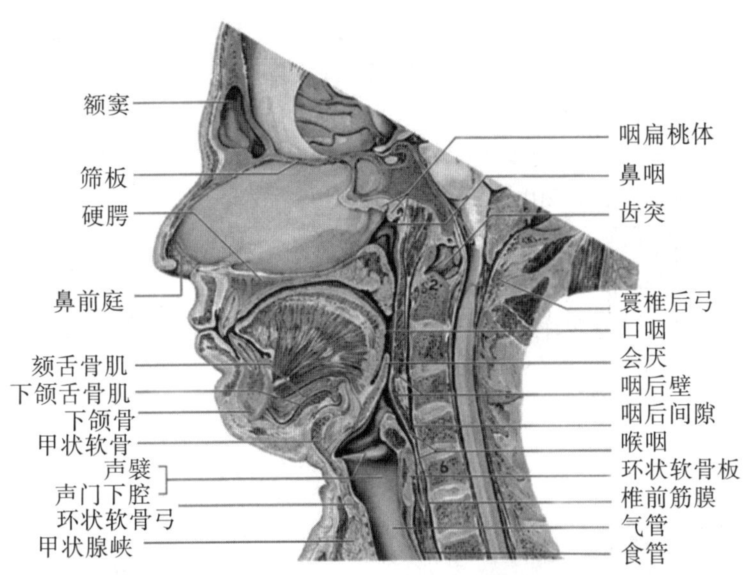

图 1－4　头颈部正中矢状面（展示鼻咽喉结构）

鼻咽部（nasopharynx）位于咽的上部，介于颅底与腭帆游离缘平面之间，向前经鼻后孔与鼻腔相通。在鼻咽两侧壁上相当于下鼻甲后方约 1 cm 处，可见呈镰状或三角形的咽鼓管咽口（pharyngeal opening of auditory tube）。鼻咽通过此口经咽鼓管与中耳的鼓室相通。咽鼓管咽口通常处于关闭状态，当吞咽或打哈欠时，咽鼓管咽口开放，空气通过咽鼓管进入鼓室以维持鼓膜两侧的气压平衡。飞机爬升时由于机舱内气压快速降低，鼓膜两侧气压不等，鼓膜被压迫而产生耳痛。此时可以通过吞咽或打哈欠动作，打开咽鼓管咽口，恢复鼓膜两侧的气压平衡，消除耳痛。由于咽鼓管的黏膜与鼓室及鼻咽的黏膜是连续的，故咽部感染时，细菌可随黏膜扩散至鼓室引起中耳炎。由于小儿的咽鼓管较短、较直且更接近水平位，故儿童更容易患急性中耳炎。咽鼓管咽口的前、上、后方为一明显的隆起，称为咽鼓管圆枕（tubal torus）。咽鼓管圆枕后方与咽后壁之间的纵行凹陷称为咽隐窝（pharyngeal recess），是鼻咽癌的好发部位。医生可以借助反光镜通过口腔检查鼻咽部。

（三）喉

喉（larynx）既是呼吸道的一部分，也是发音的器官。它以软骨为基础，借关节、韧带和肌肉联结形成，位于颈前部中份、喉咽的前方。喉向上借甲状舌骨膜与舌骨相连，向下与气管相连续。成年人的喉在第 3 至 6 颈椎之间，女性略高于男性，小儿比成人高。

1．喉的软骨

喉软骨构成喉的支架，包括不成对的甲状软骨、环状软骨、会厌软骨及成对的杓状软骨。

（1）甲状软骨（thyroid cartilage）是喉软骨中最大的一块，构成喉的前外侧壁，形似盾牌，由两块近似四边形的左、右板合成。两板的前缘彼此融合成前角，女性约120°，男性约90°。在成年男性，前角的上端向前突出，特别凸显，称喉结（laryngeal prominence）。成年女性及儿童喉结不明显。喉结上方呈“V”形的切迹称上切迹。左、右板的后缘游离，均有向上下发出突起，称上角和下角。上角借韧带与舌骨大角相连，比较长；下角的内侧面有关节面，与环状软骨形成环甲关节，比较短。

（2）环状软骨（cricoid cartilage）位于甲状软骨下方，借韧带与气管软骨环相连接，为喉软骨中唯一完整的软骨。它对于支撑呼吸道并保持其畅通有极为重要的作用，损伤后易引起喉腔狭窄。它形似戒指，由前部的环状软骨弓（cricoid arch）和后部的环状软骨板（cricoid lamina）两部构成。环状软骨弓对应第6颈椎平面，是颈部的重要标志之一。

（3）会厌软骨（epiglottic cartilage）形似树叶状，上宽下窄，前凸后凹；上端游离，下端借杓状会厌韧带连于甲状软骨上切迹的后下方。黏膜被覆在会厌软骨的表面，合称之为会厌（epiglottis）。会厌位于喉口的前方，是喉的活瓣，吞咽时，喉上提并前移，会厌向后下关闭喉口，防止食物误入喉腔（图1-5）。

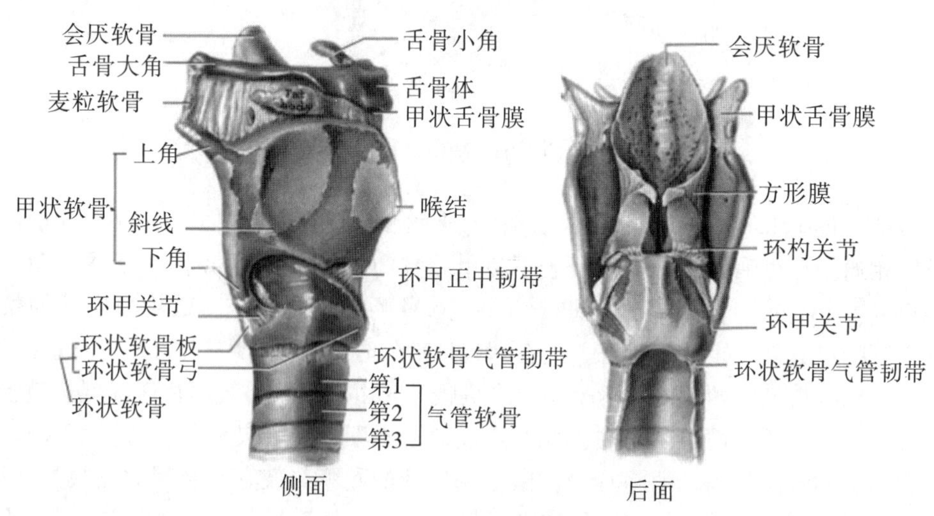

图1-5 喉软骨及其联结

（4）杓状软骨（arytenoid cartilage）是位于环状软骨板上缘两侧的成对软骨。近似尖向上的三棱锥体形，可分一尖、一底、二突和三面。杓状软骨底朝下与环状软骨板上缘的关节面构成环杓关节。由底向前伸出的突起，有声韧带附着，称声带突（vocal process）。由底向外侧伸出的突起，有喉肌附着，称肌突（muscular process）。

2. 喉的连结

喉的联结包括喉软骨之间以及喉与舌骨和气管间的联结。

（1）甲状舌骨膜（thyrohyoid membrane）连于甲状软骨上缘和舌骨之间的弹性纤维组织。其中部增厚为甲状舌骨正中韧带。后缘连于甲状软骨上角和舌骨大角，增厚为甲状舌骨外侧韧带，内常有麦粒软骨。

（2）环杓关节（cricoarytenoid joint）由杓状软骨底的关节面与环状软骨板上缘的杓关

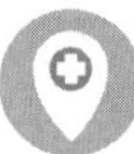

节面构成。杓状软骨在此关节上可沿垂直轴做旋转运动，使声带突向内、外侧转动，旋内使声带突互相靠近，缩小声门；旋外作用相反，开大声门。此外，杓状软骨也可做前、后、内、外等方向的滑动。

（3）环甲关节（cricothyroid joint）由甲状软骨下角与环状软骨板侧方的甲关节面构成。在环甲肌牵引下，甲状软骨可在冠状轴上做前倾运动。前倾时，加大了甲状软骨前角与杓状软骨间的距离，使声带紧张；复位时，两者间的距离变小，使声带松弛（图1－5）。

（4）弹性圆锥（conus elasticus）又称环声膜，是喉腔内弹性纤维组成的圆锥形膜状结构，上窄下宽。从甲状软骨前角的后面，呈扇形向下向后附着在环状软骨上缘和杓状软骨声带突。其上缘游离增厚，位于甲状软骨前角与杓状软骨声带突之间，称声韧带（vocal ligament），较前庭韧带厚而短，是声带的基础。声韧带和声带肌及覆盖于其表面的黏膜共同构成声带（vocal cord）。弹性圆锥的前份较厚，位于甲状软骨下缘和环状软骨弓上缘之间，称环甲正中韧带（median cricothyroid ligament）。当急性喉阻塞来不及进行气管切开术时，可切开此韧带或在此做穿刺，建立暂时的通气道。在紧急切开弹性圆锥进行抢救时，要避免损伤环甲动脉吻合弓（图1－6）。

（5）方形膜（quadrangular membrane）呈斜四方形，由甲状软骨前角的后面与会厌软骨的两侧缘向后附着于杓状软骨的前内侧缘形成。下缘游离，称前庭韧带（vestibular ligament），构成前庭襞的支架。

（6）环状软骨气管韧带（cricotracheal ligament）是连接环状软骨下缘与第1气管软骨环的结缔组织。

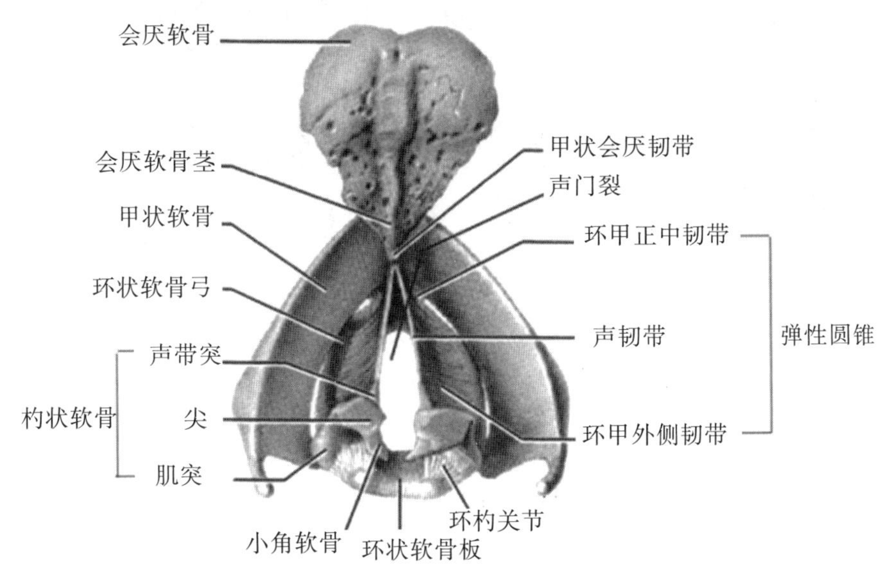

图1－6　弹性圆锥（上面）

3. 喉肌

喉肌是喉壁内的骨骼肌，其作用是紧张或松弛声襞，开大或缩小声门裂，从而控制发音的强弱和调节音调的高低。喉肌按部位可分为内、外两群；按功能分为声门开大肌和声门括约肌。

（1）环甲肌（cricothyroid muscle）为唯一的外群肌，成对。起自环状软骨弓的前外侧面，肌束向后上扇形分布，止于甲状软骨下缘和下角；收缩时，使甲状软骨前倾，从而拉长并紧张声带。受喉上神经支配。

（2）环杓后肌（posterior cricoarytenoid muscle）是唯一一对开大声门的喉肌。起自环状软骨板的后部，肌纤维斜向外上方，止于杓状软骨的肌突；收缩时，杓状软骨在垂直轴上旋转，牵引杓状软骨肌突转向后外，声带突转向外上，声门开大，声带紧张。

（3）环杓侧肌（lateral cricoarytenoid muscle）起自环状软骨弓的上缘和弹性圆锥的外侧面，纤维斜向后上方，止于杓状软骨肌突前面。收缩时，牵引肌突向前下，使声带突转向内侧，使声门裂变窄。

（4）甲杓肌（thyroarytenoid muscle）起自甲状软骨前角的后面，止于声带突和杓状软骨的外侧面。上部肌束位于前庭韧带外侧，收缩可缩短前庭襞；下部肌束沿着弹性圆锥并与声带平行向后，其中紧贴声带并止于声带突的肌肉，称声带肌（vocalis），收缩时可使声襞变短、松弛。

除上述喉肌外，还有位于两侧杓状软骨之间的杓横肌和杓斜肌，可缩小喉口并使声门裂变窄。位于杓会厌襞内的杓会厌肌，收缩时牵拉会厌，使喉口缩小（图 1－7）。

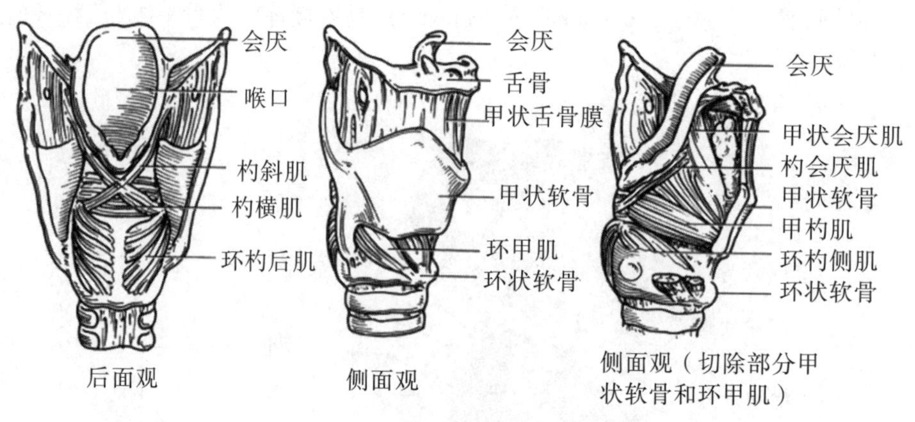

图 1－7　喉肌

4．喉腔

喉腔（laryngeal cavity）是由喉软骨、韧带、纤维膜、喉肌和喉黏膜等围成的管腔。上经喉口与喉咽相通，下通气管。喉腔侧壁上有两对黏膜皱襞，将喉腔分为 3 部分。喉腔黏膜亦与咽和气管的黏膜相连。

喉口（aditus larynges）为喉腔的上口，由会厌上缘、杓会厌襞与杓间切迹围成，朝向后上方。连接会厌软骨与杓状软骨尖的黏膜皱襞称杓会厌襞。

喉腔中部两侧壁各有两条平行的黏膜皱襞，位于上方的一对黏膜皱襞称前庭襞（vestibular fold）。活体通常呈粉红色，自甲状软骨前角中部后面连至杓状软骨声带突上方的前内侧，与发音无直接关系。两侧前庭襞之间的裂隙前窄后宽，称前庭裂（rima vestibuli）。

位于下方的一对黏膜皱襞称声襞（vocal fold），活体颜色苍白，比前庭襞更为突向喉腔，长于甲状软骨前角中部后面与杓状软骨的声带突之间，与发声有关。位于左右声襞及杓状软骨底、声带突之间的裂隙，称声门裂（rima glottidis）。声门裂比前庭裂长且窄，是喉腔最狭窄的部位。声门裂的前2/3位于两条声襞游离缘之间，称膜间部；后1/3在杓状软骨之间，称软骨间部。喉腔被前庭襞和声襞分为喉前庭、喉中间腔和声门下腔三部分。严格来讲，通常所称的声带（vocal cord）是指声韧带、声带肌和喉黏膜三者组成的结构。但是，也有人将声襞与声带等同看待，即声襞不仅是黏膜皱襞，还包括声韧带。

（1）喉前庭（laryngeal vestibule）位于喉口至前庭裂平面间的部分，上宽下窄，呈漏斗状。前壁由会厌的喉面构成。前壁中央部相当于会厌软骨茎附着处的上方，有一结节状隆起，称会厌结节。

（2）喉中间腔（intermediate cavity of larynx）位于前庭裂平面至声门裂平面之间的部分，是喉腔3部分中容积最小的腔。喉中间腔向两侧延伸至前庭襞与声襞间的梭形小隐窝，称喉室。声带和声门裂合称为声门。

（3）声门下腔（infraglottic cavity）位于声门裂平面至环状软骨下缘的部分，上窄下宽，略呈圆锥形。其黏膜下组织比较疏松，炎症时极易引起水肿。婴幼儿喉腔较窄小，喉水肿容易造成喉腔阻塞，导致呼吸困难（图1－8）。

间接喉镜检查可见到喉面的会厌结节，两侧还可看到前庭襞以及在声门裂两旁的声襞。

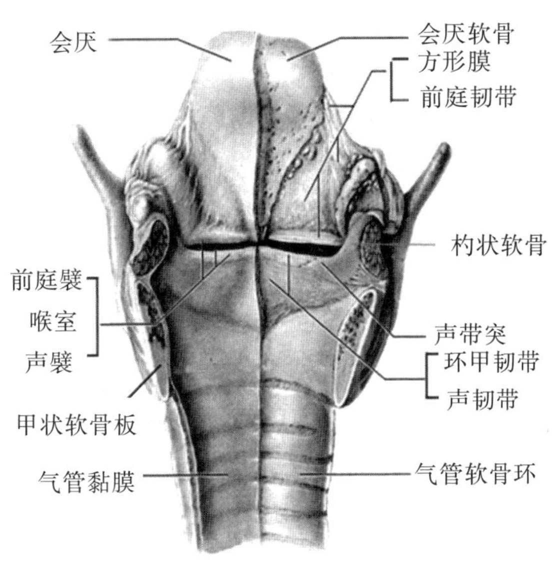

图1－8　喉腔

（四）气管和支气管

1. 气管

气管（trachea）在食管前方、喉与气管杈之间，上接环状软骨约平第6颈椎体下缘，下在胸骨角平面（约在第4胸椎椎体下缘）分为左、右主支气管，分叉处称气管杈（bifurcation of trachea）。它内面有一矢状位向上凸的纵形嵴，呈半月状，称气管隆嵴（carina of trachea)，略偏向左侧，是支气管镜检的定位标志。根据气管的行程与位置，以胸廓上口为界分为颈、胸两部。

气管一般由 14 ～17 个“C”形的透明软骨环及连接各环之间的结缔组织和平滑肌构成，成年男性长约 10. 31 cm，女性长约 9. 71 cm。气管内面被覆黏膜。气管的后壁软骨缺如，由纤维组织膜封闭，称膜壁。环状软骨可作为向下计算气管软骨环的标志，气管切开术通常在第 3 至第 5 气管软骨环处进行（图 1 –9）。

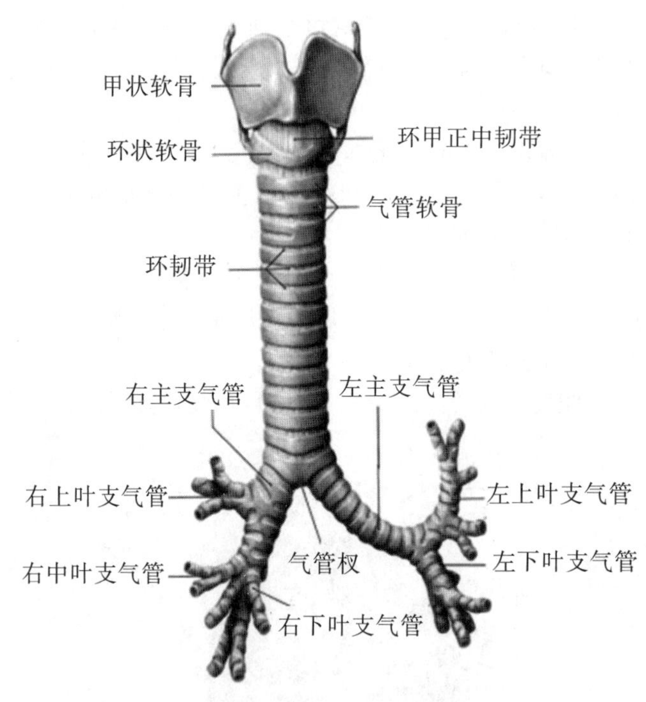

图 1 –9　气管与支气管

2. 支气管

支气管（bronchi）是由气管分出的各级分支。气管分出的一级支气管，即左、右主支气管。

右主支气管是气管杈与右肺门间的通气道，粗而短，与气管中线的延长线形成的角称嵴下角。男性右嵴下角平均为 21. 96°，女性右嵴下角平均为 24. 7°，男性平均长 1. 5 cm，女性平均长 1. 4 cm。

左主支气管是气管杈与左肺门间的通气道。男性左嵴下角平均为 36. 4°，女性左嵴下角平均为 39. 3°，男性平均长 4. 8 cm，女性平均长 4. 5 cm。

左、右主支气管的区别：前者较细长，嵴下角大，走向倾斜，有 7 ～8 个软骨环；后者较粗短，嵴下角小，走向较前者略直，有 3 ～4 个软骨环。所以经气管落入的异物多进入右主支气管。

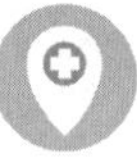

左、右主支气管（第 1 级支气管）进入肺后，继续分级，如分第 2 级支气管（肺叶支气管，lobar bronchi）、第 3 级支气管（肺段支气管，segmental bronchi）等。全部各级支气管在肺叶内反复分支呈树枝状，称支气管树（bronchial tree）（图 1 –10）。

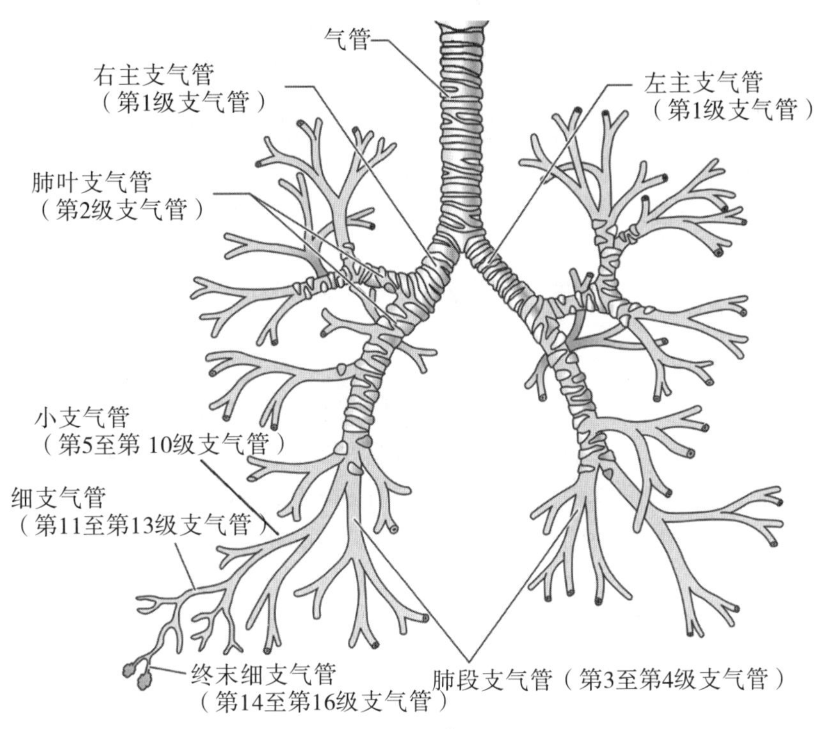

图 1 –10 支气管树

二、肺

肺（lung）位于胸腔内，两肺分居膈之上方和纵隔两侧。肺内组织呈柔软海绵状，富有弹性。成人肺的重量相当于自身体重的 1/50，男性平均为 1000 ～ 1300 g，女性平均为 800 ～1000 g。健康成人男性两肺的空气容量为 5000 ～ 6500 mL，女性小于男性。

（一）肺的形态

肺表面覆盖脏胸膜，光滑湿润。透过胸膜可见许多呈多角形小区，称肺小叶（pulmonary lobule），如感染称小叶性肺炎。幼儿肺的颜色呈淡红色，随着年龄的增长，吸入肺内的尘埃、炭末等颗粒增加，肺的颜色渐渐变为暗红或深灰色。长期吸烟及煤矿工人的肺，部分可呈棕黑色或全部呈红黑色。

肺借叶间裂分叶。左肺由斜裂分为上、下两叶。右肺除了斜裂外，尚有水平裂。故可分为上叶、中叶和下叶（图 1 –11）。

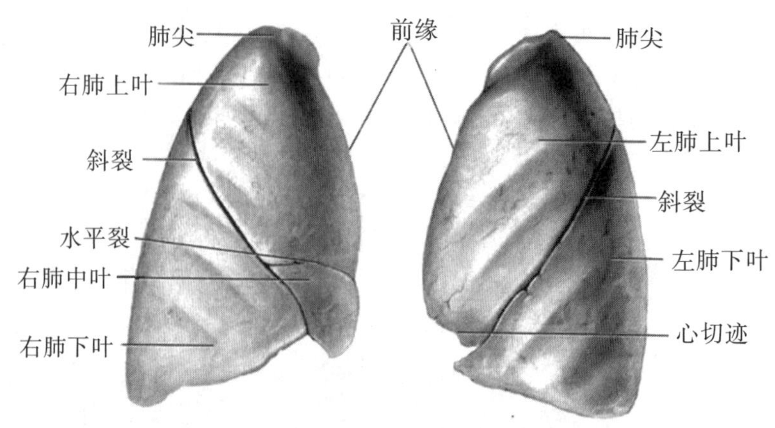

图1－11　肺的形态（前面观）

两肺外形不同，因为膈的右侧份较左侧高以及心脏位置偏左，所以右肺较宽短，左肺较狭长。肺呈圆锥形，具有一尖、一底、二面和三缘。肺尖（apex of lung）圆钝，经胸廓上口突至颈根部，超出锁骨内中 1/3 交界处的上方 2.5 cm。肺底（base of lung）又称膈面，居膈肌上方，受膈肌压迫稍向上凹。肋面（costal surface）为肺的前、后、外侧面，面积较大且圆凸，邻接肋和肋间肌。纵隔面（mediastinal surface）为内侧面，邻贴纵隔。其中央椭圆形的凹陷，称肺门（hilum of lung），为主支气管、肺动脉、肺静脉、淋巴管和神经、支气管动脉、支气管静脉进出的门户。这些出入肺门的结构，被结缔组织包绕，构成肺根（root of lung）。两肺根内各结构的排列方式自前向后依次为：上肺静脉、肺动脉、主支气管和下肺静脉。自上而下排列左右不同，左肺根内各结构的排列依次为：肺动脉、左主支气管、肺静脉；右肺根则依次为：上叶支气管、肺动脉、中叶支气管、下叶支气管、肺静脉。肺门附近有支气管肺淋巴结（肺门淋巴结）（图1－12）。

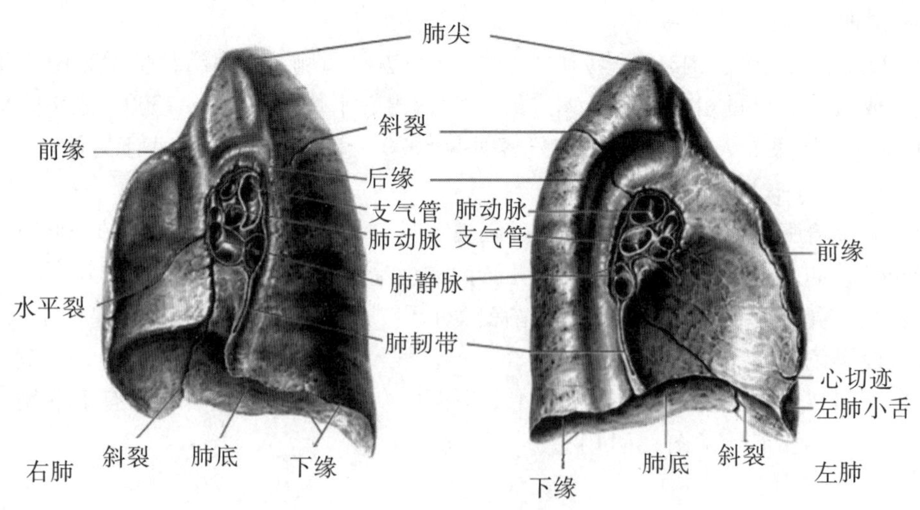

图1－12　肺根的结构

两肺的前缘薄锐，为肋面和纵隔面移行而成。左肺前缘下份有左肺心切迹（cardiac notch），切迹下方有一个突起，称左肺小舌。两肺的下缘也较薄锐，为膈面、肋面和纵隔面移行而成，其位置随呼吸运动而有显著变化。两肺的后缘在脊柱两侧的肺沟内，钝圆，为纵隔面和肋面移行而成。

肺的表面有因毗邻器官的压迫形成的压迹或沟。如两肺门前下方有心压迹；右肺门后方有食管压迹，上方有奇静脉弓沟；左肺门上方有主动脉弓压迹，后方有胸主动脉压迹。

（二）肺内支气管和支气管肺段

左、右主支气管（第1级支气管）进入肺后，分出第2级支气管，进入肺叶，称叶支气管（lobar bronchi）。左肺有上叶和下叶支气管；右肺有上叶、中叶和下叶支气管。肺叶支气管在每侧肺叶内再分出第3级支气管，称肺段支气管（segmental bronchi）。全部各级支气管在肺叶内反复分支呈树枝状，称支气管树（bronchial tree）。肺内的每一肺段支气管及其分支分布的全部肺组织，称为支气管肺段（bronchopulmonary segments），简称肺段。各肺段略呈圆锥形，尖端朝向肺门，底部朝向肺表面。从肉眼解剖看，肺段构成肺的形态学和功能学的独立单位。依照肺段支气管的分支分布特点，左、右肺各分为10个肺段。有时因左肺出现共干肺段支气管，例如尖段与后段、内侧底段与前底段形成共干，此时左肺只有8个肺段。肺段间有少量结缔组织分隔，使肺段在结构和功能上具有一定的独立性，因此临床上可根据肺段的相关知识，进行定位诊断；亦可以根据病变范围，进行肺段切除术。

（三）胎儿肺与成人肺的区别

胎儿和未呼吸过的新生儿的肺不含空气，相对密度较大（1.045～1.056），入水则下沉。呼吸者因为肺内含有空气，相对密度较小（0.345～0.746），故而能浮于水中。法医常借此鉴别宫内死亡和产后死亡。

三、胸膜

胸膜（pleura）是覆盖于胸壁内面、膈上面、纵隔两侧面和肺表面的一薄层浆膜，可分为脏胸膜与壁胸膜两种。脏胸膜被覆在肺的表面，并伸入肺叶间裂内。壁胸膜贴附于胸壁内面、膈上面和纵隔两侧面。脏胸膜、壁胸膜在肺根处彼此移行，在肺根下方重叠形成三角形的肺韧带，连于肺下叶与纵隔胸膜之间，对肺有固定作用。

（一）脏胸膜

脏胸膜（visceral pleura）在个体发生中来源于内脏的间充质细胞。由于肺的生长，包绕并贴附在肺表面的间充质即演变为肺表面的浆膜层，与肺紧密结合而不分离，并伸入叶间裂，故又称肺胸膜（图1-13）。

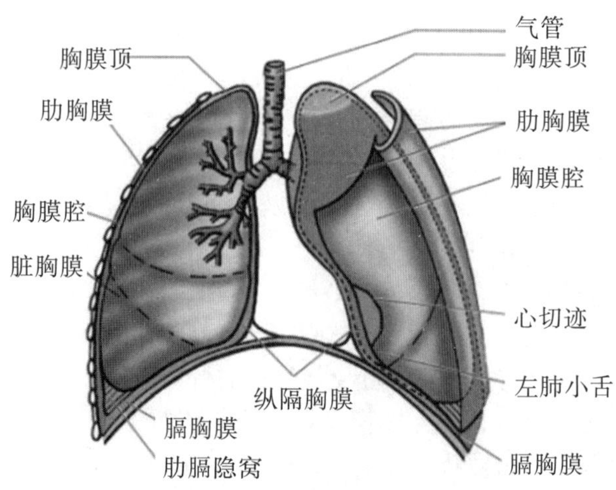

图1－13 胸膜与胸膜腔

（二）壁胸膜

壁胸膜（parietal pleura）覆盖在胸廓的内面、膈上面及纵隔两侧面，按其所附着的部位可分为4部分。

（1）肋胸膜（costal pleura）衬贴于肋骨、肋间肌、胸横肌与胸内筋膜内面。其前缘位于胸骨后方，后缘达脊柱两侧，上部移行于胸膜顶，下缘以锐角反折移行为膈胸膜。由于肋胸膜与肋骨和肋间肌之间有胸内筋膜分布，故较易剥离。

（2）膈胸膜（diaphragmatic pleura）覆盖于膈的上面，并与膈紧密粘连，不易剥离。

（3）纵隔胸膜（mediastinal pleura）衬贴在纵隔的两侧面。纵隔胸膜的中段包绕肺根移行于脏胸膜，向上连于胸膜顶，向下续于膈胸膜，前、后连于肋胸膜。

（4）胸膜顶（cupula of pleura）由肋胸膜与纵隔胸膜向上延升至胸廓上口平面以上，形成穹隆状覆盖于肺尖上方。胸膜顶突出胸廓上口，并伸向颈根部，高出锁骨内侧1/3段上方2～3 cm。针灸、做锁骨上臂丛神经麻醉或行锁骨上静脉穿刺术时，应注意胸膜顶的位置，以避免出现气胸。

（三）胸膜腔

脏胸膜、壁胸膜之间是一个封闭、狭窄、潜在性的浆膜囊腔，称胸膜腔（pleural cavity）。由于左右浆膜囊是独立的，故左右两个胸膜腔互不相通。平静呼吸时，不论吸气或呼气，胸膜腔内的压力总是比外界大气压低，也称负压。胸膜腔内有极少量浆液，起润滑作用（图1－13）。

（四）胸膜隐窝

壁胸膜相互间移行转折之处的胸膜腔，即使当深吸气时，肺缘也不能充满这些部位空间，胸膜腔的这部分称胸膜隐窝（pleural recesses）。

肋纵隔隐窝（costomediastinal recess）在肺前方，覆盖心包表面的纵隔胸膜与肋胸膜转折之处，肺前缘不能伸入，故称之。由于左肺前缘有心切迹存在，故左侧肋纵隔隐窝比较大。

肋膈隐窝（costodiaphragmatic recess）在肺下方，肋胸膜与膈胸膜转折处形成的半环形间隙，即使深吸气时，肺下缘不能充满其内，这部分的胸膜腔被称肋膈隐窝。肋膈隐窝是胸

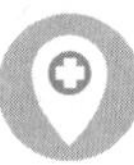

膜腔的最低部位，胸膜腔积液最先聚积于此。肋膈隐窝的深度一般可达两个肋及其间隙。

膈纵隔隐窝（phrennicomediastinal recess）位于膈胸膜与纵隔胸膜之间，因心尖向左侧突出而形成，故该隐窝仅存于左侧胸膜腔。

（五）胸膜与肺的体表投影

1. 胸膜的体表投影

壁胸膜各部相互转折之处形成胸膜的返折线，在体表的投影部位，标志着胸膜腔的界限范围。

（1）胸膜返折线前界的体表投影。肋胸膜转折成纵隔胸膜的返折线，形成了胸膜返折线的前界。两侧均起自锁骨中、内侧1/3段上方2～3 cm处的胸膜顶，斜向下内方，经胸锁关节后面至胸骨柄后面，约在第2胸肋关节水平面，两侧互相靠拢，并沿着中线稍左垂直下行。右侧则在第6胸肋关节处越过剑肋角右转，移行于胸膜下界；左侧前返折线在第4胸肋关节处转向外下，沿胸骨侧缘外侧2～2.5 cm处下行，至第6肋软骨后方移行于胸膜下界。两侧胸膜前返折线在第2至第4肋软骨平面相互靠拢。在第二胸肋关节水平以上，两侧胸膜前返折线相互分离，在胸骨柄后方形成一个倒三角形的无胸膜覆盖区域，称胸腺区。儿童的较宽，内有胸腺；成人的较窄，内有胸腺遗迹和结缔组织。在第4胸肋关节平面以下，两侧胸膜前返折线之间的区域，称心包区。此区位于胸骨体下分的左半和左第4至第6肋软骨后方，前方无胸膜遮盖，故左剑肋角是临床上行心包穿刺术的安全区。

（2）胸膜返折线下界的体表投影。肋胸膜转折为膈胸膜的返折线成为胸膜返折线的下界。下界在右侧起自第6胸肋关节的后方，在左侧起自第6肋软骨后方，两侧均向下外方走行，在锁骨中线与第8肋相交，在腋中线与第10肋相交同时转向后内侧，在肩胛线处与第11肋相交，最后在椎体旁平第12胸椎的棘突。在右侧由于膈的位置较高，胸膜返折线下界的投影位置也较左侧略高（图1-14）。

2. 肺的体表投影

肺下界投影线较胸膜下返折线高出约两个肋的距离，即在锁骨中线与第6肋相交，在腋中线和第8肋相交，在肩胛线处与第10肋相交，再向内于第11胸椎棘突外侧2 cm处向上与肺后缘相移行。

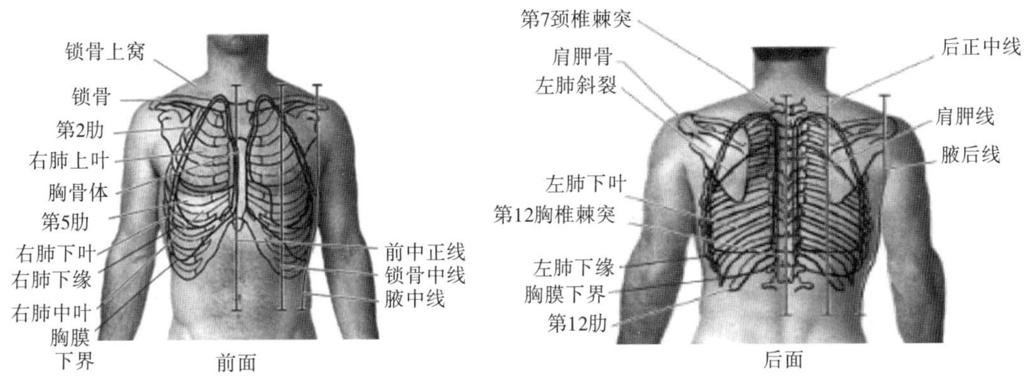

图1-14 肺和胸膜的体表投影

四、纵隔

纵隔（mediastinum）是左右纵隔胸膜间全部器官、结构和结缔组织的总称。它位于胸腔正中偏左，前短后长，上窄下宽，呈矢状位，分隔左右胸腔。前界为胸骨和肋软骨，后界为脊柱胸段，两侧为纵隔胸膜，上界是胸廓上口，下界为膈。

纵隔分区方法较多，解剖学上常用四分法。该方法是以胸骨角平面（胸骨角和第 4 胸椎椎体下缘的水平面）将纵隔分为上纵隔和下纵隔。下纵隔又以心包为界，分为前、中、后纵隔（图 1 – 15）。

（一）上纵隔

上纵隔上界为胸廓上口，下界为胸骨角至第四胸椎体下缘的平面，前方为胸骨柄，后方为第 1 ～ 4 胸椎体。其主要内容由前向后依次为胸腺、两侧头臂静脉及上腔静脉、膈神经、迷走神经、喉返神经、主动脉弓及其 3 个大分支、气管、食管、胸导管。

（二）下纵隔

下纵隔又以心包为界，再分为前纵隔、中纵隔、后纵隔。

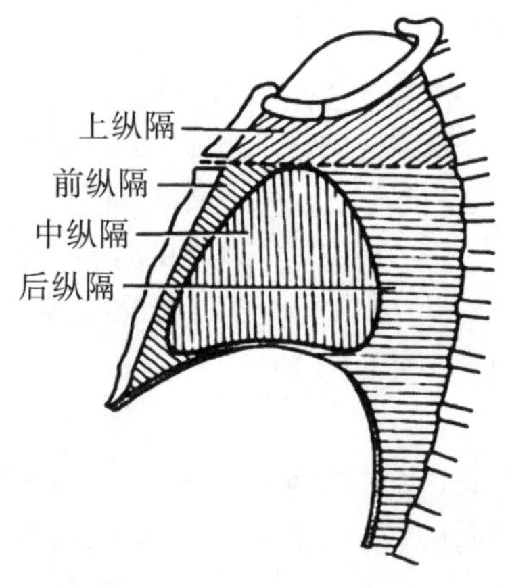

图 1 – 15　纵隔的分区（四分法）

（1）前纵隔位于胸骨与心包之间。内有胸腺的下部或胸腺遗迹、胸廓内血管、部分纵隔前淋巴结及疏松结缔组织。前纵隔是胸腺瘤、皮样囊肿和淋巴瘤的好发部位。

（2）中纵隔位于前、后纵隔之间。内含心包、心脏和出入心脏的大血管、奇静脉弓、左、右膈神经、心包膈血管及淋巴结。中纵隔是心包囊肿的多发部位。

（3）后纵隔位于心包与脊柱之间。内含主支气管、食管、胸主动脉、胸导管、奇静脉、半奇静脉、迷走神经、胸交感干和淋巴结等。后纵隔为支气管囊肿、神经瘤、主动脉瘤与膈疝等的多发部位。

如果一侧严重气胸或胸腔积液，纵隔可能因明显偏移而干扰纵隔内的心脏、血管及神经的功能。

第二节 呼吸运动装置

呼吸运动装置由骨性胸廓和呼吸肌组成，是呼吸运动的结构基础和肺通气的动力来源。

一、骨性胸廓

（一）构成

骨性胸廓由1块胸骨、12块胸椎、12对肋骨和它们之间的组织组成。相邻两条肋骨之间的间隙称为肋间隙（intercostal space）。胸腔穿刺常通过肋间隙进入胸腔。

（二）形状

成人骨性胸廓近似圆锥形，上窄下宽，左右径大，前后径小，呈扁平状。胸廓有上、下两口和前、后、外侧壁。新生儿胸廓左右径较小，呈桶状。严重肺气肿成人患者常因胸廓前后径增加而呈桶状胸。

二、呼吸肌

呼吸肌可分为吸气肌和呼气肌。

（一）吸气肌

使胸廓扩大并产生吸气动作的肌为吸气肌，主要吸气肌包括膈肌和肋间外肌。辅助吸气肌包括胸大肌、胸小肌、锁骨下肌、前锯肌、胸锁乳突肌、前斜角肌、中斜角肌、后斜角肌、上后锯肌、下后锯肌和肋提肌。

膈肌（diaphragm）是最重要的呼吸肌，位于胸腔和腹腔之间。它是扁肌，呈穹窿形，其隆凸的上面朝向胸腔，凹陷的下面朝向腹腔。膈肌收缩时，膈穹窿下降，胸腔容积扩大，以助吸气；膈肌松弛时，膈穹窿上升恢复原位，胸腔容积减小，以助呼气。腹式呼吸主要是膈肌收缩、舒张活动引起的呼吸运动。

膈肌的运动受膈神经支配，膈神经传递的信号来自脑干呼吸中枢。所以，膈神经损伤或严重颅脑损伤时，可能引起膈肌瘫痪。

膈肌上有3个裂孔。①主动脉裂孔（aortic hiatus），位于第12胸椎前面，有主动脉和胸导管通过；②食管裂孔（esophageal hiatus），约平第10胸椎平面，有食管和迷走神经通过；③腔静脉孔（vena caval foramen），约在第8胸椎平面，有下腔静脉通过。

肋间外肌（intercostales externi）共有11对，位于各肋间隙的浅层，起自上位肋骨下缘，止于下位肋骨的上缘。肋间外肌收缩使肋骨的前部上提，增大胸廓的前后径；同时使肋体外翻，增大胸廓的左右径。最终使胸腔容积扩大，以助吸气。肋间外肌舒张时则相反，助呼气。胸式呼吸主要是肋间外肌收缩、舒张活动引起的呼吸运动。用力深呼吸时，胸上肢肌、部分颈肌，如胸大肌、前锯肌、胸锁乳突肌和前斜角肌等也会参与。

（二）呼气肌

使胸廓缩小产生呼气动作的肌为呼气肌。主要呼气肌包括肋间内肌；辅助呼气肌包括肋间最内肌、胸横肌和肋下肌、腹外斜肌、腹内斜肌、腹横肌和腹直肌。

肋间内肌（intercostales interni）共有 11 对，位于各肋间外肌的深面，起自下位肋骨上缘，止于上位肋骨的下缘。肋间内肌收缩使肋骨下降，胸腔容积缩小，以助呼气。

平静吸气运动时，主要是膈肌、肋间外肌等收缩。用力吸气运动时，主要是膈肌、肋间外肌和辅助吸气肌收缩。平静呼气运动时，主要是膈肌、肋间外肌舒张。用力呼气运动时，主要是肋间内肌和腹肌收缩，同时膈肌和肋间外肌舒张。

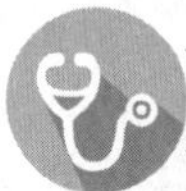

第三节　呼吸系统的血管、淋巴管和神经

呼吸器官的血液供应有两套血管。一是体循环的支气管动、静脉，属于呼吸器官的营养性血管；二是肺循环的肺动、静脉，属于实现肺换气的功能血管。

一、鼻的血管、淋巴管和神经

鼻主要有颈内动脉的眼动脉（ophthalmic artery）和颈外动脉的上颌动脉（internal maxillary artery）分支分布。

鼻腔主要由眼动脉的分支筛前动脉和筛后动脉，上颌动脉的分支蝶腭动脉、眶下动脉和腭大动脉分布。面动脉的鼻外侧动脉、上颌动脉的眶下动脉、眼动脉的鼻背动脉分布于外鼻。鼻的静脉与动脉伴行，分别汇入颈外静脉、面静脉和海绵窦。

外鼻和鼻腔前 1/3 的淋巴回流至腮腺淋巴结和下颌下淋巴结。鼻腔后 2/3 的淋巴回流至咽后淋巴结和颈深上淋巴结。

鼻的一般躯体感觉由三叉神经的眼神经和上颌神经的分支传导，嗅觉由嗅神经传导。鼻的内脏运动神经司鼻黏膜的血管舒缩和腺体分泌，交感神经源于颈内动脉交感神经丛，副交感神经来自面神经的岩大神经。鼻肌由面神经颊支支配。

二、咽的血管、淋巴管和神经

咽部有颈外动脉的分支咽升动脉、锁骨下动脉的甲状颈干之甲状腺下动脉、面动脉的分支腭升动脉和扁桃体动脉、上颌动脉的分支腭降动脉和翼管动脉、舌动脉的舌背支分布。咽的静脉于咽后外侧壁形成静脉丛，部分汇入翼丛、椎静脉丛，部分形成咽静脉注入颈内静脉、面静脉、舌静脉和甲状腺静脉。

咽的淋巴主要流入颈深淋巴结。鼻咽部淋巴经咽后淋巴结汇入颈深上淋巴结（颈内静脉二腹肌淋巴结），鼻咽癌常先转移至该淋巴结；口咽部淋巴经下颌下淋巴结汇入颈深上淋巴结；喉咽部淋巴经直接汇入颈深淋巴结。

咽的神经支配来自舌咽神经、迷走神经咽支和颈交感干的颈上神经节咽支在咽后壁形成的咽丛。鼻咽的部分感觉和腭帆张肌的运动由三叉神经支配。

三、喉的血管、淋巴管和神经

喉部有颈外动脉的分支甲状腺上动脉的喉上动脉和锁骨下动脉的分支甲状颈干的甲状

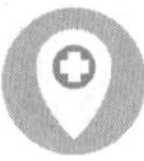

腺下动脉之喉下动脉分布。静脉与动脉伴行，汇成甲状腺上静脉、中静脉、下静脉，最后注入颈内静脉和头臂静脉。喉上部（声门裂以上）的淋巴管丰富，伴甲状腺上血管，最后注入颈外侧上深淋巴结；喉下部（声门裂以下）的淋巴管较少，经气管旁和气管前淋巴结，注入颈外侧下深淋巴结。

喉的交感神经由颈交感神经发出，副交感神经源于迷走神经的喉上神经和喉返神经。喉上神经分两支，喉内支为感觉神经，分布于声门裂以上的喉黏膜；喉外支为运动神经，支配环甲肌。喉返神经分布于声门裂以下的喉黏膜，支配除环甲肌外的喉肌。

四、气管的血管、淋巴管和神经

气管的动脉由甲状腺下动脉、支气管动脉分支分布。静脉与动脉伴行，注入甲状腺下静脉、头臂静脉和奇静脉。淋巴经气管旁淋巴结注入支气管纵隔干。气管的交感神经由交感干颈中神经节发出，副交感神为迷走神经。

五、支气管和肺的血管、淋巴管和神经

支气管和肺组织由支气管动脉营养。静脉回流与动脉同名伴行，注入奇静脉。淋巴回流也与静脉伴行。肺的淋巴经肺淋巴结、气管支气管淋巴结、气管支气管下淋巴结和气管旁淋巴结注入支气管纵隔干。支气管和肺由脊髓胸 2 ～ 5 节段侧角发出的交感神经和来源于迷走神经的副交感神经共同支配。

脏胸膜与肺的血管、淋巴管和神经相通。

六、胸壁的血管、淋巴管和神经

胸壁的动脉来源于胸主动脉、锁骨下动脉和腋动脉，细分则有肋间后动脉、肋间前动脉、胸廓内动脉、肌膈动脉、胸外侧动脉、胸内侧动脉、胸肩峰动脉、肩胛下动脉。胸壁的浅静脉经胸腹壁静脉、胸外侧静脉注入腋静脉。深静脉与动脉伴行，肋间后静脉注入奇静脉、半奇静脉和副半奇静脉；胸廓内静脉左侧注入左头臂静脉，右侧注入右头臂静脉或上腔静脉与右头臂静脉交角处。

胸壁前部的淋巴注入胸骨旁淋巴结，再向上注入胸导管和右淋巴导管；外侧的淋巴注入腋淋巴结；后部的淋巴注入胸导管。

胸壁的神经有肋间神经、锁骨上神经、胸长神经、胸外侧神经、胸内侧神经。

壁胸膜与胸壁的血管、淋巴管和神经相通。

七、膈的血管、淋巴管和神经

膈的血液供应主要来自膈上动脉、膈下动脉、心包膈动脉、肌膈动脉与下 6 对肋间后动脉。其伴行静脉分别汇入上腔静脉、下腔静脉。

膈的淋巴汇入膈上淋巴结、膈下淋巴结，膈上淋巴结分前、中、后 3 群，其输出管注入胸骨旁淋巴结和纵隔前、后淋巴结。

膈由颈丛的膈神经（C 3 ～ 5）支配。膈神经在膈上方分支至膈的各部，运动纤维支配膈肌的运动，感觉纤维分布于膈中央部上方和下方的胸膜及腹膜；右膈神经还分布至

肝、胆囊和肝外胆道；膈的外周部的上面和下面的胸膜和腹膜则接受下 6 对胸神经前支的支配。

小 结

从解剖角度看，呼吸系统主要由呼吸道和肺构成。呼吸道由鼻、咽、喉、气管和各级支气管组成。鼻腔中突出的鼻甲和弯曲的鼻道，加大了鼻腔黏膜的覆盖面积，从而丰富了鼻腔黏膜的血运和黏液分泌，是鼻腔对吸入气体温化、湿化、净化功能的基础。鼻旁窦加强了鼻腔上述的作用。鼻黏膜还有嗅觉功能。喉以软骨为支架，关节、韧带和膜为联结，肌肉为动力，上通喉咽，下连气管，起气体通道作用；在喉肌作用下，使得声门紧张或松弛，声门裂开大或者缩小从而调节发音。进入肺的支气管反复分支形成支气管树，末端终于肺泡，而肺泡间隔有肺动脉分支终末的毛细血管和起源于肺泡间隔的肺静脉的毛细血管。肺周围有密闭的、呈负压、含少量浆液的胸膜腔，使得肺泡能顺利地随着吸气而扩张。吸入的 O_2 弥散到肺泡的毛细血管，由肺静脉引导进入血液循环。呼气时肺泡回缩，肺泡毛细血管内的 CO_2 弥散到肺泡呼出体外。呼吸道必须保持通畅，若呼吸道梗阻则引起呼吸困难，如鼻腔黏膜水肿、喉水肿。若损伤胸膜，导致胸膜腔与外界大气相通，则伤侧胸膜腔压力等于或大于大气压，压迫肺，导致肺泡塌陷，亦引起呼吸困难和纵隔移位。吸气动作主要由膈和肋间外肌引起，呼气动作主要由肋间内肌执行。

（罗　刚）

参考文献

[1] 柏树令，丁文龙. 系统解剖学［M］. 9 版. 北京：人民卫生出版社，2018.

[2] 付升旗，徐国成. 断层解剖学［M］. 3 版. 北京：高等教育出版社，2019.

[3] 刘树伟. 人体断层解剖学图谱［M］. 济南：山东科学技术出版社，2004.

[4] 汪华侨. 功能解剖学［M］. 3 版. 北京：人民卫生出版社，2018.

[5] 王效杰，徐国成. 系统解剖学［M］. 4 版. 北京：高等教育出版社，2022.

[6] 吴建清，徐国成. 局部解剖学［M］. 3 版. 北京：高等教育出版社，2020.

[7] 徐国成，韩秋生，霍琨. 人体解剖学彩色图谱［M］. 沈阳：辽宁科学技术出版社，2003.

[8] 易西南，夏玉军. 医学影像应用解剖学［M］. 2 版. 北京：科学出版社，2018.

[9] 张连山. 耳鼻咽喉科学［M］. 北京：中国协和医科大学出版社，2001.

[10] FRANK H. Netter-atlas of human anatomy［M］. 6th ed. Philadelphia：Saunders，2014.

[11] Anne M. R. Agur，Arthur F. Dalley. Grant's atlas of anatomy［M］. 13th ed. Baltimore：Wolters Kluwer Health，2013.

[12] 张雁儒. 局部解剖学［M］. 郑州：郑州大学出版社，2020.

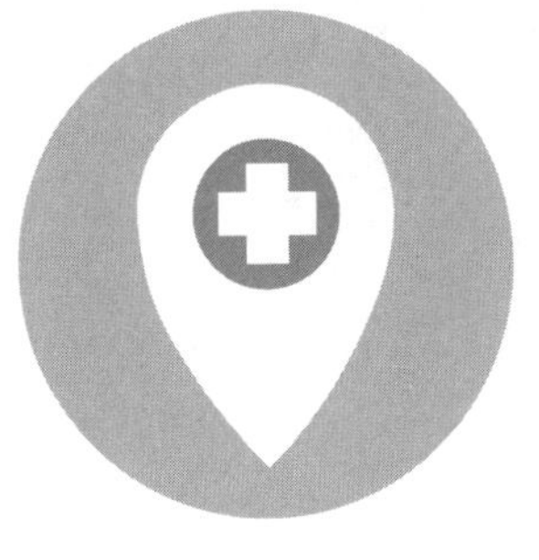

第二章 呼吸系统组织学

从解剖学角度看，吸呼器官包括呼吸道和肺两大部分。从组织学角度看，吸呼器官可分为导气部和呼吸部两大部分。导气部从鼻腔开始直至肺内的终末细支气管，无气体交换功能，但具有保持气道畅通和净化吸入空气的重要作用。鼻还有嗅觉功能，鼻和喉等又与发音有关。从气管至肺内的肺泡，是连续而反复分支的管道系统。呼吸部是从肺内的呼吸细支气管开始直至终端的肺泡，这部分管道都有肺泡，行使气体交换功能。此外，肺还参与机体多种物质的合成和代谢等非呼吸功能。

呼吸系统组织学重点讨论在显微镜下观察呼吸器官的组织细胞结构。

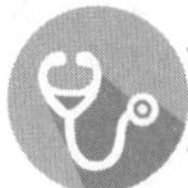

第一节　呼吸道组织结构

一、上呼吸道

（一）鼻

鼻以软骨和骨构成支架，表面的皮肤较厚，皮脂腺和汗腺较发达。鼻腔内面覆以黏膜，黏膜下方为软骨、骨或骨骼肌。鼻黏膜分前庭部、呼吸部和嗅部3部分。

1. 前庭部

前庭部（vestibular region）是邻近外鼻孔的部分。黏膜表面为复层扁平上皮，近外鼻孔处为角化型上皮，其余为未角化上皮。固有层为致密结缔组织。近外鼻孔的黏膜含鼻毛和皮脂腺，鼻毛可阻挡吸入空气中的大尘粒。近呼吸部的黏膜固有层内有少量混合腺及弥散淋巴组织。

2. 呼吸部

呼吸部（respiratory region）的面积较大，占鼻黏膜的大部，包括下鼻甲、中鼻甲、鼻道及鼻中隔中下份等黏膜。活体状态的黏膜呈淡红色，表面为假复层纤毛柱状上皮，杯状细胞较多。上皮纤毛向咽部快速摆动，将黏液及黏着的尘粒推向咽部而被咳出。固有层结缔组织内有较多黏液腺、浆液腺和混合腺，分泌物经导管排入鼻腔，与上皮内杯状细胞分泌物共同形成一层黏液层覆盖于纤毛上。呼吸部黏膜的血液供应较丰富，并有丰富的静脉丛，中、下鼻甲处尤多。当静脉丛充血膨胀，可使黏膜隆起。静脉丛管壁薄，腔大似窦状。它们随动静脉吻合的开放和关闭而有周期性充血变化，通过散热和渗出，对吸入空气起加温和湿润作用。患鼻炎时，静脉丛异常充血，黏膜肿胀，分泌物增多，鼻道变窄。患过敏性鼻炎时，固有层内淋巴组织较多，还可见嗜酸性粒细胞、嗜碱性粒细胞和肥大细胞。

3. 嗅部

嗅部（olfactory region）黏膜面积小，位于上鼻甲和相对的鼻中隔上份及鼻腔顶部，人两侧嗅黏膜的总面积约2 cm^2，某些动物的嗅黏膜面积大，如狗为100 cm^2。人活体的嗅黏膜呈棕黄色，与淡红色的呼吸部分区别明显。嗅黏膜表面的嗅上皮为假复层柱状上皮，无纤毛细胞和杯状细胞，由支持细胞、基细胞和嗅细胞组成（图2-1）。

（1）支持细胞（supporting cell）。细胞呈高柱状，顶部宽大，基部较细，游离面有许

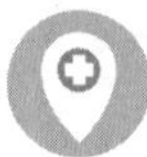

多微绒毛。核呈卵圆形，位于细胞上部，胞质内含有黄色色素颗粒。支持细胞分隔嗅细胞，使每个嗅细胞为一个功能单位，两者之间形成连接复合体，起支持和保护嗅细胞的作用。

（2）基细胞（basal cell）。细胞呈圆形或锥形，位于上皮深部。细胞有细小突起，伸于上皮内其他细胞之间。基细胞有分裂和分化能力，能分化为支持细胞和嗅细胞。

（3）嗅细胞（olfactory cell）。细胞呈细长梭形，是一种双极神经元，它是唯一的一种存在于上皮内的感觉神经元。嗅细胞分散于支持细胞之间，人约有 10^7 个，狗有 2.2×10^8 个。嗅细胞分胞体、树突和轴突 3 部分，含核的胞体部位于上皮的中部。顶部的树突呈细棒状，伸向上皮表面，突起末端膨胀大呈球状，称嗅泡（olfactory vesicle），从嗅泡伸出 10 ～ 30 根纤毛，称嗅毛（olfactory cilia）。嗅毛较长，向一侧倾倒，平铺在上皮表面，埋于较厚的浆液层内。嗅毛的结构不同于动纤毛，其也有 9 + 2 纵行排列的微管，但是微管无动力臂，故嗅毛无摆动性。胞体基部伸出细长轴突，穿过基膜，在固有层内由嗅鞘细胞包裹，形成无髓神经纤维，组成嗅神经。嗅神经穿过颅骨筛板，与嗅球内的神经元树突构成突触。嗅毛为嗅觉感受器，可能具有不同的受体，分别接受不同化学物质的刺激，使嗅细胞产生冲动，传入中枢，产生嗅觉（图 2 – 1）。

嗅黏膜固有层为薄层结缔组织，与深部骨膜相连。固有层内的血管较丰富，并有许多浆液性嗅腺。嗅腺腺泡分泌的浆液经导管排至上皮表面，可溶解吸入空气中的化学物质，刺激嗅毛。浆液的不断分泌，又可清洗上皮表面，保持嗅细胞感受刺激的敏锐性。

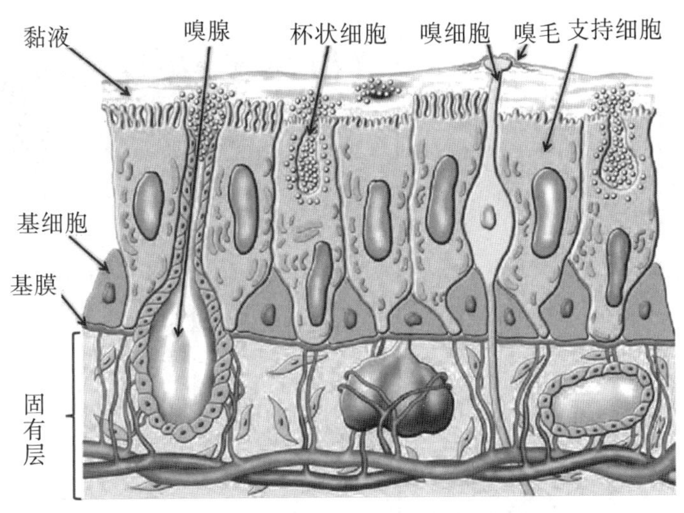

图 2 – 1　嗅黏膜上皮细胞超微结构模式

（二）咽

咽分为口咽、鼻咽和喉咽 3 部分。大部分咽壁由内向外分为黏膜、肌层和外膜 3 层。鼻咽处及喉咽临近食管处由黏膜、黏膜下层、肌层和外膜 4 层构成。

黏膜由上皮和固有层组成。口咽表面覆以未角化的复层扁平上皮；鼻咽和喉咽为假复层纤毛柱状上皮。固有层为结缔组织，富含淋巴组织和混合腺，深部有一层弹性纤维。肌层为内纵行与外斜行或环行的骨骼肌。外膜为富含血管和神经纤维的结缔组织。

（三）喉

喉以软骨为支架，软骨之间借韧带、肌肉或关节相连，喉腔面衬以黏膜。前庭襞（室襞）与喉室的黏膜和黏膜下组织相似，上皮为假复层纤毛柱状上皮：固有层和黏膜下层为疏松结缔组织，含较多混合腺和淋巴组织。声襞分为膜部（游离缘）和软骨部（基部）。膜部覆有复层扁平上皮；固有层浅部疏松，深部为致密结缔组织，内含大量弹性纤维，构成声韧带；固有层下方的骨骼肌构成声带肌，能调节声带和声韧带的张力。声带振动主要发生在膜部，声带小结、息肉及水肿等病变也都发生于膜部，引起声音嘶哑。声带的软骨部黏膜结构与前庭襞（室襞）相似。

喉入口处的前方是会厌。会厌表面覆以黏膜，内部为会厌软骨（弹性软骨）。会厌舌面及喉面上份的黏膜为复层扁平上皮，舌面上皮内有味蕾，喉面基部为假复层纤毛柱状上皮。固有层为疏松结缔组织，弹性纤维较丰富，并有混合腺和淋巴组织。固有层深部与会厌软骨的软骨膜相连。

二、下呼吸道

（一）气管

人体气管与犬气管结构类似，气管管壁分黏膜、黏膜下层和外膜3层（图2－2）。

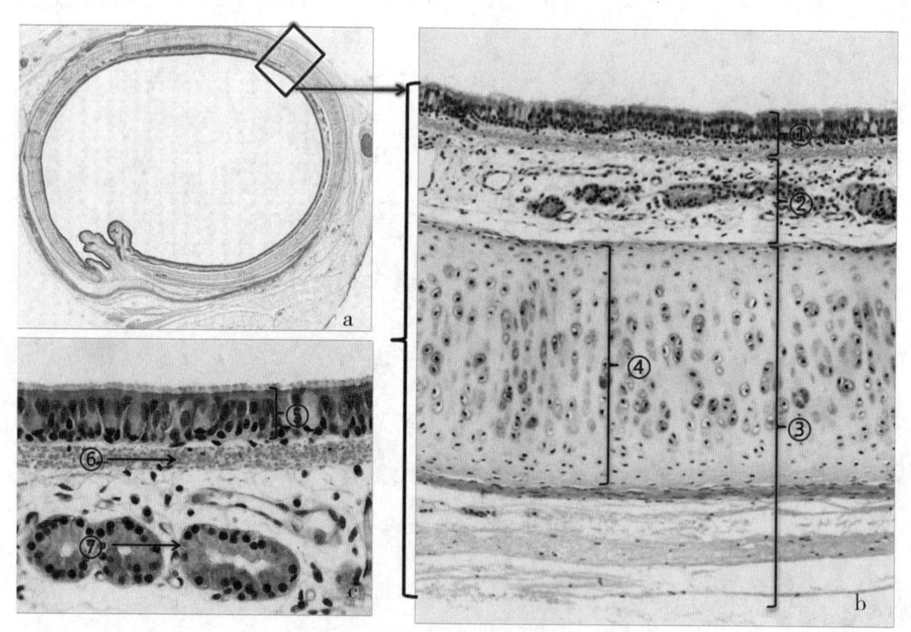

图2－2　气管的组织结构（犬，HE）

注：a. 低倍镜观（×4）；b. 气管壁局部低倍镜观（×40）；c. 气管壁黏膜及黏膜下层（×400）。

①黏膜；②黏膜下层；③外膜；④外膜透明软骨片；⑤假复层纤毛柱状上皮；⑥黏膜的固有层；⑦气管腺。

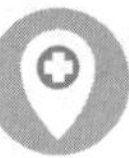

1. **黏膜**

黏膜表面为假复层纤毛柱状上皮，由纤毛细胞、杯状细胞、基细胞、刷细胞和弥散的小颗粒细胞等组成。纤毛细胞呈柱状，游离面有纤毛，每个细胞约有 300 根；核卵圆形，位于细胞中部。纤毛向喉侧呈快速摆动，将黏液及附于其上的尘粒、细菌等异物推向喉部被咳出，故纤毛细胞有净化吸入空气的重要作用（图 2－3）。杯状细胞也甚多，其结构与肠道上皮的杯状细胞相似，顶部胞质内含大量黏原颗粒。细胞分泌的黏蛋白是一种大分子糖蛋白，它与管壁内腺体的分泌物在上皮表面共同构成一道黏液性屏障，黏附吸入空气中的异物，溶解吸入的 SO_2 等有害气体，随黏液咳出。基细胞呈锥形，位于上皮深部，是一种未分化的细胞，有增殖和分化能力，可分化形成前述两种细胞。

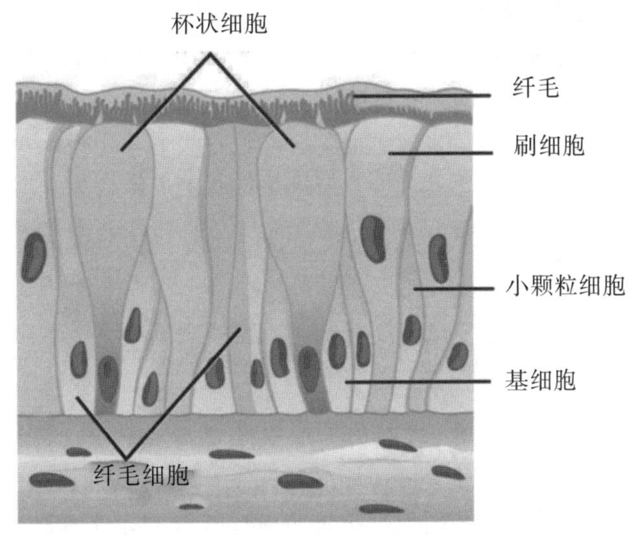

图 2－3　气管上皮结构模式

刷细胞（brush cell）呈柱状，游离面有许多排列整齐的微绒毛，形如刷状。刷细胞的功能尚不清楚，可能有一定的吸收作用。细胞顶部可见基粒，因此认为它可能是一种未成熟的纤毛细胞。有的刷细胞基部可见与传入纤维构成的突触，故它还可能有感受刺激的功能。气管及其以下分支的导气部管壁上皮内还有弥散的小颗粒细胞（small granule cell），细胞呈锥体形，散于上皮深部。胞质内有许多致密核心颗粒，又称神经内分泌细胞。小颗粒细胞内含有多种胺类或肽类物质，分泌物可能通过旁分泌作用，或经血液循环，参与调节呼吸道血管平滑肌的收缩和腺的分泌。

固有层结缔组织中的弹性纤维较多，使管壁具有一定弹性。固有层内也常见淋巴组织，它与消化管管壁内的淋巴组织一样，也有免疫性防御功能。浆细胞分泌的 IgA 与上皮细胞产生的分泌片结合形成分泌性 IgA，释放入管腔内，可抑制细菌繁殖和病毒复制，减弱内毒素的有害作用。

2. **黏膜下层**

黏膜下层为疏松结缔组织，与固有层和外膜无明显分界。黏膜下层除有血管、淋巴管和神经外，还有较多混合性腺。

3. 外膜

外膜主要由疏松结缔组织和 14 ～ 17 个“C”形透明软骨环构成。外膜较厚，软骨环之间以弹性纤维组成的膜状韧带连接，构成管壁的支架，使气管保持形状、气流通畅，并有一定弹性。软骨环的缺口朝向气管后壁，缺口处有弹性纤维组成的韧带和平滑肌束。咳嗽反射时平滑肌收缩，使气管腔缩小，有助于清除痰液。

（二）支气管

支气管分肺外和肺内两部分。肺外支气管管壁结构和功能与气管相似。左、右主支气管管径变细，管壁变薄。黏膜、黏膜下层及外膜的 3 层分界不明显。支气管壁内的软骨环较少，形态也渐不规则，或环绕成环形，或体积变小呈不规则软骨片；平滑肌则逐渐增多，螺旋形排列，肌肉收缩有利于分泌物排出。

气管和支气管反复感染或受有害气体（如长期吸烟、空气污染等）刺激，黏膜可发生慢性炎症病变。如纤毛细胞减少、纤毛运动减弱、杯状细胞增多、分泌旺盛；腺体也增生肥大、分泌增强，黏液糖蛋白成分也发生变化；以致呼吸道净化吸入空气的功能减弱，免疫性防御功能也受损害。病变严重者，假复层纤毛柱状上皮转变为复层扁平上皮，称为上皮化生。

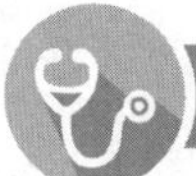

第二节 肺组织结构

肺表面覆以浆膜（胸膜脏层），表面为间皮（单层扁平上皮），深部为结缔组织。肺组织分实质和间质两部分。肺实质（lung parenchyma）即肺内各级支气管和终末细支气管及所属的肺泡结构；组织学上的肺间质（lung mesenchyme）定义为肺内结缔组织及血管、淋巴管和神经等。呼吸病学上的肺间质则定义为肺泡细胞基底膜与肺泡毛细血管基底膜之间的潜在腔隙及其中的细胞与结缔组织。

左主支气管、右主支气管（第 1 级）至肺泡约有 24 级分支。支气管经肺门入肺，分为叶支气管（第 2 级），右肺 3 支，左肺 2 支。叶支气管分为段支气管（第 3 ～ 4 级），左肺、右肺各 10 支。每一肺段支气管及其分支和所属的肺组织，组成一个支气管肺段（bronchopulmonary segments）。左肺、右肺各有 10 个肺段。段支气管反复分支为小支气管（第 5 ～ 10 级）继而再分支为细支气管（第 11 ～ 13 级），细支气管又分支为终末细支气管（第 14 ～ 16 级）。从叶支气管至终末细支气管为肺导气部。终末细支气管以下的分支为肺呼吸部，包括呼吸细支气管（第 17 ～ 19 级）、肺泡管（第 20 ～ 22 级）、肺泡囊（第 23 级）和肺泡（第 24 级），此部分各段均有肺泡，是气体交换的场所。

支气管树（bronchial tree）的组织结构特点见图 2 – 4。

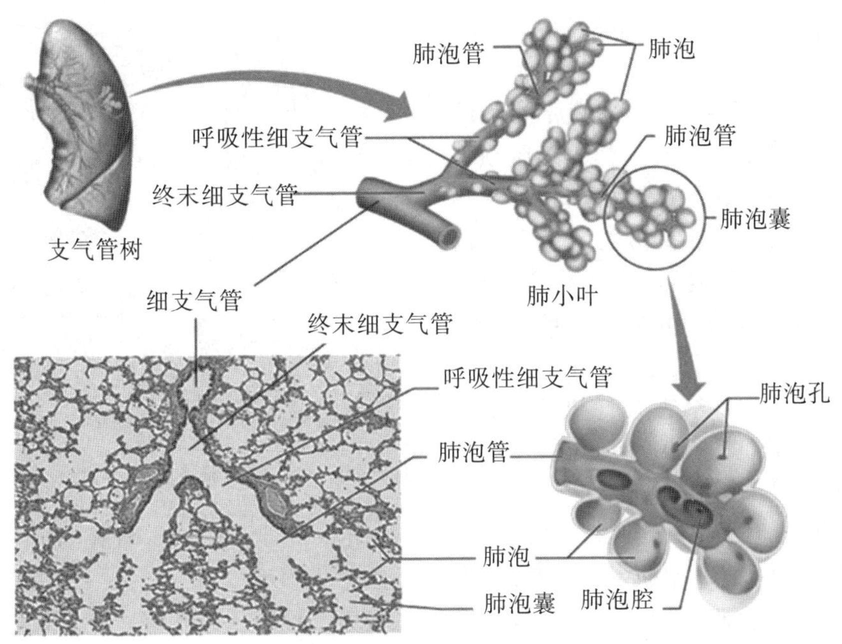

图2-4 支气管树的组织结构模式及光镜下所见

每个细支气管连同它的分支至肺泡，组成一个肺小叶（pulmonary lobule）（图2-4）。肺小叶呈锥体形，尖向肺门，底向肺表面，小叶间为结缔组织间隔。胎儿肺小叶分界清楚，成人肺小叶分界不明显。但在肺表面仍可见小叶底部轮廓，直径1～5 cm，每叶肺有50～80个肺小叶。从微视解剖看，肺小叶是肺的基本结构单位。临床上，将仅累及若干肺小叶的炎症称为小叶性肺炎。

一、肺导气部

肺导气部随分支而管径渐小、壁渐薄，管壁结构也逐渐变化。

（一）叶支气管、段支气管及小支气管

叶支气管（lobar bronchi）、段支气管（segmental bronchi）及小支气管（small bronchi）管壁结构与支气管基本相似，但管径渐细、管壁渐薄，至小支气管的内径为2～3 mm。管壁3层分界也渐不明显。其结构的主要变化是：①上皮均为假复层纤毛柱状，但上皮薄，杯状细胞渐少；②腺体逐渐减少；③软骨呈不规则片状，并逐渐减少；④平滑肌相对增多，从分散排列渐成环形肌束环绕管壁。

（二）细支气管和终末细支气管

1. 细支气管

细支气管（bronchiole）内径约1 mm，上皮由假复层纤毛柱状渐变为单层纤毛柱状，但杯状细胞减少或消失。腺和软骨很少或消失，环行平滑肌则更明显，黏膜常形成皱襞。细支气管分支形成终末细支气管（terminal bronchiole）。

2. 终末细支气管

终末细支气管内径约0.5 mm，上皮为单层柱状，无杯状细胞；腺和软骨均消失；环

行平滑肌则更明显，形成完整的环行层，黏膜皱襞也明显（图2－5）。终末细支气管上皮内除少量纤毛细胞外，大部为无纤毛的柱状分泌细胞（club cell），细胞顶部呈圆顶状凸向管腔，顶部胞质内含分泌颗粒。一般认为分泌细胞的分泌物中含蛋白水解酶，可分解管腔内的黏液，利于排出；细胞内还含有较多的氧化酶系，可对吸收的毒物或某些药物进行生物转化，使其毒性减弱或便于排出。细支气管和终末细支气管的环行平滑肌，在植物神经的支配下收缩或舒张，以调节进出肺泡的气流量。正常情况下吸气时平滑肌松弛，管腔扩大；呼气末时，平滑肌收缩，管腔变小。在支气管哮喘等病理情况下，平滑肌发生痉挛性收缩，以致呼吸困难。

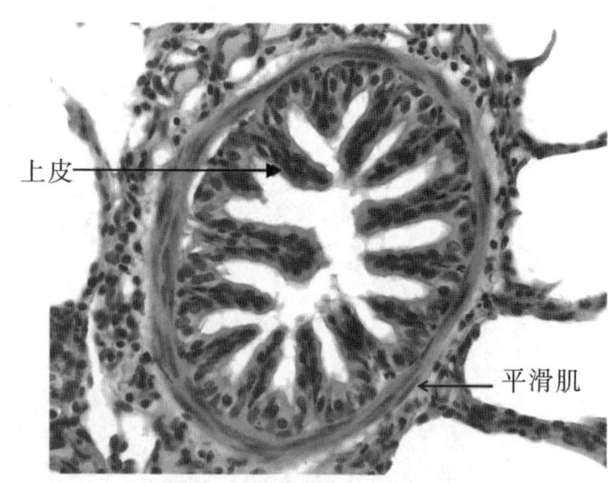

图2－5　肺的终末细支气管（犬，HE，×200）

在叶支气管至细支气管的上皮内，常见神经内分泌细胞成群分布，5～10个细胞平行排列成卵圆形小体，尤多见于管道的分支处，称神经上皮小体（neuroepithelial body，NEB）。小体位于基膜上，顶端隆起突入管腔，或被其他上皮细胞覆盖。神经上皮小体的细胞分泌5－羟色胺、蛙皮素、生长抑素等胺类或肽类物质，通过旁分泌或血液循环，调节血管平滑肌舒缩，调整肺的通气，也参与调节腺体分泌和邻近上皮细胞的分泌与代谢活动。

二、肺呼吸部

呼吸部是从肺内的呼吸性细支气管开始直至终端的肺泡，这部分管道都有肺泡，行使气体交换功能（图2－6）。

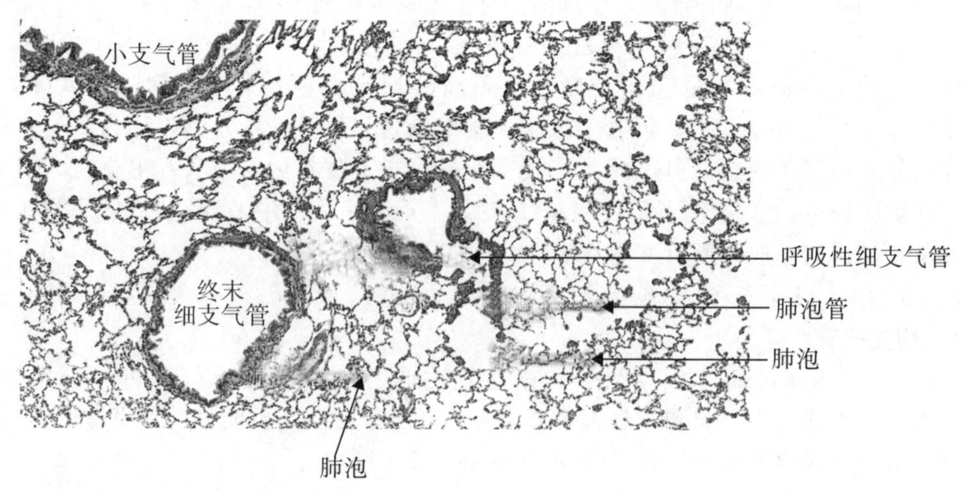

图2－6　肺的呼吸部（犬，HE，×400）

（一）呼吸性细支气管

呼吸性细支气管（respiratory bronchiole）是终末细支气管的分支，管径小于0.5mm。每个终末细支气管分出2支或2支以上呼吸性细支气管。它是肺导气部和呼吸部之间的过渡性管道，管壁结构与终末细支气管相似。上皮为单层立方，也有纤毛细胞和分泌细胞。上皮下结缔组织内有少量环行平滑肌。呼吸性细支气管与上一级终末细支气管不同的是管壁上有肺泡开口，在肺泡开口处，上皮由单层立方移行为单层扁平上皮（图2－7）。从呼吸性细支气管开始具有气体交换功能。肺小叶内的Ⅰ级呼吸性细支气管及其远端所属的肺组织（肺泡管、肺泡囊和肺泡）构成一个肺腺泡（pulmonary acinus），一个肺小叶包含15～25个肺腺泡。肺腺泡各部分都有肺泡，可行使气体交换功能，是肺的基本功能单位，也可称为肺的呼吸单位（respiratory unit）。

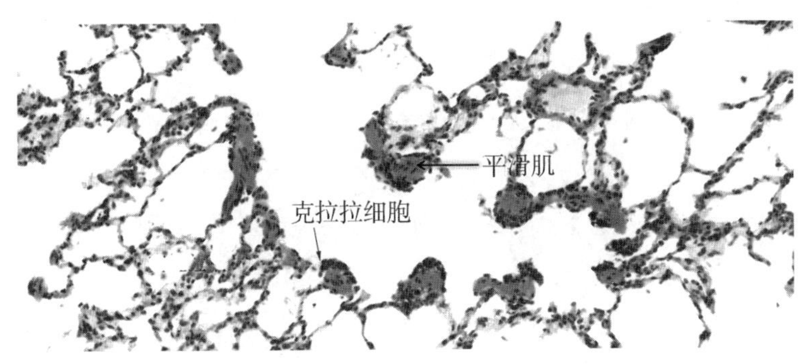

图2－7　呼吸性细支气管（犬，HE，×400）

（二）肺泡管

肺泡管（alveolar duct）是呼吸细支气管的分支，每个呼吸细支气管分支形成2～3个或更多个肺泡管。肺泡管是由许多肺泡组成，故其自身的管壁结构很少，仅存在于相邻肺泡开口之间。此处常膨大突入管腔，表面为单层立方或扁平上皮。上皮下为薄层结缔组织和少量平滑肌，肌纤维环行围绕于肺泡开口处，故在切片中可见相邻肺泡之间的隔（肺泡隔）末端呈结节状膨大（图2－8）。

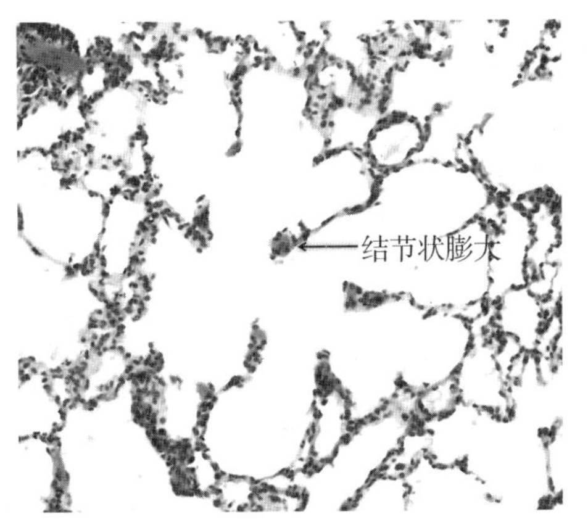

图2－8　肺泡管（犬，HE，×150）

（三）肺泡囊

肺泡囊（alveolar sac）与肺泡管连续，每个肺泡管分支形成2～3个肺泡囊。它的结构与肺泡管相似，也是由许多肺泡共同开口而成的囊腔。肺泡囊的相邻肺泡之间为薄层结缔组织隔，称为肺泡隔（alveolar septum）。在肺泡开口处无环行平滑肌，故在切片中的肺泡隔末端无结节状膨大。

（四）肺泡

肺泡（pulmonary alveoli）是支气管树的终末部分，是构成肺的主要结构。肺泡为半球形小囊，开口于呼吸细支气管、肺泡管或肺泡囊，是肺进行气体交换的场所。肺泡壁很薄，表面覆以单层肺泡上皮，有基膜（图2－9）。成人每侧肺有3亿～4亿个肺泡，总面积达70～80 m^2。

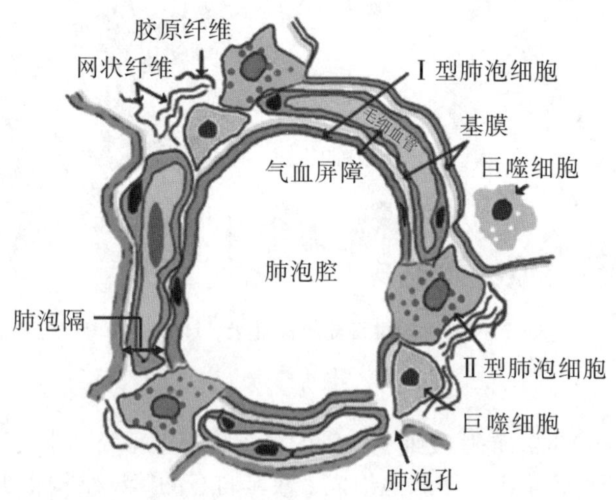

图2－9　肺泡与肺泡隔模式

1. 肺泡上皮细胞

肺泡上皮细胞可分为Ⅰ型和Ⅱ型两种细胞（图2－10）。Ⅰ型肺泡细胞和Ⅱ型肺泡细胞超微结构见图2－11。

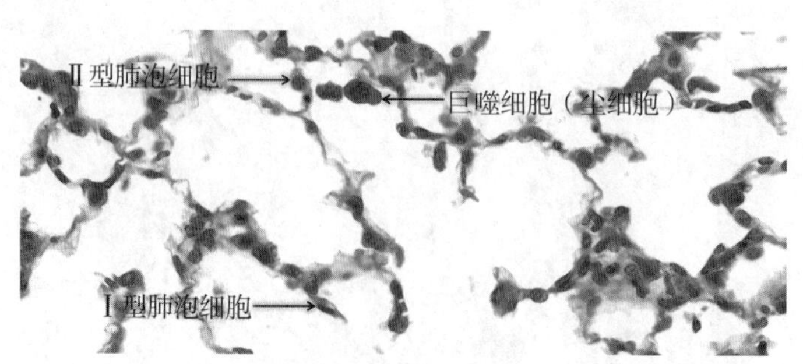

图2－10　肺泡上皮细胞和巨噬细胞（犬，HE，x400）

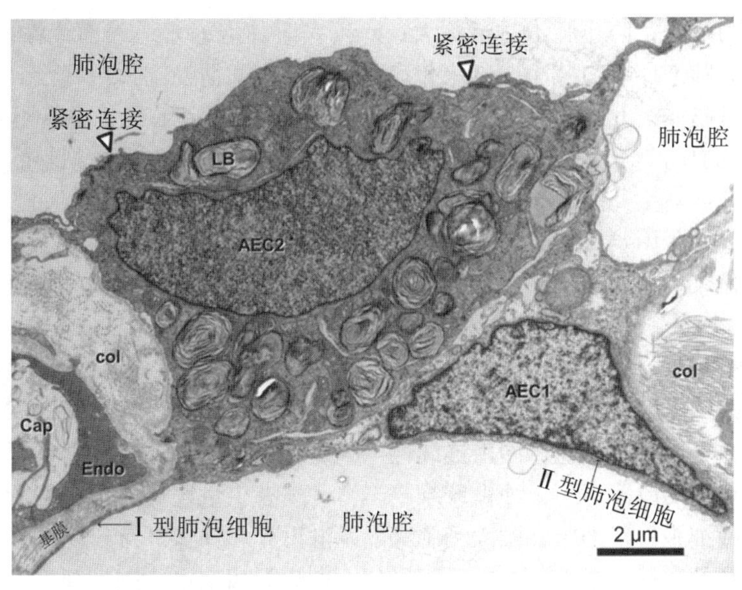

图2－11　Ⅰ型肺泡细胞（AEC1）和Ⅱ型肺泡细胞（AEC2）超微结构（透射电镜，引自 Knudsen L & Ochs M.，2018）

注：毛细血管（Cap），毛细血管内皮细胞（Endo），嗜锇性板层小体（LB），胶原蛋白原纤维（col）存在于间质中。

Ⅰ型肺泡细胞（type Ⅰ alveolar cell，AEC1）属于扁平细胞，表面较光滑，含核部分略厚，其他部分很薄，厚约0.2 μm，光镜下难辨认，电镜下清晰。Ⅰ型肺泡细胞数量较Ⅱ型肺泡细胞少，但宽大而扁薄，覆盖肺泡表面的绝大部分，参与构成气血屏障。相邻Ⅰ型肺泡细胞之间或Ⅰ型肺泡与Ⅱ型肺泡细胞之间有紧密连接。胞质内细胞器甚少，但吞饮小泡甚多，细胞以吞饮方式吞入吸入空气中的微小尘粒和上皮表面的表面活性物质（surfactant），转运至间质后经淋巴转运和消除。Ⅰ型肺泡细胞无增殖能力，损伤后由Ⅱ型肺泡细胞增殖分化补充。

Ⅱ型肺泡细胞（type Ⅱ alveolar cell，AEC2）细胞较小，呈圆形或立方形，散在嵌于Ⅰ型细胞之间。细胞数量较Ⅰ型细胞多，但仅覆盖肺泡表面的一小部分。Ⅱ型肺泡细胞是一种分泌细胞，光镜观察下呈核圆形，胞质着色浅，呈泡沫状，细胞略凸向肺泡腔。电镜下可见，细胞表面有短小微绒毛，胞质内除富含线粒体、粗面内质网、高尔基复合体和溶酶体外，还有许多分泌颗粒。颗粒大小不一，直径为0.1～1.0 μm，电子密度高，内含同心圆或平行排列的板层结构，故称嗜锇性板层小体（osmiophilic multilamellar body）。免疫细胞化学和放射自显影证明，分泌颗粒内含磷脂、蛋白质和糖胺多糖等成分，由内质网合成的蛋白质在高尔基复合体内糖化，继而被组装在分泌颗粒内并与脂质结合。细胞以胞吐方式将颗粒内容物排出，分泌物中的磷脂（主要是二棕榈酰卵磷脂）等成分在肺泡上皮表面铺展成一层薄膜，称表面活性物质（surfactant）。该物质在肺泡上皮表面与气体之间，形成的界面有降低肺泡表面张力（surface tension）的作用，使肺泡回缩力降低，减少吸气阻力，使吸气大为省力。此外，吸气末时肺泡扩大，表面活性物质分布稀薄，肺泡表面张力增大、回缩力增强，防止肺泡过于膨大；呼气末时肺泡缩小，表面活性物质相对浓厚，表面张力减小，肺泡回缩力减小，避免肺泡萎缩。故表面活性物质对稳定肺泡直径起重要作用。表面活性物质由Ⅱ型肺泡细胞不断产生，经Ⅰ型肺泡细胞吞饮转运或经呼吸道排出，保持不断的更新。Ⅱ型肺泡细胞还有分裂增殖并转化为Ⅰ型肺泡细胞的功能。

倘若早产儿或新生儿因先天缺陷而致肺表面活性物质产生不足或缺如，可使肺泡表面张力增大，肺泡扩张困难，导致新生儿呼吸窘迫综合征。患儿还因血氧不足，肺毛细血管通透性增大，血浆蛋白质漏出，在肺泡上皮表面沉积形成一层透明膜样物质，也影响肺泡的扩张和气体交换，故也称新生儿透明膜病。

2. 肺泡隔

相邻肺泡之间的薄层结缔组织构成肺泡隔（alveolar septum），属肺的间质。肺泡隔内含密集的毛细血管网。毛细血管网由连续性毛细血管组成，其内皮甚薄，无孔，胞质内含较多吞饮小泡。隔的厚薄不一，弹性纤维较丰富，也有少量胶原纤维和网状纤维，并有成纤维细胞、巨噬细胞、浆细胞和肥大细胞等以及淋巴管和神经纤维。隔内丰富的弹性纤维有助于保持肺泡的弹性。老年人弹性纤维退化、炎症等病变也可破坏弹性纤维，使肺泡弹性减弱，肺泡渐膨大，导致肺气肿（emphysema）、肺换气功能减低。隔内的毛细血管大多紧贴肺泡上皮，上皮基底膜与内皮基底膜相互融合；有的部位的肺泡上皮与毛细管内有少量结缔组织（图2－9、图2－11）。

3. 肺泡孔

肺泡孔（alveolar pore）是相邻肺泡之间的气体通道，直径10～15 μm，一个肺泡可有一个或数个肺泡孔。它是沟通相邻肺泡的孔道，可均衡肺泡内气体的含量，在某个终末细支气管或呼吸细支气管阻塞时，肺泡孔起侧支通气作用，防止肺泡萎缩。但在肺感染时，病菌也可通过肺泡孔扩散，使炎症蔓延。

4. 气－血屏障

气－血屏障（blood-air barrier）是肺泡内气体与血液内气体分子交换所通过的结构。它由以下结构组成：肺泡表面的液体层、Ⅰ型肺泡上皮细胞、Ⅰ型肺泡上皮细胞基底膜、组织间隙、毛细血管的基底膜、毛细血管内皮细胞。这些结构也可称为肺泡－毛细血管膜或呼吸膜（respiratory membrane）。连续型毛细血管内皮和肺泡上皮的基底膜多融合（图2－9、图2－11），形成厚0.1～0.2 μm的一层膜，其总厚度不超过0.5 μm，非常适合气体交换。间质性肺炎时，肺泡隔结缔组织水肿，炎症细胞浸润，以致肺气体交换功能障碍。

三、肺间质和肺巨噬细胞

肺内的结缔组织及其中的血管、淋巴管和神经构成肺间质。结缔组织主要分布在支气管各级分支管道的周围；血管等行于其中，管道愈细，周围的结缔组织愈少，至肺泡，仅有少量结缔组织构成肺泡隔。肺间质的组成与一般疏松结缔组织相同，但弹性纤维较发达，巨噬细胞也较多。

肺巨噬细胞（pulmonary macrophage）由单核细胞分化而来，广泛分布在肺间质内，在细支气管以下的气道周围和肺泡隔内较多。有的巨噬细胞游走入肺泡腔内，称肺泡巨噬细

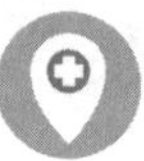

胞（alveolar macrophage）。肺巨噬细胞的吞噬、免疫和分泌作用都十分活跃，有重要防御功能。吸入空气中的尘粒、细菌等异物进入肺泡和肺间质，多被巨噬细胞吞噬清除，故细胞胞质内常见尘粒、次级溶酶体及吞噬体等。胞质内含大量尘粒的肺巨噬细胞又称尘细胞（dust cell）。肺巨噬细胞还可吞噬衰老的红细胞。在心力衰竭患者出现肺淤血时，大量红细胞从毛细血管溢出，被巨噬细胞吞噬，胞质内含许多血红蛋白的分解产物含铁血黄素颗粒，此种肺巨噬细胞又称心力衰竭细胞。吞噬异物的巨噬细胞，有的从肺泡腔经呼吸道黏液流动和纤毛运动而被咳出，有的进入肺淋巴管随淋巴进入肺淋巴结内。

小　结

从组织学角度看，呼吸器官可分为导气部和呼吸部两大部分。导气部从鼻腔开始直至肺内的终末细支气管，无气体交换功能，但具有保持气道畅通和净化吸入空气的重要作用。鼻还有嗅觉功能，鼻和喉等又与发音有关。从气管至肺内的肺泡，是连续而反复分支的管道系统。呼吸部是从肺内的呼吸细支气管开始直至终端的肺泡，这部分管道都有肺泡行使气体交换功能。

肺是实质性器官，根据结构和功能的不同，肺实质可分为导气部和呼吸部。肺的导气部包括叶支气管、段支气管、小支气管、细支气管和终末细支气管。随着管道的分支管径渐细、管壁变薄，管壁结构也发生变化。肺的呼吸部包括呼吸性细支气管、肺泡管、肺泡囊和肺泡。肺泡是肺进行气体交换的场所。肺泡壁很薄，由肺泡上皮和基膜构成。肺泡内气体与血液内气体分子交换所通过的结构称气－血屏障，由肺泡表面的液体层、Ⅰ型肺泡上皮细胞及其基底膜、毛细血管的基底膜与血管内皮细胞构成。

与呼吸系统净化吸入空气和防御功能有关的结构包括：①鼻黏膜前庭部的鼻毛，能阻挡空气中的尘埃等异物；②气管与支气管黏膜上皮的纤毛细胞，纤毛摆动可将黏液及其黏附的尘埃、细菌等推向喉部咳出；③杯状细胞和混合腺，分泌物可黏附空气中的异物颗粒，溶解吸入的 SO_2 等有毒气体；④气管与主支气管固有层的淋巴组织、浆细胞和上皮细胞共同分泌的 SIgA，其具有免疫防御功能；⑤肺间质中的肺巨噬细胞能清除进入肺泡和肺间质的异物，有免疫防御作用。

（王金花　黎　飚　周　雯）

参考文献

［1］李继承，曾园山．组织学与胚胎学［M］．北京：人民卫生出版社，2018.

［2］王金花，黄海玲．组织学与胚胎学（案例版）［M］. 南宁：广西科学技术出版社，2016.

［3］Esophageal atresia & tracheoesophageal fistula causes, symptoms & treatment. 2020：Tracheoesophageal fistula and esophageal atresia symptoms. Causes of tracheoesophageal fistula. Tracheoesophageal fistula diagnosis and treatment［EB/OL］. https：//healthjade. com/tracheoesophageal－fistula/.

［4］Hill, M. A. Embryology Respiratory System Development［EB/OL］. Retrieved from https: //embryology. med. unsw. edu. au/embryology/index. php/Respiratory_ System_ Development. 2019, November 23.

[5] Knudsen L, Ochs M. The micromechanics of lung alveoli: Structure and function of surfactant and tissue components [J]. Histochemistry and cell biology, 2018, 150: 661 - 676. PMID: 30390118.

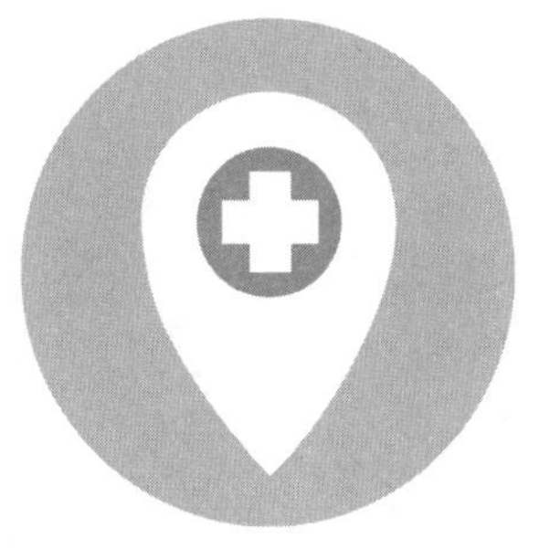

第三章 呼吸系统胚胎学

呼吸系统胚胎学主要讨论呼吸器官的发生及发育过程，以及发育异常引起的先天畸形。除鼻腔上皮来自表面外胚层外，呼吸系统其他部分的上皮均由原始消化管内胚层分化而来。胚胎第四周时，原始咽的尾端底壁正中出现一纵行浅沟，称喉气管沟（laryngotracheal groove）。此沟逐渐加深，并从其尾端开始愈合，愈合过程向头端推移，最后形成一个长形盲囊，称喉气管憩室（laryngotracheal diverticulum），是喉、气管、支气管和肺的原基。喉气管憩室位于食管的腹侧，两者之间的间充质隔称气管食管隔（tracheoesophageal septum）（图 3－1、图 3－2）。

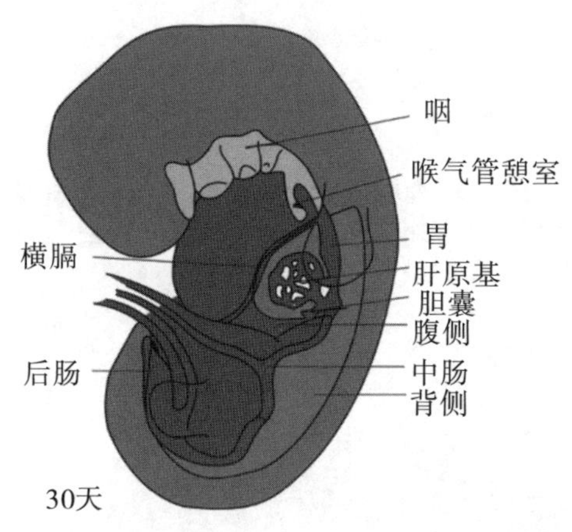

图3－1　人胚第 30 天 示喉气管憩室的位置

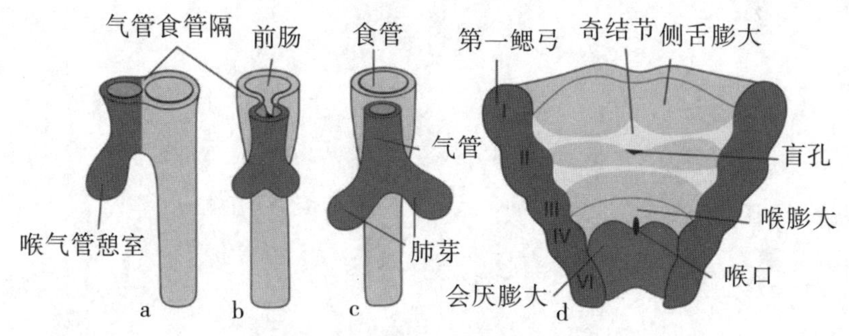

图3－2　喉气管憩室的发生和演化

注：a. 第四周初；b. 第四周中；c. 第四周末；d. 腹面观。

第一节　呼吸器官的发生

一、喉和气管的发生

喉气管憩室的上端开口于咽的部分发育为喉，其余部分发育为气管。憩室的末端膨大并分成左右两支，称肺芽（lung bud），是支气管和肺的原基。

二、肺的发生

肺芽迅速生长并成树状分支。左肺芽分为 2 支，右肺芽分为 3 支，分别形成左肺和右肺的肺叶支气管。至第 2 个月末，肺叶支气管分支形成肺段支气管，左肺 8 ～9 支，右肺 10 支（图 3 -3）。第 6 个月时，分支达 17 级左右，最终出现了终末细支气管和有气体交换功能的呼吸细支气管、肺泡管和肺泡囊。至第 7 个月，肺泡数量增多。肺泡上皮除Ⅰ型细胞外，还出现了有分泌功能的Ⅱ型细胞，并开始分泌表面活性物质。此时，肺内血液循环完善，肺泡壁上有密集的毛细血管，故在此时早产的胎儿可进行正常的呼吸功能。

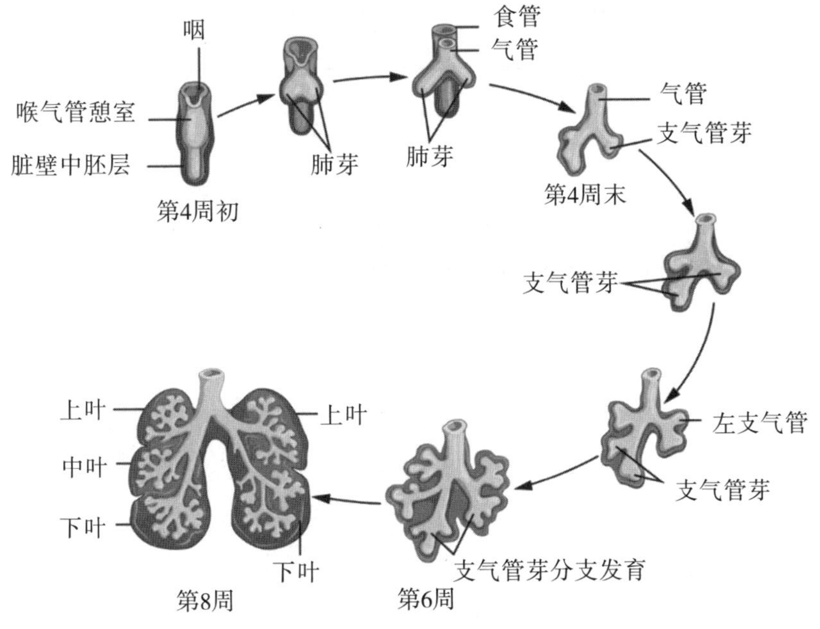

图 3 -3　肺的发生

喉气管憩室和肺芽周围的间充质分化为喉、气管和各级支气管壁的结缔组织、软骨和平滑肌，并分化为肺内间质中的结缔组织。早期的肺内间质较多，肺泡较少，至胎儿后期，间质逐渐减少，肺泡逐渐增多。出生后，随着呼吸的开始，空气进入肺泡，开始气体交换过程，Ⅱ型细胞分泌的表面活性物质增多，降低了肺泡表面的表面张力，使肺泡得以适度的扩张和回缩。从新生儿至幼儿期（8 岁），肺仍继续发育，肺泡的数量仍在不断增多。人肺发育的分期见表 3 -1。

表3－1　人肺发育的分期

肺发育阶段	发育时期	特征	血管
胚期	第4～5周	肺芽起源于前叶的腹壁，在此发生大叶分化	肺外动脉、小叶动脉
假腺期	第5～17周	形成由厚间质包围的导气上皮管，导气道分支扩展	腺泡前动脉
小管期	第16～25周	产生细支气管，与立方上皮紧密接触的毛细血管数量增加，同时肺泡上皮开始发育	腺泡内动脉
囊期	第24～40周	肺泡管和肺泡囊发育	肺泡管动脉
肺泡期	胎儿晚期至8岁	继发性分隔发生，毛细血管和肺泡的数量和大小明显增加	肺泡毛细血管

注：应该注意的是肺发育的顺序，而不是肺发育的时期，因为肺发育时期在发展中是可变的。

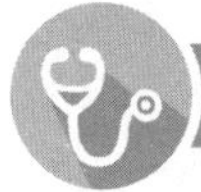

第二节　呼吸系统发育异常及先天畸形

一、喉气管狭窄或闭锁

在喉气管的发生过程中，上皮细胞一度增生过度，致使管腔闭锁或狭窄。之后，过度增生的上皮退变吸收，使管腔恢复通畅。如果过度增生的上皮不退变吸收，就会出现管腔狭窄，甚至闭锁。

二、气管食管瘘

由喉气管沟发育为喉气管憩室的过程中，如果气管、食管隔发育不良，气管与食管的分隔不完全，两者间有瘘管相连，即称气管食管瘘（tracheosophageal fistula）。在瘘管开口的上方或下方，常伴有不同形式的食管闭锁。最为常见的是食管上下端不相连、下端食管连接于气管上（图3－4）。

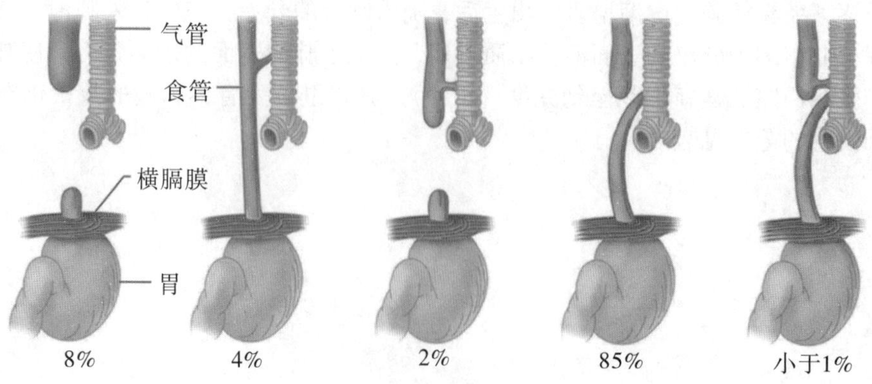

图3－4　气管食管瘘不同类型及其在气管食管瘘中的发生率

三、透明膜病

由于Ⅱ型肺泡细胞分化不良，不能分泌表面活性物质，致使肺泡表面张力增大，胎儿出生后肺泡不能随呼吸运动而扩张。显微镜检查显示，肺泡萎陷、间质水肿、肺泡上皮表面覆盖一层血浆蛋白膜，称为透明膜病（hyaline membrane disease）。

四、其他畸形

呼吸系统的先天畸形还有单侧肺不发生（unilateral pulmonary agenesis）、异位肺叶（ectopic lung lobe）、先天性肺囊肿（congenital pulmonary cyst）、肺膨胀不全（atelectasis）等。

随着分子生物学技术的发展，从基因突变或异常表达角度阐明呼吸系统发育异常及先天畸形的原因和发生机制将成为可能。通过对孕妇代谢及胎儿基因进行检查（产前筛查）和干预，可以减少胎儿出生缺陷的发生率。

小　结

呼吸系统胚胎学主要讨论呼吸器官的发生及发育过程，以及发育异常引起的先天畸形。胎儿呼吸系统的发育大约开始于第 4 周，并持续到儿童期。头部前部的外胚层组织向后内陷，形成嗅窝，最终与早期咽部的内胚层组织融合。大约在同一时间，内胚层组织的突起从前肠向前延伸，产生一个肺芽，它继续生长直到形成喉气管芽。该结构的近端将发育为气管，而球根状端将分支形成两个支气管芽。支气管芽然后反复分枝，至第 16 周时，所有主要的气道结构发育形成。第 16 周后呼吸性细支气管和肺泡管的形成和广泛的血管化发生。Ⅰ型肺泡细胞开始形成；Ⅱ型肺泡细胞发育并开始产生少量表面活性物质。随着胎儿的长大，呼吸系统会随着更多的肺泡发育和产生更多的表面活性物质而继续扩张。肺泡前体从大约第 36 周开始并持续到儿童期发育成为功能齐全的肺泡。出生时，胸腔受压迫使肺中的大部分液体被排出。新生儿第一次吸入空气会使肺部膨胀。胎儿呼吸运动在第 20 或 21 周左右开始、在呼吸肌收缩导致胎儿吸入和呼出羊水时发生。这些运动一直持续到出生，可能有助于训练肌肉，为出生后的呼吸做准备，是身体健康的标志。

早产儿的Ⅱ型肺泡细胞发育不良，产生肺表面活性物质不足，可能会出现呼吸窘迫综合征。

（王金花　黎　飚　周　雯）

参考文献

［1］李继承，曾园山．组织学与胚胎学［M］．北京：人民卫生出版社，2018.

［2］王金花，黄海玲．组织学与胚胎学（案例版）［M］．南宁：广西科学技术出版社，2016.

［3］Esophageal atresia & tracheoesophageal fistula causes, symptoms & treatment. 2020：Tracheoesophageal fistula and esophageal atresia symptoms. Causes of tracheoesophageal fistula. Tracheoesophageal fistula diagnosis and treatment [EB/OL]. https://healthjade.com/tracheoesophageal-fistula/.

[4] Hill M A. Embryology Respiratory System Development [EB/OL]. Retrieved from https://embryology.med.unsw.edu.au/embryology/index.php/Respiratory_System_Development. 2019, November 23.

[5] Knudsen L, Ochs M. The micromechanics of lung alveoli: Structure and function of surfactant and tissue components [J]. Histochemistry and cell biology, 2018, 150: 661-676.

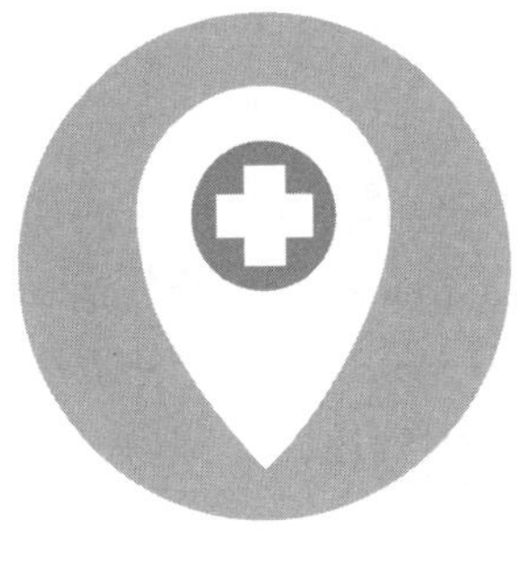

第四章 | 呼吸系统生理学

完整的呼吸包括外呼吸（肺通气与肺换气）、中间呼吸（气体在血液中的运输）和内呼吸（组织换气及组织细胞内的氧化代谢）。呼吸系统最主要的功能是外呼吸功能，即通过呼吸运动实现肺通气，并与循环系统配合实现肺换气。呼吸系统生理学将讨论完整的呼吸过程及其生理机制、呼吸节律的形成及呼吸运动的调节。此外，还将阐述呼吸系统的非呼吸生理功能。

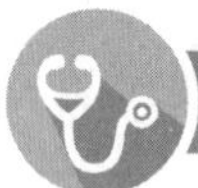

第一节　呼吸运动

呼吸运动是指由呼吸肌的收缩和舒张引起的胸廓和肺的节律性扩大和缩小。呼吸运动包括吸气运动（inspiratory movements）和呼气运动（expiratory movements）。吸气运动与呼气运动交替进行，属于周期性运动。当肺内压低于大气压（760 mmHg）时，外界气体流入肺内，这一过程称为吸气（inspiration）；反之，当肺内压高于大气压时，肺内气体流出体外，称为呼气（expiration）。

呼吸运动离不开呼吸运动装置，即胸廓和呼吸肌。胸骨、肋骨和呼吸肌共同协调呼吸运动。肺和胸廓具有弹性，当受到牵拉时可发生扩张，而牵拉的力量消失时又可被动回位。呼吸运动还离不开呼吸中枢的调节。

一、平静呼吸和用力呼吸

机体在安静状态下，自然、平稳、均匀地呼吸，称为平静呼吸。平静呼吸的频率在成人为 12 ～ 18 次/分，一般儿童的略快，老年人偏慢。

平静吸气是一个主动的过程，需要吸气肌（膈肌和肋间外肌）收缩。膈肌收缩引起的胸腔容积增大约占单次通气量的 75% ～ 80%。膈肌收缩时，隔穹窿下降，隆顶变平，下部肋骨受牵拉而张开，使胸腔的上下径变长，胸腔容积扩大；膈肌松弛时，隔穹窿上升恢复原位，胸腔容积减小，引起呼气。普通成年人平静呼吸时膈肌下移约 2 cm，用力最大吸气可达到 8 cm。膈肌每下移 1 cm，胸腔容积可增大约 250 mL。肋间外肌是另一重要吸气肌，分布于上下相邻两肋之间。吸气时，肋间外肌收缩变短，将肋骨上提，同时肋骨下缘向外侧偏转。肋骨抬高的同时也会向前推动胸骨，所以胸骨也向前移动，离脊椎更远。这些变化分别增加了胸腔的前后径和左右径，使胸腔容积增大。

平静呼气是一个被动的过程，不需要呼气肌（肋间内肌）收缩。此时，膈肌和肋间外肌舒张松弛，胸廓和肺的回位主要依靠其自身的弹性回缩力；胸腔上下径、前后径和左右径均缩短，肺的容积缩小，肺内压升高。当肺内压高于大气压时，气体自肺内流出，这一过程称为呼气。

机体在运动状态下，或者肺通气阻力增大等情况下，需要辅助呼吸肌参加，呼吸运动加深加快，称为用力呼吸（forced breathing）或深呼吸（deep breathing）。

用力吸气是一个主动的过程，不仅需要膈肌和肋间外肌加强收缩，还需要辅助吸气肌开始收缩。斜角肌收缩上提第一肋和第二肋；胸锁乳突肌收缩使胸骨向上抬起；前锯齿肌、胸小肌收缩也使肋骨上提。这些肌肉共同收缩的结果是胸骨及高位肋骨的进一步上

提，胸廓上部的容积进一步增大，从而进一步扩大胸腔和肺的容积，以增加吸气量。

用力呼气也是一个主动的过程，除了膈肌和肋间外肌舒张外，还有肋间内肌和腹肌参与收缩。肋间内肌亦分布于肋骨间，其纤维走向与肋间外肌相反，从上方肋骨下缘往斜后脊椎方向向下延伸，至下方肋骨上缘。肋间内肌收缩时下拉肋骨并使其向内侧偏转，使得肋骨和胸骨下移，因此，胸腔的前后径和左右径均变短。腹肌是主要辅助呼气肌，位于胸廓下缘至骨盆上缘。腹肌收缩时，腹内压增高，腹腔脏器被挤压到横膈膜下方，使膈肌上移，胸腔上下径变短、容积缩小。肋间内肌和腹肌收缩使胸腔容积进一步减少，呼气运动增强，促使更多气体排出肺部。

二、呼吸运动的形式

呼吸运动有腹式呼吸和胸式呼吸两种方式。

（一）腹式呼吸

膈肌的舒缩活动会使腹腔脏器移位并引起腹部起伏。因此，以膈肌舒缩活动为主引起的呼吸运动称为腹式呼吸（abdominal breathing）。当膈肌收缩向下移动，使胸腔上下径增加，产生吸气运动；同时，压迫腹腔脏器，使腹壁鼓起来。当膈肌舒张向上移动，使胸腔上下径减少，产生呼气运动；同时，腹腔压力减小，使腹壁回缩（图 4 -1）。

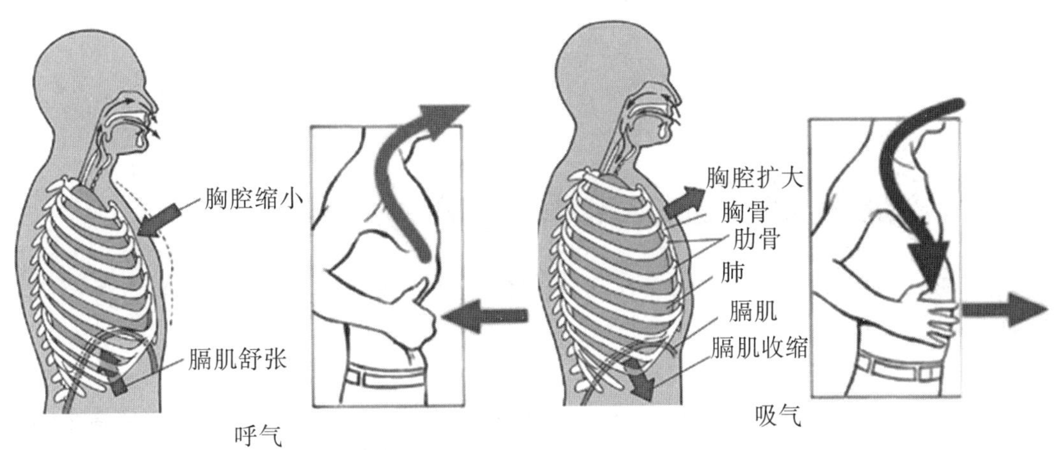

图 4 -1　腹式呼吸

（二）胸式呼吸

肋间外肌的舒缩活动会引起胸部起伏。因此，以肋间外肌舒缩活动为主引起的呼吸运动称为胸式呼吸（thoracic breathing）。此方式通过肋骨和胸骨的抬高或压低来改变胸腔的前后径和左右径，调整胸腔容积（图 4 -2）。胸部的最大厚度在最大吸气时比呼气时大 20% 左右。

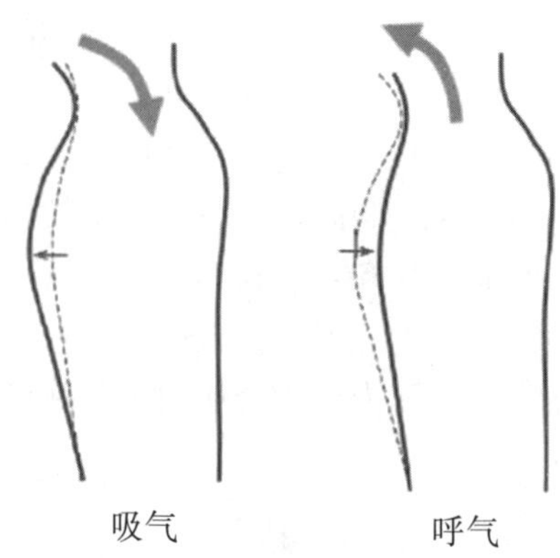

图 4－2　胸式呼吸

正常成年人呼吸时，腹式呼吸和胸式呼吸可同时存在，并且以其中一种形式占主导地位。青壮年以腹式呼吸为主，腹式呼吸完成的肺通气量占 65%。肥胖者及妊娠后期的妇女膈肌运动受限，呼吸主要依靠肋间外肌的舒缩，多以胸式呼吸为主。婴幼儿由于肋骨斜度小，基本不能通过肋骨的运动来改变胸廓的大小，主要依靠膈肌的舒缩来进行呼吸运动，因此主要呈现腹式呼吸。另外，在胸腔积液情况下，胸廓活动可能受限，可能出现单一腹式呼吸；而在腹膜炎情况下，膈肌的活动可能受限，可能只有单一胸式呼吸。

（高　畅　陈世民　王华东）

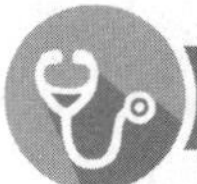

第二节　外呼吸

外呼吸（external respiration）包括肺通气与肺换气，是呼吸系统最主要的功能。

一、肺通气

呼吸运动是肺通气的基础。肺通气（pulmonary ventilation）是肺泡与外界环境之间气体交换的过程，是最重要的呼吸功能。在吸气时，外界空气从鼻腔或口腔进入体内，经咽、喉到气管，并经过支气管树最后进入肺泡。一个成年人每天吸入 8000 ～ 12000 L 气体。

支气管树每分叉一次，气道的口径就变得更小，管壁也变得更薄。但由于分叉后总的支气管数目成倍增加，总的横截面积反而随分叉越分越大。在气体流经呼吸道的过程中，呼吸道对吸入的气体有加温、加湿、过滤和净化的作用，并且可通过防御性的呼吸反射（咳嗽、喷嚏）排出异物或分泌物。除了呼吸道和肺泡，肺通气的实现还取决于推动气体流动的动力与阻止气体流动的阻力两者的力量对比。

肺通气的直接动力来源于肺泡与外界大气之间的压力差。在一定的海拔高度，外界大气压力是相对恒定的，因此该压力差取决于肺泡内气体的压力。呼吸运动引起肺泡内气体压力发生周期性变化，实现肺泡与外界大气之间压力差的改变，气体得以进出肺泡。因此，呼吸运动是肺通气的原动力。

肺通气的阻力主要包括来源于肺和胸廓的弹性回缩力（弹性阻力），以及来源于气道的气道阻力（非弹性阻力）。气道阻力和气道内径成反比，但80%的气道阻力发生在内径大于2 mm的气道。这主要是因为内径小于2 mm的气道数量众多，总内径（总横截面积）更大。

根据力学原理，气体会从压力高的地方流向压力低的地方。因此，推动气体流动的动力必须克服阻止气体流动的阻力，才能实现肺通气时气体在肺和气道中的进出。

（一）肺通气原理

1. 肺通气的动力

气道入口、各级气道、肺泡、胸膜腔内都存在一定的压力，并且不同部位的压力大小不同。

气体在呼吸道中流动需要有气流驱动力。气道内两点之间的气体压力差决定了两点间气流的方向与速率，气体压力差就是气流驱动压（驱动力），也称气流直接动力。根据物理学原理，气体会从高压处向低压处流动，并在两点之间形成压力梯度。呼吸时气体流动的驱动力就等于呼吸道开口处的压力（常为大气压）与肺泡内气体的压力之差。

在组织、脏器内外两侧之间，也存在跨越器官壁的压力差，称为跨壁压（transmural pressure）。在呼吸道内外两侧，或肺泡与胸膜腔之间也存在压力差。

（1）肺内压。肺泡内气体的压力称为肺内压（intrapulmonary pressure）或肺泡内压（alveolar pressure）。肺内压随着呼吸运动而发生改变，它在吸气时先减小后增大，呼气时先增大后减小。呼吸肌的运动引起的胸廓和肺容量扩大或缩小，是导致肺内压变化的关键。肺组织的扩张和回缩是实现肺通气的基础。因此，呼吸运动是肺通气的原动力。

在自然条件下，肺组织始终维持一定程度的扩张，即使在呼气末期肺内气体也不会全部排出体外，此时肺内压等于大气压。肺内压在呼吸运动的过程中呈现周期性变化（图4－3）。在吸气运动开始时，肺容积随着胸腔的扩张而增大，肺内压下降而低于大气压，外界空气在驱动压的作用下，沿着肺内压和大气压的压力梯度进入肺泡。随着气体的不断流入，肺内压逐渐升高，在吸气末期，肺内压回到与大气压相等的水平，气体流动因压力差归零而停止。在呼气运动开始时，肺容积随着胸腔的回缩而减小，肺内压上升而超过大气压，使肺内气体排出体外。随着气体的流出，肺内压逐渐回落，在吸气末期，肺内压又回到与大气压相等的水平，气体流动亦随之停止。可见，肺泡内压与大气压之差是肺通气的直接动力。

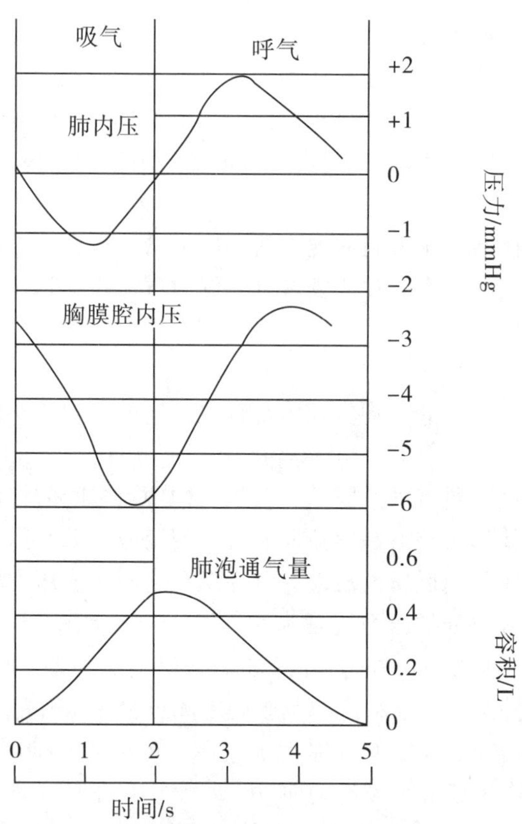

图 4-3　呼吸过程中肺内压、胸膜腔内压和肺泡通气量的周期性变化

健康成年人在安静状态下呼吸的频率为 12 ～ 18 次/分，一次呼吸的持续时间为 2 ～ 3 s，其中，吸气相时长为 1 ～ 2 s。在呼吸过程中，肺内压的变化幅度受到呼吸运动的深度、速度，以及呼吸道的通畅程度等因素的影响。平静呼吸时，肺内压的变化较小，其升降幅度在 2 ～ 3 mmHg 之间。设定大气压为 0，吸气时最小肺内压为 -2 ～ -1 mmHg，呼气时最大肺内压为 1 ～ 2 mmHg。用力呼吸时，肺内压的升降幅度均明显增大。其中，用力吸气时肺内压可低至 -100 ～ -30 mmHg，用力呼气时肺内压可升至 60 ～ 140 mmHg。

（2）胸膜腔与胸膜腔内压。如果打开胸腔，肺脏塌陷，成年人肺内的气体量约为 500 mL，远低于生理状态下呼气末肺内的最小气体量 1000 ～ 1500 mL。正常情况下，肺脏始终维持着一定程度的扩张状态。肺脏的这一特点对肺通气和肺换气都有重要意义。自然状态下，肺悬于胸腔内，随着胸腔的扩张和收缩而被动膨胀和缩小。肺组织具有弹性，因此，时刻处于扩张的肺组织会产生内向的弹性回缩力，且呈周期性变化。吸气时，肺扩张程度增大，肺的弹性回缩力也变大；呼气时，肺扩张程度减小，肺的弹性回缩力也变小。同时，由于受到胸廓的牵拉，肺组织外表面还会受到一个与弹性回缩力方向相反的力，这个来自胸腔的力就是胸膜腔内负压。胸膜腔内负压的存在，是肺组织始终保持扩张的重要原因。

胸膜（pleura）是覆盖在胸壁内侧、膈上方和肺外表面的浆膜。紧贴着肺的外表面的浆膜又称为脏层胸膜（visceral pleura），紧贴着胸廓的内表面的浆膜又称为壁层胸膜（parietal pleura）。左右肺各被一层脏层胸膜所覆盖，并被另一层壁层胸膜所包裹。脏层胸膜和壁层胸膜之间存在腔隙，称为胸膜腔（pleural cavity），左右两侧肺的胸膜腔各自封闭且互不相通。胸膜腔是一个密闭空间，其中并无任何附着物，也无空气，仅有少量浆液。实际上，胸膜腔只是潜在的腔隙，因为脏层胸膜和壁层胸膜彼此相贴，两层膜中间仅有约10 μm的薄层浆液。胸膜腔内的薄层浆液对肺的运动有重要作用。一方面，薄层浆液可在脏层胸膜和壁层胸膜之间起到润滑作用，减小呼吸运动时两者之间的摩擦力，使得两层膜虽然紧贴，却又可以相互滑动。另一方面，薄层浆液还通过液体分子的内聚力（吸附力），使两层胸膜紧贴在一起而不易分开。借助胸膜腔的薄层浆液和胸膜腔负压，肺和胸廓被成功耦联，使得不能主动伸缩的肺组织能够跟随胸廓的运动而扩张和回缩，肺容积也得以在呼吸运动中发生扩张和回缩周期性变化。

胸膜腔内压（intrapleural pressure）指胸膜腔内的压力，也称胸内压。胸膜腔内压大小可以通过与检压计相连的套管或针头插入胸膜腔内直接测定（图4－4）。由于食道通过胸腔，并且食道壁薄而软，故可通过导管测量食道中段（胸段）内压力来间接测定胸膜腔内压。

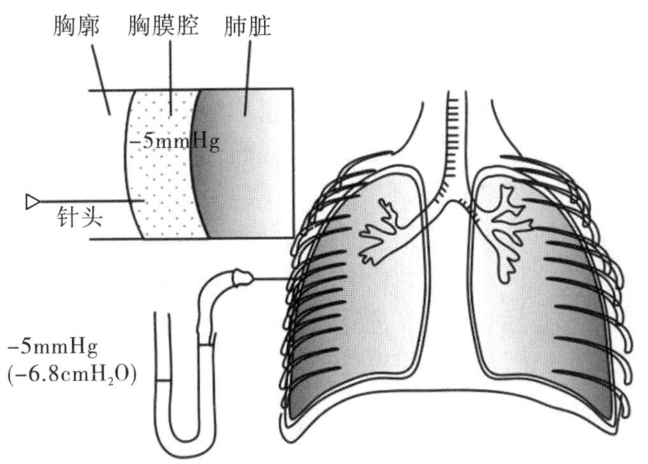

图4－4 胸膜腔负压的测定

平静呼吸时，胸膜腔内压始终低于大气压，因此也称其为胸膜腔内负压。胸膜腔内压可随着呼吸运动而发生周期性变化。在平静吸气的过程中，肺的扩张程度增大，弹性回缩力增大，导致胸膜腔内压负压值变大。到平静吸气末，胸膜腔内压为－10～－5 mmHg。相反，在平静呼气的过程中，肺的扩张程度减小，弹性回缩力减小，导致胸膜腔内压负压值变小。到平静呼气末，胸膜腔内压为－5～－3 mmHg。用力呼吸时，或通气阻力增大时，胸膜腔内压在呼吸运动的一个周期的波动水平会大幅增加，且呼气时胸膜腔内压可为正压。例如，在关闭声门用力呼吸时，胸膜腔内压最高可达到110 mmHg以上，最低可降至－90mmHg以下。

胸膜腔内负压是在出生后才形成的，它形成的原因与肺和胸廓发育速度不同及其自然容积存在差异有关。在生长发育的过程中，胸廓的发育速度较快，肺的发育较慢，因此，胸廓的自然容积更大，而肺的自然容积较小。肺和胸廓相互牵拉，使得胸廓的容积小于其自然容积，而肺的容积大于其自然容积。同时，由于胸廓本身具有弹性，受到牵拉的胸廓会产生弹性回缩力，使胸廓的运动方向趋于扩大以恢复其自然容积的位置。在肺向内的弹性回缩力和胸廓向外的弹性扩展力的反向作用下，胸膜腔内呈负压。随着幼儿的生长发育，胸廓容积继续增加，其与肺的容积的差进一步变大，胸膜腔内负压也随之增大。

当肺向内的弹性回缩力和胸廓向外的弹性扩展力相互平衡时，平静呼吸结束。此时，由肺向内的弹性回缩力所形成的弹性回缩压等于肺内压与胸膜腔内压之差，即：

肺弹性回缩压 = 肺内压 – 胸膜腔内压

从而得出胸膜腔内压的计算公式：

胸膜腔内压 = 肺内压 – 肺弹性回缩压

在吸气末或呼气末（气体流动停止），若呼吸道保持与外界相通，则：

肺内压 = 气道内压 = 大气压

即：胸膜腔内压 = 大气压 – 肺弹性回缩压。

由于大气压假设为0，则：

胸膜腔内压 = – 肺弹性回缩压

肺内压与胸膜腔内压之间的跨壁压又称为跨肺压（transpulmonary pressure），跨肺压等于肺弹性回缩压，可影响肺的扩张和回缩。

一般来说，胸膜腔内压在胸膜腔内自上而下呈梯度增加，并非均匀分布。即胸腔顶部的内压较低（负压绝对值略大），胸腔底部的内压较高（负压绝对值略小）。另外，变换体位也能改变胸膜腔内负压的分布。

胸膜腔内负压的生理意义：①维持肺的扩张状态，避免肺脏塌陷，肺组织得以随着胸廓的运动而扩大或缩小；②保持肺泡的稳定，避免肺泡不张；③牵拉胸腔内的腔静脉和胸导管，使其扩张而降低中心静脉压，促进静脉血和淋巴液的回流。

当外伤、疾病或其他原因导致胸膜破裂时，胸膜腔的密闭性被破坏，空气进入胸膜腔而形成气胸（pneumothorax）。开放性气胸时，胸膜腔内压等于大气压（负压消失），肺不能保持扩张状态，因此，肺泡会因弹性回缩力而塌陷，出现肺不张（atelectasis）。此时，肺组织不再随着胸廓的运动而扩张和回缩，引起限制性通气障碍。

2. 肺通气的阻力

呼吸运动需要克服阻力才能实现肺通气。肺通气的阻力可以分为弹性阻力（elastic resistance）和非弹性阻力（non-elastic resistance）。

（1）弹性阻力。弹性阻力主要来自胸廓和肺的弹性，又称为弹性回缩力，在平静呼吸时约占肺通气总阻力的70%。肺的弹性阻力有两个来源：肺组织本身的弹性回缩力和肺泡内的液—气界面产生的表面张力（surface tension）。

A. 弹性阻力与顺应性。弹性是指变形的物体在撤去外力后能够恢复原状的特性，具有该特性的物体即为弹性体。弹性体在受到外力作用而发生变形时，可产生对抗变形恢复原状的倾向，即弹性回缩力。在外力作用撤去后，弹性体会由于弹性回缩力的作用而回位。胸廓和肺都是弹性体，具有变形后自动回位的能力，这种弹性回缩力是肺通气的过程

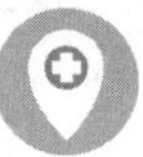

中弹性阻力的重要来源。弹性阻力的大小可以用顺应性来反映，顺应性越大代表弹性阻力越小。

顺应性（compliance，C）是指弹性物体在外力作用下发生变形的容易程度。物体的顺应性越大，代表其越容易发生变形，即只需要对其施加较小的力就可引起该物体的变形。例如，两个气球材质相同，但气球壁厚度不同，壁薄者更容易扩张，即壁薄的气球的顺应性更大，变形能力更强。空腔物体的顺应性大小（C）通常用单位压力变化（ΔP）所引起的容积变化（ΔV）来表示，即

$$\text{顺应性}(C) = \text{容积变化}(\Delta V) / \text{压力变化}(\Delta P)$$

由于顺应性与弹性阻力一般成反比，由此可知，在同样的压力下，越容易引起容积变化的空腔物体，其顺应性越大，弹性阻力越小。

不同胸腔容积个体的肺总量不同，会影响跨肺压的形成，从而导致肺顺应性的计算失误。为了排除肺总量对顺应性的影响，临床上常用比顺应性（specific compliance），即单位肺容量的顺应性：

$$\text{比顺应性} = \text{平静呼吸时的肺顺应性}(L/cmH_2O) / \text{功能余气量}(L)$$

比顺应性可以更好地比较不同个体肺的弹性差异。

B. 肺弹性阻力。肺弹性阻力有两个来源：肺弹性组织本身的弹性回缩力；肺泡内的液—气界面产生的表面张力。在肺容积较小时，前者约占总肺弹性阻力的1/3，后者约占2/3。

肺组织中含有弹性纤维和胶原纤维。当肺扩张时，这些纤维被拉伸而产生弹性回缩力。一般来说，肺的扩张程度越大，肺的回缩力就越大。由于肺始终处于扩张状态，其弹性回缩力与肺扩张的方向相反，因此，肺的弹性回缩力在吸气时是阻力，在呼气时是动力。

肺的弹性主要来源为肺间质中弹力纤维和胶原纤维。此外，网状纤维、组织细胞、上皮细胞、血管和小气道等肺组织的组成部分均具有弹性，但它们的作用比重很小。当肺受到牵拉而扩张时，肺组织的各部分均趋向于回缩，即产生弹性回缩力。肺的扩张程度越大，产生的弹性回缩力越强。弹性回缩力构成了吸气过程中肺的弹性阻力。因此，肺的扩张程度越大，它的弹性阻力也就越大。

正常情况下，肺弹性组织本身产生的弹性阻力主要来源于肺间质。然而，当肺部出现病变，如充血或水肿时，来自血管、小气道及组织细胞的弹性阻力比重可明显升高。

C. 肺泡表面张力。表面张力（surface tension）是指液体表面分子间的吸引力，即液体表面的分子有一种使其面积缩成最小的力。液体表面是指液体与空气或其他液体相接触的自由面。肺泡内壁表面有一薄层液体，与肺泡中的气体形成液—气界面，这就是肺泡表面张力的来源。在肺泡内壁的液—气界面，液体分子间的吸引力大，气体分子间的吸引力小，所以液面有进一步缩小的倾向，即产生肺泡表面张力。由于肺泡内壁是球形，液层分布形成球形曲度，球形表面的液体分子的合力方向将指向球形中心，以促进液层表面积缩小。因此，肺泡表面张力是使肺泡缩小的力，成为吸气时的阻力，也属于肺弹性阻力。

表面张力引起肺泡内压力的大小可根据拉普拉斯（Laplace）定律来计算：

$$P = \frac{2T}{r}$$

其中，P 为肺泡内压力，T 为表面张力，r 为肺泡半径。

肺组织中有许多大小不同的肺泡，它们彼此相连。在图 4－5a 中有两个相连的大小肺泡，假设两者内部都没有表面活性物质（surfactant）及表面张力相同，根据 Laplace 定律，左边大肺泡的 r 大 P 小，右边小肺泡的 r 小 P 大。气体会从压力大的一侧（小肺泡）流向压力小的一侧（大肺泡），最终引起大肺泡进一步膨胀变大，小肺泡坍塌萎缩，肺泡失去稳定性（图 4－5b）。但实际上，成年人两侧肺中有 3 亿～4 亿个肺泡，它们的半径可相差 3～4 倍，却能稳定的彼此联通，这与肺泡细胞分泌的表面活性物质的作用有关（图4－5c）。

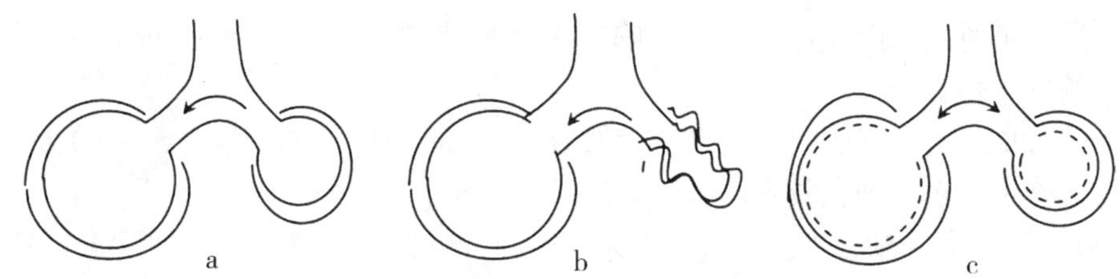

图 4－5　肺泡表面张力和表面活性物质的作用

注：a、b. 假设肺泡中没有表面活性物质，小肺泡中的气体会向大肺泡流动，最终发生小肺泡萎缩；c. 由于表面活性物质的作用，大小肺泡得以稳定共存。

D. 肺表面活性物质（pulmonary surfactant）。肺表面活性物质是指在肺泡中具有降低液—气界面表面张力作用的一类脂蛋白复合物，主要由肺泡Ⅱ型上皮细胞所分泌。脂质占肺表面活性物质总量的 90%，其中 60% 以上的成分为二棕榈酰卵磷脂（dipalmitoyl phosphatidyl choline，DPPC）。DPPC 是双嗜性分子，一端为非极性疏水的脂肪酸，不溶于水；另一端为极性亲水的磷酸和胆碱，易溶于水。在肺泡内壁中，DPPC 分子垂直排列在液—气界面上，极性端插入液体层，非极性端朝向肺泡腔气体。DPPC 分子形成单分子层分布于液—气之间，通过减弱液体分子间的吸引力来降低表面张力。

肺表面活性物质具有重要的生理作用：

第一，提高肺的顺应性，减小吸气阻力。肺表面活性物质可以降低 80%～90% 的表面张力，大大减少吸气阻力，提高肺的顺应性，减少吸气做功。

第二，调整肺泡表面张力，稳定肺泡容积。在吸气时，肺泡扩大，表面积增加，引起肺表面活性物质的密度降低，其降低表面张力的作用也随之减弱，防止肺泡过度膨胀。相反，在呼气时，肺泡缩小，表面积减少，引起肺表面活性物质的密度增大，其降低表面张力的作用也随之加强，使肺泡不至于缩得太小，防止肺泡塌陷。

第三，减少组织液生成，防止肺水肿发生。表面张力的合力方向指向肺泡中心，这会对肺泡间质起到“抽吸”作用，使肺泡组织间隙静水压降低，有效滤过压升高，促进组织液生成。肺表面活性物质通过降低表面张力，减弱对肺泡间质的“抽吸”作用，使得组织液生成减少。这有利于减少组织液进入肺泡，防止肺水肿的发生。

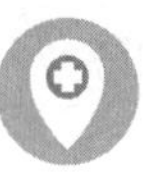

E. 肺顺应性（compliance of lung，CL）。肺顺应性常被用来反映肺的弹性阻力。弹性阻力等于顺应性的倒数。肺顺应性大小为肺容积的变化（ΔV）与跨肺压的变化（ΔP）之比，单位是 L/cmH_2O，即：

$$肺顺应性 = 肺容积变化（\Delta V）/ 跨肺压变化（\Delta P）$$

跨肺压是肺内压与胸膜腔内压之差，它反映的是肺内外两侧的跨壁压。正常成年人两侧肺的总顺应性为 0.2 L/cmH_2O。在吸气的过程中，肺组织自然扩张，平均跨肺压每升高 1 cmH_2O（0.74 mmHg），肺容积会相应增加 200 mL。

肺顺应性曲线：肺顺应性的大小可通过压力—容积曲线（肺顺应性曲线）来计算。通过分步吸气法（或向肺内充气）或分部呼气法（或从肺内抽气），在受试者屏气并保持呼吸道畅通的情况下，每步吸气或每步呼气后，测定吸气量或呼气量和胸膜腔内压。此时呼吸道开放且没有气体流动，肺内压等于大气压，因此，跨肺压等于胸膜腔内压。根据测得数据，以胸膜腔内压为横坐标，以吸气量或呼气量为纵坐标，绘制压力—容积曲线，即肺顺应性曲线（图 4－6）。吸气顺应性曲线和呼气顺应性曲线均为 S 型，且互不重叠。从图 4－6a 可看出，肺顺应曲线的最上段和最下段相对平坦，曲线的中断较为陡直。由此可知，在开始呼吸和结束呼吸时，肺的顺应性较小，呼吸较费劲。在肺容积处于中段水平时，胶原纤维松弛，从而弹性纤维的可延伸性得以表现，肺的顺应性较大，呼吸较省力；在肺容积较小时，由于部分小气道和肺泡的关闭，需要附加的跨壁压使其开放，因此曲线平坦。在肺充气和肺放气过程中所测得的肺压力—容积曲线互不重叠，即肺吸气顺应性曲线和呼气顺应性曲线互不重叠，这称为滞后现象（hysteresis）。滞后现象的程度可以通过吸气顺应性曲线和呼气顺应性曲线之间的最大横向距离来表示（图 4－6b）。

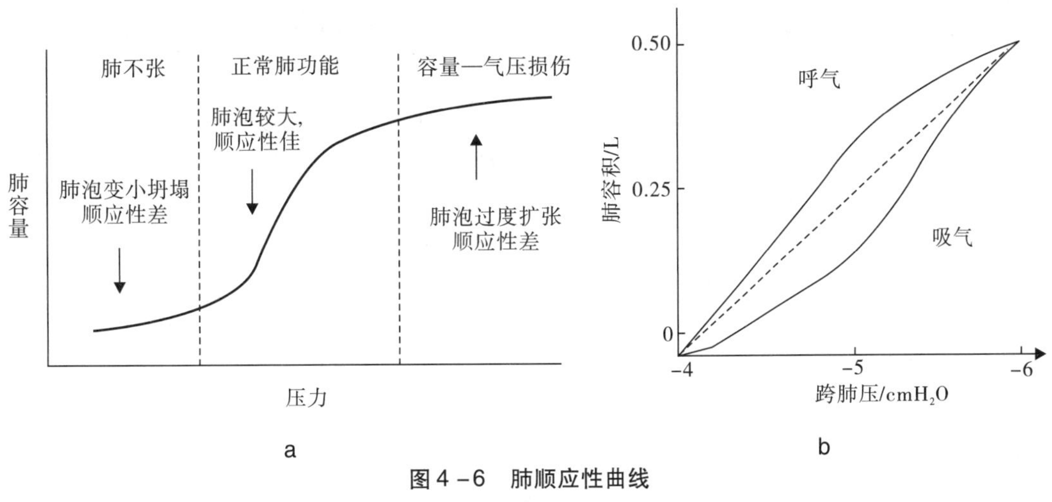

图 4－6　肺顺应性曲线

另外，通过离体肺实验，向肺内注入或抽出生理盐水，也可得到相应的肺顺应性曲线，如图 4－7 的左侧。充生理盐水绘制的肺顺应性曲线依旧为 S 型，但与充空气相比，充生理盐水来增大肺容积所需要的压力更小。扩张充空气的肺所需要的跨肺压约为扩张充生理盐水的肺所需要的跨肺压的 3 倍。这是因为肺泡充气时，在肺泡内衬液和肺泡气之间存在液—气界面，从而产生了表面张力（surface tension）的作用。球形液—气界面的表面张力的合力方向是球形中心，肺泡表面张力的合力使肺泡缩小，产生阻碍肺泡扩张的弹性阻力。

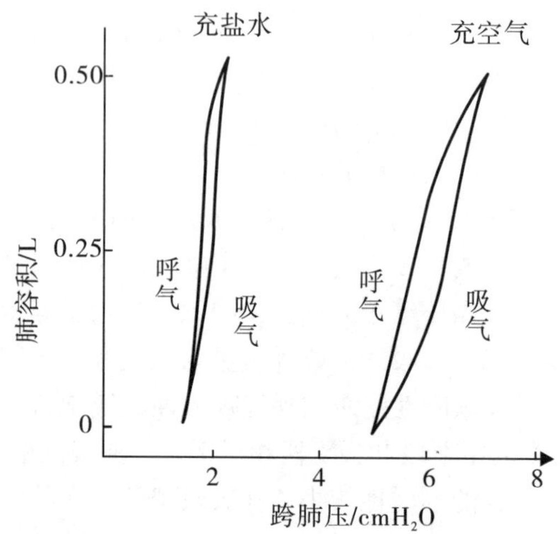

图4－7　充气及充生理盐水时肺顺应性曲线

由图4－7可见，用生理盐水灌注的方法来测定肺顺应性时，滞后现象并不明显。这是因为生理盐水灌注后，肺内充满水，肺泡内部气体与液体的交界消失，使表面张力的作用被消除。可见，表面张力的存在是产生滞后现象的关键原因。此外，滞后现象还与肺容积的变化程度有关，在深呼吸时，滞后现象会更加明显。

影响肺顺应性的因素：包括肺总量、重力、肺部血液充盈程度、肺表面活性物质含量、肺组织纤维化、呼吸频率等。

F. 胸廓的弹性阻力及胸廓顺应性。胸廓也具有弹性和黏性的特质，其弹性阻力来源于其弹性组织变形引起的弹性回缩力。与肺的弹性回缩力始终是吸气的阻力不同，在整个呼吸过程中，胸廓的弹性回缩力既可以是动力，又可以是阻力，这取决于胸廓的位置。

在平静吸气末（图4－8a），胸廓处在其自然容积的位置。胸廓由于没有发生变形而未表现出弹性回缩力，此时，肺容量相当于肺总量的67%。当胸廓的位置发生变化，即肺容量大于或小于肺总量的67%时，胸廓变形而表现出弹性回缩力，从而成为呼吸的动力或阻力。在深吸气末（图4－8b），当肺容量大于肺总量的67%时，胸廓的容积变大，表现出内向弹性回缩力。此时，胸廓的弹性回缩力成为吸气的阻力、呼气的动力。在深呼气末（图4－8c），肺容量小于肺总量的67%时，胸廓的容积变小，表现出外向弹性回缩力。此时，胸廓的弹性回缩力成为呼气中的阻力、吸气的动力。

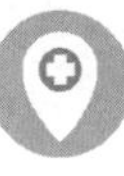

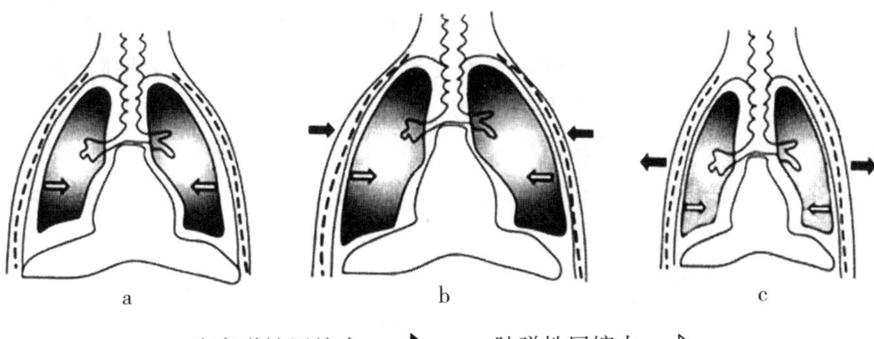

图4-8　不同情况下胸廓与肺的弹性回缩力

注：图a. 平静吸气末；b. 深呼气末（肺容量大于肺总量的67%）；c. 深吸气末（肺容量小于肺总量的67%）。

胸廓的弹性阻力可以用胸廓的顺应性来反映，即：

胸廓顺应性 = 胸腔容积变化（ΔV）/ 跨胸壁压变化（ΔP）

其中，跨壁压为胸壁外大气压与胸膜腔内压之差。正常成年人的胸廓顺应性为0.2 L/cmH_2O，与肺顺应性相当。肥胖、胸廓畸形、肋骨骨折等情况可使胸廓顺应性降低。

G. 肺和胸廓的总弹性阻力和总顺应性。弹性阻力与顺应性是互为倒数关系。肺和胸廓的总弹性阻力等于两者弹性阻力之和，总顺应性倒数等于两者顺应性倒数之和。已知肺和胸廓的顺应性均约等于0.2 L/cmH_2O，则肺和胸廓总顺应性约等于0.1 L/cmH_2O。

（2）非弹性阻力（inelastic resistance）。肺非弹性阻力是指气体流动时产生的阻力，只在呼吸的动态过程中才表现出来，并且与运动的速率有关。非弹性阻力包括气道阻力、惯性阻力和组织黏滞阻力。气道阻力是气体在气道流动时，气体分子之间，或者气体与气道之间的摩擦力，在平静呼吸时约占肺通气总阻力的30%，占非弹性阻力的80%～90%。惯性阻力是气体在开始流动，或者变速，或者转向时由于惯性产生的阻力，在平静呼吸时所占比例甚微。组织黏滞阻力是呼吸时器官之间相对运动而产生的摩擦力，如胸廓和肺之间，或者相邻的肺叶之间的摩擦力，在平静呼吸时所占比例也甚微。总的来说，平静呼吸时肺通气阻力的90%以上来自胸廓和肺的弹性阻力以及气道阻力。另外，根据气流静止时阻力是否存在，又可将肺通气的阻力分为静态阻力和动态阻力；根据阻力是否由摩擦引起，还可将肺通气的阻力分为摩擦阻力和非摩擦阻力。

气道阻力是指气体在通过呼吸道的过程中产生的摩擦力，可以用单位时间内气体流量（气流率）所需要的压力差（驱动压）来表示，即：

气道阻力 = 大气压与肺内压之差（cmH_2O）/ 单位时间内气体流量（L/s）

呼吸时气体的驱动压为大气压与肺内压之差。正常成年人平静呼吸时的气道阻力为1～3 cmH_2O·L/s，且吸气时略高，呼气时略低。

A. 气道阻力。气道阻力在整个呼吸道中的分布与气道横截面积有关。气体在经过横截面积越小的气道时，遇到的阻力越大。上呼吸道包括鼻、咽、喉等，结构复杂、总横截面小，因此阻力较大。其中，鼻腔结构曲折，因此气道阻力最大，约占总气道阻力的50%。在呼吸加强或呼吸困难时，张口呼吸可避免来自鼻腔的阻力。另外，来自声门的气道阻力约占25%，气管和支气管的气道阻力约占15%。在各级小气道中，由于分支众多，总横截面积倍增，占气道阻力的比重较小。比如，口径小于2 mm的细支气管的气道阻力仅占10%～20%。因此，除非出现严重、广泛的病变，普通的检测方法难以发现小气道的病变。

气道阻力的大小受到气道口径、气体流速、气流形式等因素的影响。其中，气道口径的影响作用最大。正常情况下，80%以上的气道阻力来自鼻咽部以及口径大于2 mm的气道，10%～20%的气道阻力来自口径小于2 mm的气道。根据流体力学泊肃叶定律，当气体分子在气道中朝着相同方向稳定流动时，气道阻力的大小为：

$$R = \frac{8\eta L}{\pi r^4}$$

其中，R是气道阻力，η是气体黏滞度，L是管道长度，r是气道口径。根据以上定律，如果气道口径缩小一半，阻力就会增大到原来的16倍。因此，气道口径是决定气道阻力最重要的因素。

有许多因素可以影响气道口径。①气道口径会受到气道内外压力差即跨壁压的影响。若气道内压大于气道外压（大气压），则气道口径扩大，气道阻力减小；反之，若气道内压小于气道外压（大气压），则气道口径变窄，气道阻力增大。②肺实质的牵拉作用。小气道没有软骨支撑，容易受到肺实质的牵拉而运动，会随着肺部的扩张和回缩改变气道口径。③自主神经系统的调节。包括交感神经和副交感神经，可以通过使气道平滑肌舒张或收缩来调控气道口径。④体液因素的调节。体液内多种神经递质（儿茶酚胺、血管活性肽、神经肽Y等）、炎症介质（白三烯、组胺等）和化学因素（H^+、CO_2）均可影响气道口径的大小。

气流可分为层流和湍流（图4-9），不同形式也可影响气道阻力的大小。

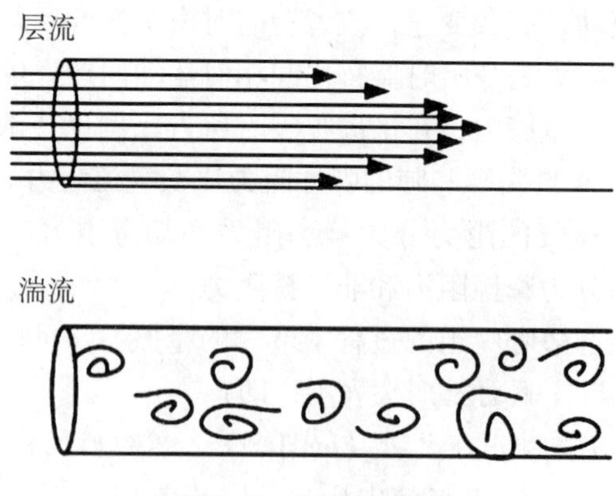

图4-9 层流与湍流

气体缓慢流过平直光滑的管道时，各气体分子在气道中朝着相同方向平行流动，气流中心流速快，越往外周流速越慢，这种气流形式称为层流。气体以层流形式流动时，气体

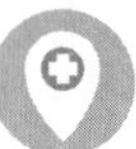

与气体分子之间产生的摩擦是最小的，因此气道阻力较小。在平静呼吸时，无论是吸气还是呼气，气流形式都是以层流为主。

当气流流速变化（加快或减慢）、气道管壁粗糙、气道出现分叉或者口径改变（变大或变小）等情况下，各气体分子会呈现不规则的涡旋状流动，前进方向各不一致，这种气流形式称为湍流。湍流产生的摩擦力远高于层流，因此，湍流的存在会增加气道阻力。

在呼吸运动过程中，气道阻力会随着肺容积而变化。吸气时，肺容积增大，肺部扩张引起肺实质牵拉气道壁，气道口径变大，阻力变小。同时，肺容积增大使胸膜腔内压降低，因此气道的跨壁压变大，也会促使气道口径变大，降低气道阻力；相反，呼气时，肺容量减小，气道阻力升高。

（二）肺通气功能的测量

临床上有限制性通气障碍或阻塞性通气障碍等异常情况。测量肺通气的功能，了解肺的功能特征，是临床诊断的需要。

1．肺容积和肺容量

（1）肺容积。肺容积（lung volume）指肺内气体的体积，可以随着呼吸运动而发生变化。肺容积可分为以下几个组成部分：潮气量、补吸气量、补呼气量、余气量。以上 4 个部分互不重叠。（图 4－10）。

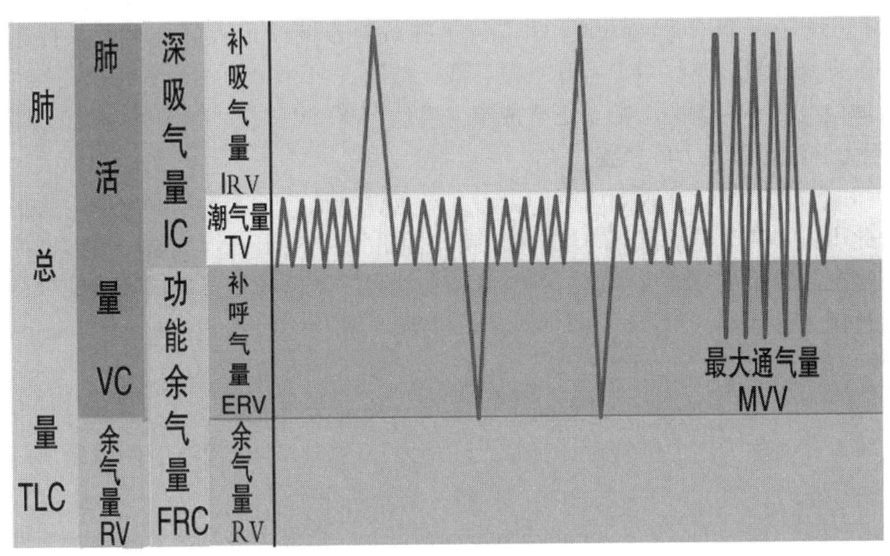

图 4－10　肺容积和肺容量

A．潮气量（tidal volume，TV）为每次呼吸时吸入或呼出的气量，又称为呼吸深度。正常成年人平静呼吸时的潮气量为 400 ～ 600 mL。运动或情绪激动时，潮气量增大。年龄、体表面积、呼吸肌的收缩强度、胸廓和肺的顺应性，以及机体的代谢水平等因素都能够影响潮气量。

B．补吸气量（inspiratory reserve volume，IRV）为平静吸气末，再尽力吸气所能吸入的最大气量。正常成年人的补吸气量为 1500 ～ 3000 mL。它反映了吸气的储备量。

C. 补呼气量（exspiratory reserve volume，ERV）为平静呼气末，再尽力呼气所能呼出的最大气量。正常成年人的补呼气量为 900 ～ 1200 mL。补呼气量的大小受到呼气时膈肌上升的幅度以及胸廓弹性阻力的影响。它反映了呼气的储备量。

D. 余气量（residual volume，RV）指在尽最大力呼气末，肺内存留的不能被呼出的气量，又称为残气量。正常成年人的余气量为 1000 ～ 1500 mL。余气量的存在原因是在最大呼气末细支气管的关闭，使存留气体无法继续流出。此外，由于正常机体的肺脏始终处在扩张状态，其实际容积大于自然容积，也造成了气体的存留。

（2）肺容量。肺容量（lung capacity）也可分为 4 类：深吸气量、功能余气量、肺活量、肺总量。它们分别为不同肺容积项目的组合，彼此之间可有部分重叠。

A. 深吸气量（inspiratory capacity，IC）指从平静呼气末做最大吸气时，所能吸入的气体量，又称为吸气容量。它等于潮气量与补吸气量之和，是衡量最大通气潜力的指标之一，正常成年人为 3500 mL。

B. 功能残气量（functional residual capacity，FRC）指平静呼气末存留在肺中的气体量，又称为功能余气量。它等于补呼气量与余气量之和，正常成年人为 2300 ～2500 mL。

C. 肺活量（vital capacity，VC）指最大吸气后，尽力呼气所能呼出的气体量。它等于补吸气量、潮气量、补呼气量三者之和。正常成年人可达到 4600 mL。肺活量的大小反映肺单次通气的最大能力，测定简单且重复性好，常作为肺功能测定的指标。

D. 肺总量（total lung capacity，TLC）指肺所能容纳的最大气体量，又称为总肺活量。它等于补吸气量、潮气量、补呼气量、残气量四者之和。其大小受到性别、年龄、运动锻炼、体位改变等因素的影响。正常成年人可达 5800 mL。

2. 用力肺活量和用力呼气量

对于肺的弹性降低或呼吸道狭窄的患者，由于肺活量的测定不限制时间，仍可得出正常值。由此可见，肺活量仅代表单次呼吸的最大幅度，不能很好地反映一段时间内连续通气的动态情况。为了更好地反映肺的弹性状态及呼吸道的通畅程度，体现肺通气的动态机能，可通过用力肺活量（forced vital capacity，FVC）和用力呼气量（forced exspiratory volume，FEV）等评价指标。

（1）用力肺活量（forced vital capacity，FVC）指最大吸气后，尽力尽快呼气所能呼出的最大气体量，又称为用力吸气量。正常人的用力肺活量略小于没有时间限制所测得的肺活量。

（2）用力呼气量（forced exspiratory volume，FEV）指最大吸气后，用最快速度尽力呼出最大气量，在一定时间内所能呼出的气体量，又称为时间肺活量，或最大呼气流量。用力呼气量可同时反映呼吸幅度与通气速度。正常人第 1 s、2 s、3 s 末所呼出的气体量，所占用力肺活量的比例约分别为 83%、96%、99%。其中，第 1 s 的用力呼气量所占用力肺活量的百分比（FEV1/ FVC）是临床上肺疾病鉴别诊断的常用指标。

3. 肺通气量、最大通气量、肺泡通气量和无效腔

（1）肺通气量。肺通气量（pulmonary ventilation）是指每分钟吸入或呼出的气体总量，又称每分钟通气量（minute ventilation volume），等于潮气量与呼吸频率（次/分钟）的乘积。它受到肺容量和时间因素的影响，可以较好地反映肺的通气功能。正常成人平静

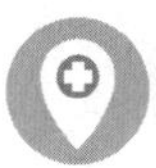

呼吸时，呼吸频率为每分钟 12 ～ 18 次，潮气量为 500 mL，则每分钟通气量为 6 ～ 9 L/min。每分钟通气量受到年龄、性别、身材、活动情况等因素的影响。

（2）最大通气量。肺通气量还可用于评估机体的最大运动量。在尽力做深而快的呼吸时，一分钟内吸入或呼出的最大气体量，称为最大通气量（maximal ventilation volume，MVV）。它反映了个体在单位时间内充分发挥全部通气能力所能达到的通气量。正常成人的最大通气量为 150 ～ 200 L，达到平静呼吸时肺通气量的 25 倍以上。

（3）通气贮量百分比。平静呼吸时的每分钟通气量与最大通气量的差异是通气的贮备量，一般用通气贮量百分比来表示，即：

通气贮量百分比 =（最大通气量 – 每分钟通气量）/ 最大通气量

通气贮量百分比的正常值大于或等于 93%。

（4）肺泡通气量。由于无效腔的存在，每次吸入的气体并不能全部到达肺泡进行交换，因此，肺通气量不能准确地反映气体的交换情况。肺泡通气量（alveolar ventilation）可以更好地评价肺通气的效率。每分钟肺泡通气量是指每分钟吸入肺泡的新鲜空气量，它等于潮气量与生理无效腔之差乘以呼吸频率（次/分钟），即：

每分钟肺泡通气量（L）＝（潮气量 – 生理无效腔气量）×呼吸频率（次/分钟）

正常人的潮气量约有 2/3 能达到肺泡，其余的 1/3 停留在解剖无效腔中，肺泡通气量约为肺通气量的 70%。正常人功能残气量为 2500 mL，每次进入肺泡的新鲜空气为 350 mL（潮气量 500 mL 减去无效腔 150 mL），则每次呼吸肺泡内的气体能够更新 14% 左右。由于无效腔的存在，浅而快的呼吸因潮气量降低而不利于肺换气；相反，深而慢的呼吸能得到较大的肺泡通气量，有利于肺部气体交换。但是，过深的呼吸会扩大肺容积，反而使吸气阻力增加。

（5）无效腔。只有包括呼吸性细支气管、肺泡管、肺泡囊和肺泡等呼吸部中的气体才可以与肺泡毛细血管血液进行气体交换。从鼻腔、口腔直至终末细支气管的导气部，无气体交换功能，这部分管腔称为无效腔或死腔（dead space，VDS）。

每次吸入的气体，有一部分只会到达从上呼吸道到终末细支气管之间的呼吸道，不参与肺泡与血液之间的气体交换，这部分呼吸道容积称为解剖无效腔（anatomic dead space）。解剖无效腔的容积与体重相关，约为 2.2 mL/kg，即体重为 70 kg 的成年人的解剖无效腔约为 150 mL。

在某些疾病发生时，有的肺泡虽然有通气，但没有血液供应或血液供应不足，因此不能进行正常的气体交换，这部分肺泡容积称为肺泡无效腔（alveolar dead space）。正常人的几乎所有肺泡都能够进行肺换气，肺泡无效腔接近于零。解剖无效腔与肺泡无效腔一起合称为为生理无效腔（physiological dead space）。

4. 呼吸功

呼吸功（work of breathing）是指呼吸运动过程中，呼吸肌为克服通气阻力而实现肺通气所做的功。呼吸功等于跨肺压的变化乘以潮气量。正常人在平静状态下，一次呼吸所做的功仅为 0.25J，呼吸耗能仅占全身总耗能的 3%。在剧烈体力活动时，呼吸频率和深度增加，不仅需要用力吸气，也需要用力呼气，呼吸功可增高 10 ～ 50 倍。但由于全身总耗能也相应增加，故呼吸耗能仍仅占全身总耗能的 3% ～ 4%。在病理情况下（如肺水肿、肺结核等)，弹性或非弹性阻力增大时，也可使呼吸功增加。

二、肺换气

通过肺通气，O_2从外界空气进入肺泡；通过血液循环，细胞代谢产生的CO_2被带到肺泡毛细血管。O_2从肺泡弥散进入肺泡毛细血管血液，CO_2则从肺泡毛细血管血液弥散入肺泡，这种肺泡气与肺泡毛细血管血液之间的气体交换过程称为肺换气（gas exchange in lung)。肺换气时，O_2和CO_2需要穿越肺泡-毛细血管膜，又称为呼吸膜或气-血屏障。在全身各器官组织，由体循环动脉带到毛细血管中的O_2弥散入组织细胞内，CO_2则反方向从组织细胞弥散入其周围毛细血管血液，这种组织毛细血管血液与组织细胞之间的气体交换过程称为组织换气（gas exchange in tissue)。肺换气是外呼吸的一部分，组织换气是内呼吸的一部分。

(一) 气体交换的基本原理

1. 气体的分压

(1) 混合气体中气体的分压（partial pressure of gas）是指混合气体中每一种组成气体产生的压力。混合气体的总压力是各组成气体的分压力之和。空气是一种混合气体，在海平面大气压为760 mmHg，空气中各种气体构成的分压分别为氮气（N_2)：597 mmHg，氧气（O_2)：159 mmHg，水蒸气（H_2O)：3.7 mmHg，二氧化碳（CO_2)：0.3 mmHg。

(2) 溶解在液体中气体的分压。溶解在液体中的气体逸出液面的力，称为该气体在液体中的张力（tension)。液体中的某种气体分子产生的分压大小，不仅与该气体溶解在液体中的浓度有关，还与该气体的溶解系数有关，公式如下：

$$\text{液体中气体的分压}=\frac{\text{溶解的气体浓度}}{\text{溶解系数}}$$

重要呼吸气体的溶解系数分别为O_2：0.024，CO_2：0.57，CO：0.018，N_2：0.012，He：0.008。

气体的分压差是气体扩散的动力，它决定了气体弥散的方向。

2. 气体的弥散

气体分子不停地进行着非定向的运动并产生压力。当不同区域存在压力差时，气体分子将从压力高的地方向压力低的地方运动，这个过程称为气体弥散（gas diffusion)。当空间中各个部位的气体压力达到平衡时，气体弥散就会停止。如果是混合气体，扩散可以是双向的，混合气体中每种气体分子都按其分压差从高压处向低压处弥散。当气体与液面接触时，气体分子既可以扩散到液体中，溶解在液体中的气体分子也可以逸出。所以，混合气体中不同气体弥散的方向与各种气体的分压差有关，与气体的总压力无关。

单位时间内气体扩散的容积称为净弥散速率（net rate of diffusion，D)。它受多重因素影响：与气体的分压差（ΔP)、温度（T)、扩散面积（A）和气体分子溶解度（S）成正比；与扩散距离（d）和气体分子量（MW）的平方根成反比。因温度常稳定，故气体的净弥散速率计算公式为：

$$D\approx\frac{\Delta P\times A\times S}{d\times\sqrt{MW}}$$

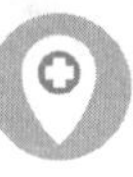

气体分子的溶解度与分子量的平方根之比（$S/\sqrt{MW}$）称为弥散系数（diffusion coefficient）。它代表了单位分压差下，单位时间内通过单位面积扩散的气体量。弥散系数是决定气体扩散速率的自身因素，它取决于气体分子本身的特性。假设 O_2 的弥散系数为 1，其他呼吸气体的相对弥散系数分别为 CO_2：20.3、CO：0.81、N_2：0.53、He：0.95。可见 CO_2 的弥散系数约为 O_2 的 20 倍。

根据净弥散速率计算公式，分子的扩散速率与其分子量（molecular weight，MW）的平方根成反比。因此，分子量越小，弥散系数越大，气体的弥散速率就越快。如果气体的弥散发生在气相与液相之间，则弥散速率还与气体在溶液中的溶解度（solubility，S）有关。气体的溶解度越大，弥散速率就越快，弥散的气体分子数量就越多。这就是为什么 CO_2 分子比 O_2 分子大，但 CO_2 弥散速率却更快的原因。

O_2 和 CO_2 的溶解度见表 4－1。

表 4－1 大气压条件下 O_2 和 CO_2 的溶解度（38°C）

气体	纯水	血浆	全血
O_2	2.386	2.14	2.36
CO_2	56.7	51.5	48

健康年轻人在静息状态下，O_2 的弥散能力（diffusing capacity for oxygen）平均为 21 mL/（min·mmHg）。在平静呼吸时，跨呼吸膜的 O_2 分压差约为 11 mmHg，乘以弥散能力 21 mL/（min·mmHg），得出每分钟 O_2 通过呼吸膜弥散的量为 11 mmHg × 21 mL/（min·mmHg）＝ 231 mL。这个数值等于静息状态机体的耗氧率。

运动时通过增加肺血流量及肺泡通气量，O_2 的弥散能力增加了约 3 倍，以满足机体耗氧量增加的需要。O_2 弥散能力增加的发生机制包括：①许多原先未开放的毛细血管开放了，原来已经开放的毛细血管管径扩大了，从而增加接触 O_2 的血液面积；② 使肺泡通气/血流比值（ventilation/perfusion ratio，$\dot{V}_A/\dot{Q}$）更好地匹配了。因此，在运动时，机体可以通过提高肺泡通气量和增强 O_2 的弥散能力，使得血液氧合增多。

由于 CO_2 的弥散系数为 O_2 的 20 倍，所以静息状态下 CO_2 的弥散能力为 400～450 mL/（min·mmHg），运动时为 1200～1300 mL/（min·mmHg）.

（二）肺内气体交换

1. 呼吸膜

呼吸膜（respiratory membrane）又称气－血屏障，是肺换气的结构基础。呼吸膜的结构有 6 层：液体分子层（含肺泡表面活性物质）、Ⅰ型肺泡上皮细胞、肺泡上皮细胞基底膜、组织间隙、毛细血管基底膜和毛细血管内皮细胞（图 4－11）。呼吸膜很薄，厚度只有 0.2～0.5 μm。

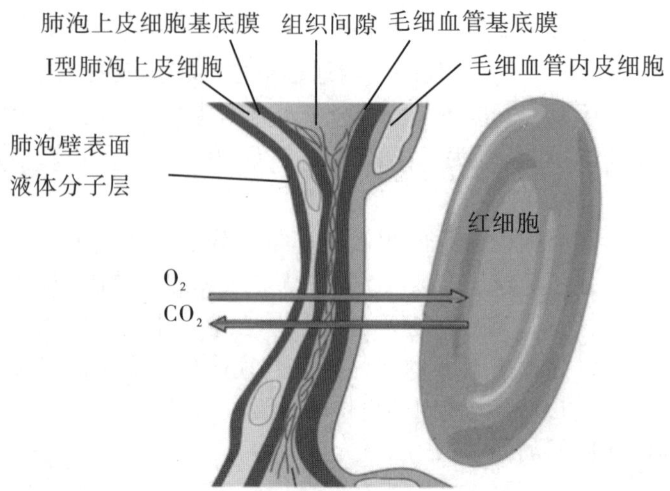

图 4 – 11　呼吸膜的结构示意

2. O_2和 CO_2在肺泡和肺泡毛细血管中的分压

不同气体按照不同的方向进行扩散，是因为它们在肺泡气和肺泡毛细血管血液之间，以及在组织细胞和组织毛细血管之间存在不同的气体分压差。O_2和 CO_2在空气及人体不同部位的分压见表 4 – 2。

表 4 – 2　O_2和 CO_2在空气及人体不同部位的分压（mmHg）

	空气	呼吸道	肺泡	动脉血	静脉血	组织
PO_2	159	104 ～ 159	104	97 ～ 100	40	30
PCO_2	0.3	0.3 ～ 40	40	40	46	50

肺泡气与空气中 O_2和 CO_2分压（或浓度）不同的原因是：①每次呼吸，空气只能更新部分肺泡气（约 14%）；② 肺泡内的 O_2时刻不断地被吸收入肺泡毛细血管血液；③CO_2时刻不断地从肺泡毛细血管血液弥散进入肺泡；④ 干燥空气进入呼吸道，到达肺泡之前被加湿。

3. 肺换气过程

肺换气就是肺泡中的 O_2跨越呼吸膜弥散入肺泡毛细血管血液，同时，血液中的 CO_2弥散入肺泡的过程。决定 O_2和 CO_2扩散速度和扩散方向的首要因素是气体的分压差。其中，O_2的分压梯度与 CO_2的分压梯度方向恰恰相反。

肺换气在肺呼吸部进行。肺呼吸部由呼吸性细支气管、肺泡管、肺泡囊和肺泡构成，这些结构都含有肺泡，是肺的呼吸单位（respiratory unit）。两肺共有 3 亿～4 亿个肺泡，每个肺泡平均直径约 0.2 mm，肺泡 – 毛细血管膜（呼吸膜）厚度只有 0.2 ～ 0.5 μm，总呼吸膜面积达 70 ～ 80 m^2。

如图 4 – 12 所示，当静脉血来到肺泡毛细血管时，血液中的氧分压（PO_2 40 mmHg）

低于肺泡气的氧分压（P_AO_2 104 mmHg），因此，肺泡气中的 O_2 会沿着压力梯度向血液扩散。血液中的 PO_2 很快就会升高，达到 100 mmHg，接近肺泡气的氧分压（P_AO_2）。CO_2 的扩散方向则相反，由于血液的二氧化碳分压（46 mmHg）高于肺泡气二氧化碳分压（P_ACO_2 40 mmHg），因此，CO_2 从血液向肺泡扩散，血液中的 PCO_2 降低至 40 mmHg。

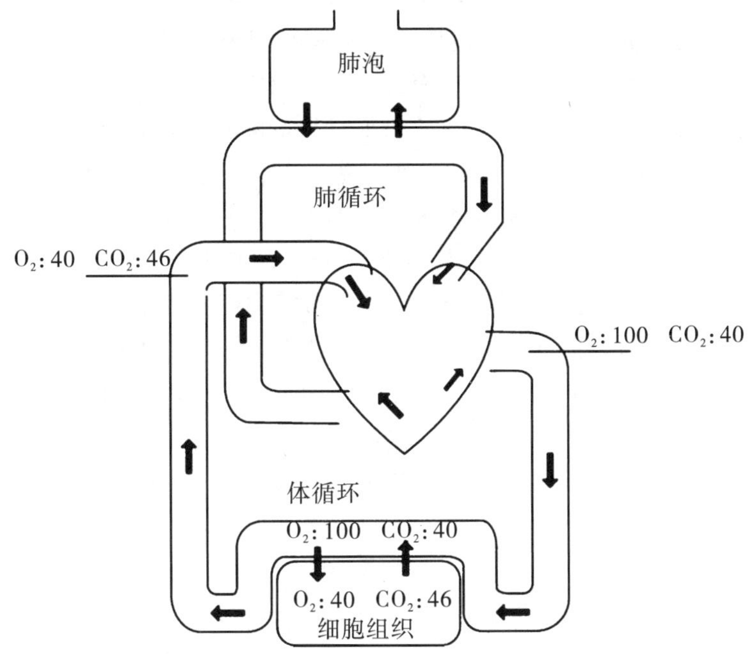

图 4－12　气体交换示意（mmHg）

4．影响肺换气的因素

（1）呼吸膜的厚度。O_2 和 CO_2 需要穿越呼吸膜才能实现气体交换。正常的呼吸膜厚度为 0.2～0.5 μm，利于气体弥散。

正常情况下，O_2 和 CO_2 穿过呼吸膜的速度非常快，O_2 需要 0.25 s，CO_2 需要 0.13 s。通常血液流经肺泡毛细血管的时间是 0.75 s，因此有充足的时间进行气体交换。正常人在安静的情况下，流经肺部的血液每分钟可以获取 250 mL O_2，并释放 200 mL CO_2。在肺间质水肿时，呼吸膜增厚，常引起 O_2 弥散障碍，但不影响 CO_2 弥散，因为 CO_2 的弥散系数是 O_2 的 20 倍。

（2）呼吸膜的面积。正常成年人两肺呼吸膜的总面积为 70～80 m^2。平静呼吸时，呼吸膜的利用率只有 50%，另外 50% 作为弥散储备能力。运动时，因机体耗氧量增加，肺泡和肺毛细血管开放数量和开放程度明显增加，有效弥散面积也随之增大。在肺不张、肺纤维化、肺气肿、肺叶切除或广泛的肺毛细血管阻塞时，呼吸膜面积减小，肺换气减少。当呼吸膜面积减少至正常水平的 1/4～1/3 时，即使处于安静状态也可能发生弥散障碍。

（3）肺泡通气/血流比值。每分钟肺泡通气量（alveolar ventilation，$\dot{V}_A$）与每分钟肺血流量（quantity of perfusion，$\dot{Q}$）之间的比值称为通气/血流比值（ventilation/perfusion ratio，$\dot{V}_A/\dot{Q}$）。由于重力作用，直立位时肺通气量自肺尖到肺底逐渐增高，肺底部的肺泡通气量为肺尖部的 3 倍；肺泡毛细血管血流量也从肺尖到肺底逐渐增高，肺底部的毛细血管血流量为肺尖部的 10 倍。可见，肺内各部$\dot{V}_A/\dot{Q}$比值不同，在肺尖部$\dot{V}_A/\dot{Q}$较大，说明血流相对不足；在肺底部$\dot{V}_A/\dot{Q}$较小，说明肺泡通气相对不足。正常肺换气的实现需要有合适的$\dot{V}_A/\dot{Q}$比值。正常成人在平静呼吸时，肺部整体V_A约为 4200 mL/min，$\dot{Q}$约为 5000 mL/min，$\dot{V}_A/\dot{Q}$平均值为 0.84，此时肺换气效率最高。时刻不断的肺泡通气使肺泡气体得到更新，不断地向机体提供 O_2 并向体外排出 CO_2；肺动脉进入肺泡毛细血管的血液，带来机体产生的 CO_2，通过肺脏排出 CO_2；肺静脉从肺泡毛细血管带走摄取的 O_2，通过心泵输送 O_2 到全身组织细胞。当$\dot{V}_A/\dot{Q}$比值失调时，可导致肺换气效率降低。如果$\dot{V}_A/\dot{Q}$比值增大，表明通气过度或（和）肺泡血流不足，意味着部分肺泡气体未能与血液气体进行充分的交换，相当于增加了无效腔样通气。反之，若$\dot{V}_A/\dot{Q}$比值下降，表明可能存在部分肺泡通气不足或（和）肺泡血流相对过多，这意味着部分血液流经通气不良的肺泡，相当于发生了功能性动—静脉短路，即功能性分流（functional shunt）增加。可见，无论$\dot{V}_A/\dot{Q}$增大或减小都将妨碍气体的有效交换，导致机体 O_2 缺乏和 CO_2 潴留，因此，$\dot{V}_A/\dot{Q}$可作为衡量肺换气功能的一个指标。

肺脏疾病时，肺部组织的病变形式常常并不一致。部分区域肺组织可能发生功能性动—静脉短路增加，导致$\dot{V}_A/\dot{Q}$下降；而另一部分区域肺组织可能同时出现生理无效腔增大，导致$\dot{V}_A/\dot{Q}$升高。因此，$\dot{V}_A/\dot{Q}$比值失调是肺部疾病引起呼吸衰竭发生的最常见机制。

肺泡$\dot{V}_A/\dot{Q}$比值失调对机体的影响主要表现为显著缺 O_2，但 CO_2 潴留不明显。这是因为：①动、静脉血液之间的 PO_2 之差远大于 PCO_2 之差，所以发生肺部动—静脉短路的情况时，动脉血 PO_2 下降的程度比 PCO_2 升高的程度显著；②CO_2 的弥散系数约为 O_2 的 20 倍，所以 CO_2 容易弥散入肺泡并排出体外，而不易发生潴留；③动脉血 PO_2 下降可刺激呼吸中枢，呼吸运动加深加快，肺泡通气量增加，向体外排出 CO_2 量增多。通过以上机制，动脉血 PCO_2 可以正常甚至降低。只有在极严重$\dot{V}_A/\dot{Q}$比值失调情况下，动脉血 PCO_2 才会升高。

（4）气体的弥散系数。见本章前述。

（5）呼吸膜两侧气体的分压差。气体的分压差是气体弥散的动力，它决定了气体弥散的方向及量。分压差大利于气体通过呼吸膜，增强肺换气。分压差小则相反。

5. 肺换气功能的测量

临床诊断中，肺泡 - 动脉氧分压差［$P_{(A-a)}O_2$］是反映肺换气功能的主要指标。$P_{(A-a)}O_2$ 增大可反映弥散障碍和/或$\dot{V}_A/\dot{Q}$比值失调导致的肺换气障碍。

检测$\dot{V}_A/\dot{Q}$比值变化的方法除了 $P_{(A-a)}O_2$，还有无效腔比率（V_D/V_T）和肺内分流（Q_S/Q_T）等指标。V_D/V_T 正常值为 29.67% ±7.11%，V_D/V_T 比值增大多见于肺血管床减少，如肺气肿、肺血管栓塞和肺血流减少等。Q_S/Q_T 比值增加多见于先天性心脏病、肺不张、肺水肿等。

6. 吸入空气与肺呼出气的比较

经过肺通气与肺换气后，从肺部呼出的气体与从大气中吸入的气体的成分发生了显著

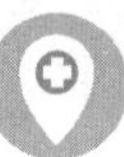

改变（表4－3）。

表4－3　吸入空气与肺呼出气的比较

成分	吸入空气	肺呼出气
氧气（O_2）	21%	16%～17%
二氧化碳（CO_2）	0.04%	4%
氮气（N_2）	79%	79%
湿度（M）	可变	100%
温度（T）	环境温度	37℃

从表4－3可见肺呼出气含有16%～17%的氧气，当口对口人工呼吸时，只要增加患者肺泡通气量，施救者可以给被救者提供比较足够的氧气。

（高　畅　陈世民　王华东）

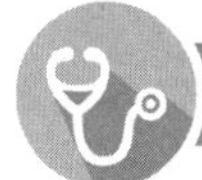

第三节　内呼吸

内呼吸（internal respiration）包括组织换气及组织细胞内的氧化代谢过程。

一、组织换气的过程

血液流经体循环的毛细血管时，血液中的O_2弥散进入组织共细胞利用，而组织细胞代谢产生的CO_2逆方向释放入血液，这个过程称为组织换气。组织换气时O_2和CO_2的弥散方向与肺换气时正好相反。组织换气也遵循气体交换的基本原理。

二、影响组织换气的因素

影响组织换气的主要因素包括：

（1）与毛细血管距离越近的细胞获得的O_2越多。

（2）增加毛细血管的血流量可以促进气体的弥散，提高组织细胞的PO_2。

（3）当毛细血管开放数目增多时，组织的供氧量增大。

（4）代谢率增高的组织气体扩散加快，组织换气增多。

三、影响组织细胞内氧化代谢的因素

细胞通过组织换气获得O_2，进而发生细胞内生物氧化过程。当线粒体结构受损、氰化物中毒或因维生素B_1、维生素B_2或维生素PP缺乏引起呼吸酶合成减少或功能障碍时，发生内呼吸功能障碍，从而使细胞不能充分利用氧，导致组织性缺氧。

四、组织换气功能的测量

正常情况下，动脉血氧含量（oxygen content in arterial blood，Ca－O_2）为19 mL/dL，静脉血氧含量（oxygen content in venous blood，Cv－O_2）为14 mL/dL，动—静脉血氧含量差为5 mL/dL。组织细胞利用氧障碍时，动—静脉血氧含量差变小。

（高　畅　陈世民　王华东）

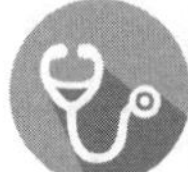

第四节　气体在血液中运输

气体在血液中运输也称为中间呼吸（intermediate respiration），它介于肺换气和组织换气之间。肺泡中的O_2经过肺换气进入肺泡毛细血管血液，必须经过血液循环才能到达全身各个组织器官，给细胞供O_2。细胞代谢产生的CO_2经过组织换气进入组织毛细血管血液，也必须通过血液循环运输到肺脏，最终排出体外。可见，血液及血液循环是气体运输的媒介。

一、氧和二氧化碳在血液中存在的形式

O_2和CO_2在血液中有两种存在形式：物理溶解和化学结合。物理溶解是指O_2或CO_2直接以分子形式溶解在血浆中。O_2的化学结合是指O_2与红细胞内的血红蛋白（hemoglobin，Hb）结合，形成氧合血红蛋白（HbO_2）。CO_2的化学结合是指CO_2与血浆化学物质或红细胞内的Hb结合，形成碳酸、碳酸氢盐和氨基甲酰血红蛋白（HHbNHCOOH或$HbCO_2$）等。化学结合可使血液对O_2的运输量提高30～100倍，使CO_2的运输量提高近15～20倍。因此，化学结合是血液运输O_2和CO_2最主要的方式。然而，尽管血液中物理溶解的O_2和CO_2量都很少，但只有溶解于血浆中的O_2和CO_2才能与Hb等物质结合，并且物理溶解的量对化学结合的量影响很大。可以说，物理溶解是化学结合的重要“桥梁”。

在动脉血和静脉血中，以物理溶解和化学结合形式存在的O_2和CO_2含量见表4－4。

表4－4　血液中氧和二氧化碳的含量（mL/dL）及百分比（%）

	动脉血			混合静脉血		
	合计 mL/dL（%）	物理溶解 mL/dL（%）	化学结合 mL/dL（%）	合计 mL/dL（%）	物理溶解 mL/dL（%）	化学结合 mL/dL（%）
氧	0.31（1.6）	19（98.4）	19.31（100）	0.11（0.8）	14（99.2）	14.11（100）
二氧化碳	2.53（5.2）	46.4（94.8）	48.93（100）	2.91（5.5）	50.0（94.5）	52.91（100）

在气体交换的过程中，进入血浆的O_2和CO_2都是在各自压力差的作用下先发生物理溶解，再通过升高血浆中的PO_2或PCO_2来促进化学结合的发生。在离开血浆时，也是溶解

的 O_2 或 CO_2 分子先顺着压力梯度差离开，使血浆中的 PO_2 或 PCO_2 降低，再进一步使化学结合状态的 O_2 或 CO_2 解离；解离后的 O_2 或 CO_2 分子先溶解在血浆，再通过压力差的作用继续离开血浆，直到物理溶解和化学结合达到动态平衡（图 4－13）。可见，O_2 和 CO_2 的物理溶解是其与 Hb 发生化学结合的前提。

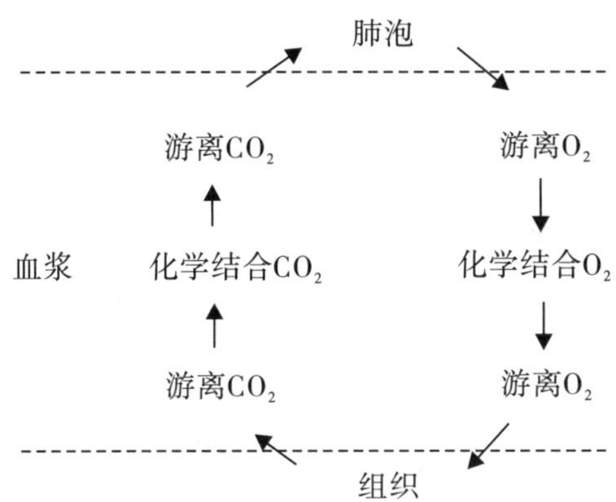

图 4－13 体内物理溶解与化学结合的 O_2 和 CO_2 动态变化示意

二、氧的运输

（一）氧的运输形式

正常情况下，血液中有 97%～98.5% 的 O_2 是以化学结合的形式进行运输，仅有 1.5%～3% 的 O_2 是以物理溶解的形式被运输。

红细胞中的 Hb 不仅是 O_2 的主要运输分子，也是参与 CO_2 的运输分子。进入血液中的 O_2 可以很快扩散入红细胞，并与 Hb 形成氧合 Hb。氧合 Hb 的形成使血液的携氧能力提升了 30～100 倍。因此，O_2 与 Hb 的结合是血液运输氧最主要的方式。

（二）氧分子和血红蛋白结合的特点

1. Hb 的分子结构

Hb 是一种能与 O_2 进行可逆性结合的特殊蛋白质，由 1 个珠蛋白（globin）和 4 个血红素（heme）构成。有 4 种肽链可组成珠蛋白，分别为 α 链、β 链、γ 链、δ 链。成年人的每个珠蛋白上有两条 α 链（α_1、α_2）和两条 β 链（β_1、β_2），每个肽链与 1 个血红素组成单体，4 个单体再聚合成为 1 个 Hb 分子，即成人型血红蛋白（HbA）。每个血红素由 4 个吡咯基围组成 1 个环，中心有 1 个 Fe^{2+}，因此称为亚铁血红素（图 4－14）。每个 Fe^{2+} 能结合 1 分子 O_2，但这种结合较为疏松。每个 Hb 有 4 个 Fe^{2+}，因此最多能结合 4 分子 O_2。珠蛋白与血红素形成的特定空间结构是 Hb 与 O_2 可逆性结合的基础。

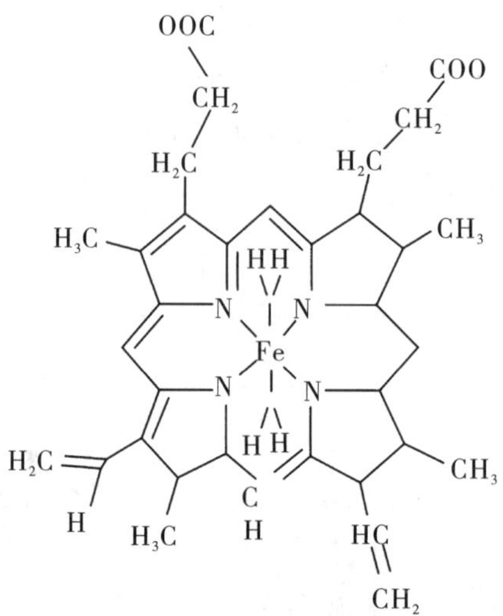

图4-14　血红素的结构

Hb决定了血液的颜色。与O_2结合的Hb称为氧合血红蛋白（oxyhemoglobin，HbO_2），它吸收短波的能力较强，因此为鲜红色。没有结合O_2的Hb称为脱氧血红蛋白（deoxyhemoglobin，脱氧Hb），它吸收长波的能力较强，因此为蓝紫色。动脉血含有较多HbO_2，因此呈鲜红色；静脉血含有较多脱氧Hb，因此呈暗红色。当血液中脱氧Hb浓度达到5 g/dL以上时，皮肤、黏膜均呈现暗紫色，这一现象称为发绀（cyanosis）。

2．O_2与Hb结合的特征

（1）O_2与Hb的结合快速而可逆。Hb与O_2既可以在0.01 s内完成结合反应，形成HbO_2，而HbO_2也可以同样快速解离出O_2，形成脱氧Hb。无论是Hb的氧合还是脱氧，都不需要酶的催化，只受到PO_2的影响，即：

$$Hb + O_2 \underset{\text{组织}（PO_2\text{低}）}{\overset{\text{肺部}（PO_2\text{高}）}{\rightleftharpoons}} HbO_2$$

当血液流经肺脏时，PO_2升高，Hb与O_2结合形成HbO_2；当血液流经组织器官时，PO_2降低，HbO_2迅速解离，释放出O_2供组织利用，同时产生脱氧Hb。因此，血液中的PO_2越高，HbO_2占总Hb的百分比越大。当PO_2升至150 mmHg时，血液中的HbO_2达到100%，这种状态称为氧饱和。

（2）O_2与Hb的结合反应是氧合而非氧化。在HbO_2形成后，蛋白中的铁离子仍为二价（Fe^{2+}），因此Hb与O_2的结合是氧合作用（oxygenation），而非氧化反应（oxidation）。同理，氧合Hb释放O_2的过程属于脱氧作用而非还原反应。

（3）肽链的协同作用。Hb的珠蛋白中有4条肽链，它们在与O_2的结合或解离时都有协同作用。α链与O_2的结合能促进β链与O_2的结合。当一对α链、β链与O_2完成结合，另一对α链、β链的氧合反应会随之加速。在同一个Hb上的4个Fe^{2+}与O_2相继结合的过程中，任何3个Fe^{2+}与O_2的结合都会大大增强第4个Fe^{2+}与O_2的亲和力。反过来，任何3个Fe^{2+}释放O_2都会促进第四个Fe^{2+}释放O_2。这种Hb上不同肽链亚基的相互协同作用，

对加速 O_2 的结合与释放有重要意义。

（4）1 个分子 Hb 可结合 4 个分子 O_2。每个 Hb 有 4 个 Fe^{2+}，因此最多能结合 4 个 O_2 分子，即 1 mol Hb 可结合 4 mol O_2。实际上，1 g Hb 可以结合约 1.34 mL 的 O_2。

（三）氧解离曲线及其影响因素

1. 氧解离曲线的定义

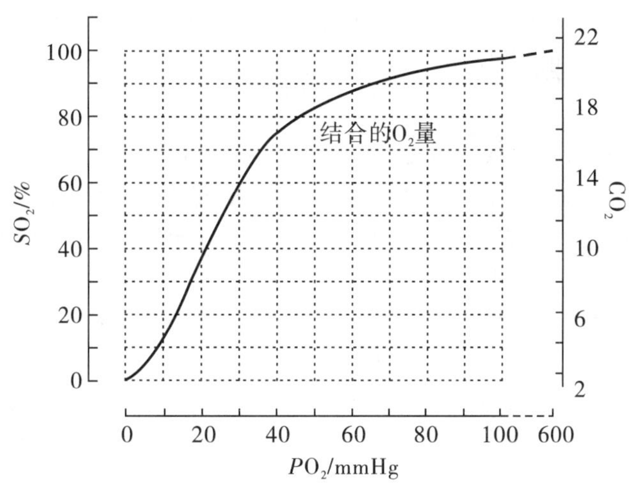

图 4－15　氧解离曲线

血液中 HbO_2 数量占 Hb 总量的百分比称为血氧饱和度（oxygen saturation，SO_2）。SO_2 大小由 PO_2 决定。血液中的 PO_2 越大，Hb 氧饱和度就越高，直至完全饱和。以 PO_2 为横坐标、Hb 氧饱和度为纵坐标绘制的曲线就是氧—血红蛋白解离曲线，简称氧解离曲线（oxygen dissociation curve）。氧解离曲线呈 S 型（图 4－15），这与 Hb 的变构效应有关。氧解离曲线上某一点的位置可以反映某一 PO_2 时 Hb 与氧结合或解离的难易程度，即 Hb 与 O_2 的亲和力。

2. 氧解离曲线的特点及生理学意义

（1）S 形曲线的形成原因。氧解离曲线呈 S 型与 Hb 的肽链聚合结构及其变构效应有关。Hb 由 4 条肽链结合而成，它们各自折叠又相互连接，形成立体结构。Hb 有两种特定构型，紧密型（tense form，T 型）和疏松型（relaxed form，R 型），它们可以相互转化。R 型 Hb 对 O_2 的亲和力是 T 型 Hb 的 500 倍。

每个 Hb 最多结合 4 个 O_2 分子，但 4 个结合并非同时发生，而是逐一结合。脱氧 Hb 为 T 型，此时 Hb 没有与 O_2 结合。Hb 的盐键联结牢固、结构稳定，氧分子难以进入，因此脱氧 Hb 很难与氧结合。当一个 O_2 分子成功进入脱氧 Hb 的结构缝隙，与其中一个血红素上的 Fe^{2+} 结合后，连接肽链的盐键开始断裂，另一个血红素周围的间隙变大，Hb 的分子构型从 T 型向 R 型转变，与 O_2 的结合逐步增加。根据协同效应，一个 Fe^{2+} 与的 O_2 结合会提高 Hb 与 O_2 的亲和力，促进下一个 Fe^{2+} 与的 O_2 结合。当第四个 Fe^{2+} 与的 O_2 结合时，Hb 与 O_2 的亲和力是第三个结合时的 150 倍。相反，在氧合 Hb（HbO_2）释放 O_2 的过程中，Hb 的分子构型逐步从 R 型向 T 型转变，对 O_2 的亲和力逐步降低。因此，组成 Hb 的 4 条肽链，无论是在结合或解离时，都具有协同效应，这就是氧解离曲线呈 S 形的原因。

（2）氧解离曲线的生理意义。氧解离曲线的上段坡度小且平坦，曲线的中下段较为陡直，各段有不同的生理意义。

A. 曲线上段的意义。曲线上段是 PO_2 为 60～100 mmHg 的范围。上段曲线的特点是 PO_2 的变化大，但 Hb 氧饱和度的变异较小。氧解离曲线上段平坦的特点保证了肺部血液的充分氧合。比如，当 PO_2 为 100 mmHg 时，血氧饱和度为 97.4%；当 PO_2 下降到 60 mmHg时，Hb 氧饱和度依旧可以达到 90%。保证了肺部 Hb 对 O_2 的有效摄取，稳定机体的供氧。

B. 曲线中段的意义。曲线中段是 PO_2 为 40～60 mmHg 的范围。曲线中段变陡反映了机体在安静状态下血液对组织的供氧情况。特点是随着 PO_2 的变化，Hb 氧饱和度会骤然降低，血液向组织释放氧量增加。静脉血的 PO_2 为 40 mmHg 时，Hb 氧饱和度为 75%，Hb 氧含量比动脉血降低 5 mL，即每 100 mL 血液流经组织时释放了 5 mL 的氧，大约占主动脉 Hb 氧含量的 25%。因此，机体在安静状态下对血液中 O_2 的利用率约为 25%。

C. 曲线下段的意义。曲线下段是 PO_2 为 15～40 mmHg 的范围。曲线下段陡直反映了血液释放氧的储备能力。在剧烈运动时，组织活动加强，细胞内的 PO_2 可降至 15 mmHg，HbO_2 快速解离释放 O_2。此时，机体对血液中 O_2 的利用率可提高至 75%，是安静时的 3 倍。

D. 氧解离曲线偏移的意义。P_{50} 指在氧解离曲线上，血氧饱和度为 50% 时的血氧分压。正常值为 26～27 mmHg，它可以用于反映 Hb 与 O_2 的亲和力。氧解离曲线右移，P_{50} 变大，表明需要更高的 PO_2 才能使 Hb 氧饱和度达到 50%，反映着 Hb 与 O_2 亲和力的减小。反之，氧解离曲线左移，P_{50} 变小，表明需要较低的 PO_2 就能使 Hb 氧饱和度达到 50%，反映着 Hb 与 O_2 亲和力的增大。在肺部，P_{50} 较小，Hb 对 O_2 的亲和力较高，有利于 Hb 对氧的摄取；在组织器官，P_{50} 较大，Hb 对 O_2 的亲和力较低，有利于氧的释放。

3. 影响氧解离曲线的因素

多种因素可以影响 Hb 对 O_2 的亲和力，引起氧解离曲线位置的偏离和 P_{50} 大小的改变。在生理环境中，氧解离曲线主要受到以下因素的影响，如图 4－16。

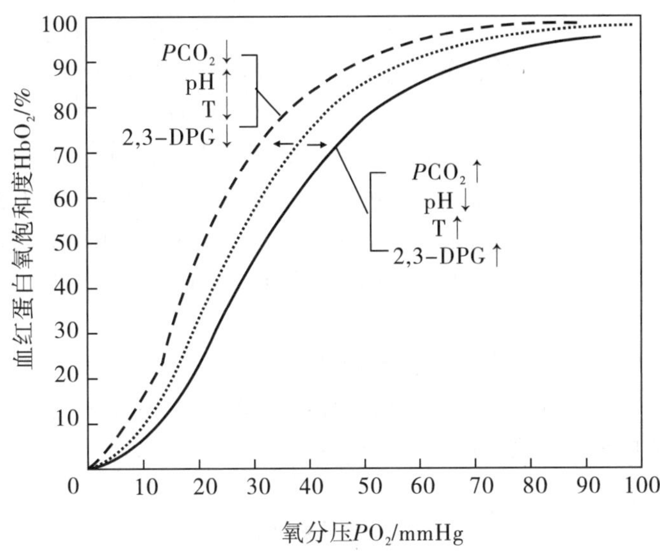

图4-16 影响氧解离曲线左移或右移的因素

(1) 血液 PCO_2 和 pH 的影响。血液二氧化碳分压（PCO_2）升高，或者 pH 降低（H^+ 浓度升高）时，氧解离曲线右移，P_{50} 增大，Hb 对 O_2 的亲和力降低；相反，PCO_2 降低或者 pH 升高（H^+ 浓度降低）时，氧解离曲线左移，P_{50} 减小，Hb 对 O_2 的亲和力升高。PCO_2 及 pH 对氧解离曲线的这种影响称为波尔效应（Bohr effect）。

波尔效应发生的原因与 Hb 的构象变化有关，具有重要的生理意义：①在肺毛细血管，CO_2 向肺泡扩散，血液中 PCO_2 降低，同时 pH 升高，两者均引起 Hb 对 O_2 的亲和力升高，这有利于肺泡毛细血管血液摄取 O_2；②在全身组织局部，CO_2 向血液扩散，血液中 PCO_2 升高，同时 pH 降低，两者均引起 Hb 对 O_2 的亲和力降低，促进 HbO_2 解离释放 O_2。

(2) 温度（T）的影响。温度升高时，氧解离曲线右移，促进 HbO_2 释放 O_2；温度降低时，氧解离曲线左移，促进 O_2 与 Hb 结合。温度对氧解离曲线的影响与生理代谢需求是相适应的。在温度升高时，组织代谢加强，对 O_2 的需求增多。此时，Hb 对 O_2 的亲和力降低可促进 O_2 释放，有利于组织获得足够 O_2。相反，温度降低，组织代谢减弱，对 O_2 的需求减少，Hb 对 O_2 的亲和力升高，减少 O_2 释放。

(3) 红细胞内2，3－二磷酸甘油酸（2，3－DPG）的影响。2，3－DPG 是红细胞的无氧代谢产物。在高原缺氧环境或贫血、心衰等慢性缺氧的患者体内，红细胞内2，3－DPG 增多；在偏碱血液或长期库存血液中，红细胞内2，3－DPG 减少。2，3－DPG 含量的增加使氧解离曲线右移，引起 Hb 对 O_2 的亲和力降低，在组织中能够促进 HbO_2 解离而增加 O_2 释放；但在肺部会抑制 Hb 与 O_2 的结合而减少 HbO_2 的形成。反之，使氧解离曲线左移，在肺部能够促进 Hb 对 O_2 的结合而增加 HbO_2 的形成；但在组织中会抑制 HbO_2 解离而减少 O_2 释放。

(4) 一氧化碳（CO）的影响。当人体吸入 CO（如煤气中毒）时，CO 能够与血液中的 Hb 结合形成一氧化碳血红蛋白（HbCO），又称为碳氧血红蛋白。CO 与 Hb 的亲和力是氧气的210倍，能够快速占据 Hb 分子上的 O_2 结合位点（血红素），减少 Hb 与 O_2 的结合。

此外，每个 Hb 上有 4 个血红素，任何一个血红素在结合 CO 后，都会增加其余血红素与 O_2的亲和力，使氧解离曲线左移，从而抑制 HbO_2的解离而减少 O_2释放。

（5）Hb 自身性质改变的影响。除了以上因素，Hb 对 O_2的亲和力还受到自身理化性质的影响。例如，不同于成人型血红蛋白（HbA，珠蛋白由 2 条 α 链和 2 条 β 链构成），胎儿型血红蛋白（HbF，珠蛋白由 2 条 α 链和 2 条 γ 链构成）与 O_2的亲和力增加，氧解离曲线 P_{50}较小。这种变化能帮助 O_2完成跨越胎盘的运转，有利于胎儿获得 O_2。出生后 3 个月内的婴儿保留有 HbF。在出生 4 个月后，HbF 逐渐被 HbA 取代。又例如，肠源性发绀时，Hb 上的 Fe^{2+}被氧化成 Fe^{3+}而形成高铁 Hb（Hb Fe^{3+} OH），由于 Fe^{3+}与羟基结合更牢固，会使 Hb 失去结合 O_2的能力；同时，每个 Hb 上有 4 个 Fe^{2+}，任何一个 Fe^{2+}变成 Fe^{3+}后，都会增加其余 Fe^{2+}与 O_2的亲和力，使氧解离曲线左移，抑制 HbO_2的解离而减少 O_2释放。此外，Hb 中氨基酸的变异也会影响 Hb 对 O_2的亲和力。

（四）常用血氧指标

血液携带 O_2的情况常用以下几个常见指标来评价。

（1）血氧分压（partial pressure of oxygen，PO_2）指物理溶解于血浆中的氧分子所产生的张力。正常值：动脉血氧分压（PaO_2）为 97 ～ 100 mmHg，静脉血氧分压（PvO_2）为 40 mmHg。

（2）血氧容量（oxygen binding capacity，$C-O_2max$）指在 100 mL 血液中，Hb 所能结合的最大 O_2的量。正常值为 20 mL。

（3）血氧含量（oxygen content，$C-O_2$）指 100 mL 血液实际所含的氧量，含与 Hb 化学结合及物理溶解的氧量。正常值：动脉血氧含量（oxygen content in arterial blood，$Ca-O_2$）为 19 mL，静脉血氧含量（oxygen content in venous blood，$Cv-O_2$）为 14 mL。

（4）血氧饱和度指血液中与氧气结合的血红蛋白占总血红蛋白的百分比。临床上，考虑到物理溶解的氧很少，SO_2约等于血氧含量与血氧容量的比值。其计算方式如下：

$$\text{血氧饱和度} \approx \text{Hb 氧含量} / \text{Hb 氧容量}$$

正常值：SaO_2为 93% ～98%，SvO_2为 70% ～75%。

（5）P_{50}指在氧解离曲线上，血氧饱和度为 50% 时的血氧分压。正常值 26 ～ 27 mmHg。它可以用于反映 Hb 与 O_2的亲和力。

三、二氧化碳的运输

空气中 CO_2的浓度仅为 0.04% 左右，可忽略不计，因此血液中的 CO_2都来自机体的代谢活动。葡萄糖的氧化代谢是 CO_2的主要来源。成人在正常生理状态下，每 100 个 O_2分子进入血液，就会同时有 80 个 CO_2分子通过肺排出。CO_2排出与 O_2摄入的比值在正常情况下为 0.8，又称为呼吸商（respiratory quotient，RQ）。平静状态下，成人的代谢活动每分钟产生约 200 mL CO_2。这些组织细胞生成的 CO_2将沿着压力梯度进入毛细血管，经血液循环运输到肺部，扩散到肺泡中，最后排出体外。与 O_2类似，CO_2在血液中的运输形式既有物理溶解，又有化学结合。

（一）CO_2的运输形式

血液中 CO_2的主要运输形式也是化学结合。血液中化学结合形式的 CO_2占 CO_2总量的

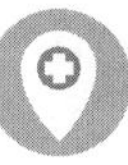

95%，其余的5%则以物理溶解的形式运输。CO_2的化学结合形式有两种：与水结合生成碳酸（H_2CO_3，极少量），再解离生成碳酸氢盐（bicarbonate，HCO_3^-，占CO_2运输总量的88%）；与红细胞内的Hb结合形成氨基甲酰血红蛋白（carbaminohemoglobin，HHbNH-COOH或$HbCO_2$，占CO_2运输总量的7%）。碳酸氢盐和氨基甲酰Hb是CO_2的主要化学结合运输形式（表4-5）。

表4-5　血液中CO_2的运输形式

	动脉血		混合静脉血	
	百分比 %	含量/(mL/dL)	百分比 %	含量/(mL/dL)
总CO_2	48	100	52	100
物理溶解CO_2	2.5	5.15	2.8	5.33
HCO_3^-结合形式	43	88.66	46	87.62
$HbCO_2$结合形式	3	6.19	3.7	7.05

1. 碳酸氢盐运输CO_2

从组织细胞产生的CO_2首先扩散入血浆，溶解于血浆中的CO_2有极小部分直接在血浆碳酸酐酶（carbonaic anhydrase，CA）的催化作用下，与H_2O结合形成碳酸（H_2CO_3），H_2CO_3又能快速解离产生H^+和HCO_3^-。HCO_3^-与Na^+结合生成$NaHCO_3$，H^+被血浆缓冲系统缓冲。大部分溶解于血浆中的CO_2快速扩散进入红细胞。红细胞内的CA浓度远高于血浆，CO_2与H_2O结合生成H_2CO_3的反应速度比在血浆中的反应快13000倍。红细胞内的H_2CO_3同样可以快速解离产生H^+和HCO_3^-。

在肺以外器官组织，CA催化方向是：

$$CO_2 + H_2O \xrightarrow{CA} H_2CO_3 \longrightarrow HCO_3^- + H^+$$

Hb对H^+有缓冲作用。红细胞内HCO_3^-顺浓度梯度跨红细胞膜扩散进入血浆，与Na^+结合生成$NaHCO_3$。HCO_3^-移出红细胞后，导致细胞内负离子减少，Cl^-便从血浆扩散进入红细胞，以维持红细胞内电荷平衡，这一现象称为氯离子漂移（chloride shift）。在红细胞上有特异性的HCO_3^-—Cl^-载体，运载这两类离子逆向跨膜交换。这样，HCO_3^-便不会在红细胞内堆积。

红细胞内的HCO_3^-与K^+结合生成$KHCO_3$，血浆中的HCO_3^-则与Na^+结合成$NaHCO_3$。上述反应中产生H^+大部分和Hb结合，从而降低H^+浓度，促进反应进一步进行。

经过以上过程，CO_2从血浆进入红细胞进行反应，生成的HCO_3^-离开红细胞进入血浆，并随着血液循环运输到肺部。

在肺部，CA催化反应的方向相反，即：

$$HCO_3^- + H^+ \longrightarrow H_2CO_3 \xrightarrow{CA} CO_2 + H_2O$$

与静脉血相比，肺泡气中的PO_2高，PCO_2低。因此，血浆中溶解的CO_2首先扩散进入肺泡，同时促使血浆中 $NaHCO_3$ 形成 H_2CO_3，不断产生 CO_2 并向肺泡扩散。红细胞内的 $KHCO_3$ 解离出 HCO_3^-，HCO_3^- 和 H^+ 生成 H_2CO_3，并在 CA 的催化作用下快速分解为 CO_2 与 H_2O，CO_2 先进入血浆，再扩散入肺泡。

2. 氨基甲酰血红蛋白运输 CO_2

进入红细胞的部分 CO_2 可以直接与 Hb 的氨基结合，生成氨基甲酰血红蛋白（HHbN-HCOOH 或 $HbCO_2$），即：

$$HHbNH_2O_2 - H + CO_2 \xrightarrow[\text{在肺}]{\text{在组织}} HHbNHCOOH + O_2$$

该反应迅速、可逆，主要受到氧合作用的调节且无须酶的催化。脱氧 Hb 与 CO_2 结合的能力比 HbO_2 大得多。因此，在体循环毛细血管，HbO_2 解离释放出 O_2 后，可与 CO_2 结合生成 $HbCO_2$，以此形式在血液中运输 CO_2。

虽然以 $HbCO_2$ 形式运输的 CO_2 只占 CO_2 运输总量的 7%，但占肺部排出 CO_2 总量的 17.5%，可见 $HbCO_2$ 的 CO_2 运输形式具有高效性。

（二）CO_2 解离曲线及其影响因素

以血液中 PCO_2 为横坐标，血中 CO_2 总含量为纵坐标绘制的曲线就是 CO_2 解离曲线（carbon dioxide dissociation curve）。与 O_2 解离曲线完全不同，CO_2 解离曲线接近于直线。CO_2 的含量没有饱和点，因此，CO_2 解离曲线的纵坐标不用饱和度，而用容积百分比来表示（图 4－17）。

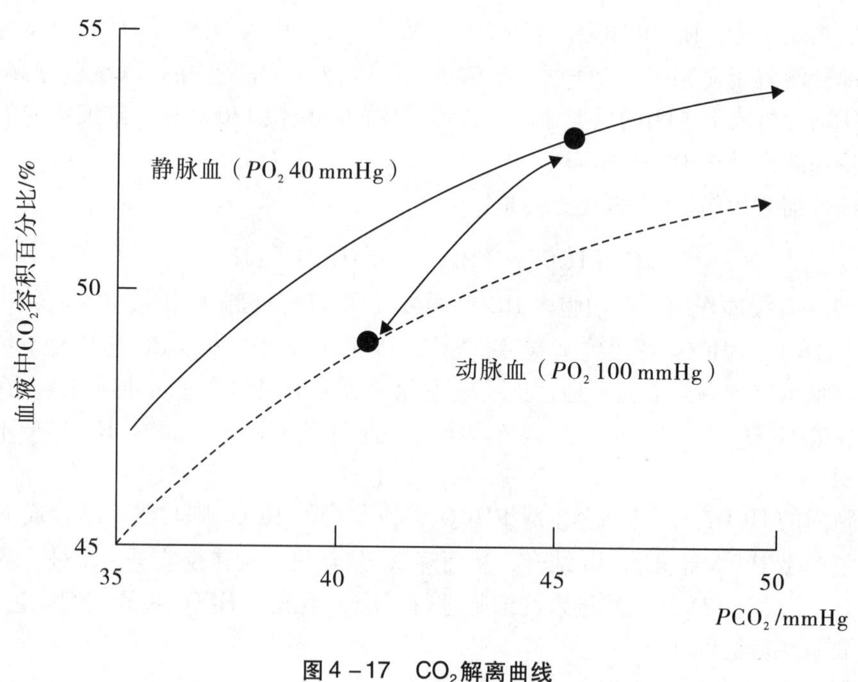

图 4－17　CO_2 解离曲线

静脉血的 CO_2 解离曲线与动脉血的 CO_2 解离曲线近乎平行。同时，在相同的 PCO_2 下，动脉血中的 CO_2 总含量较少。可见，O_2 与 Hb 的结合可以促进 CO_2 的释放；相反，脱氧 Hb

更容易与 CO_2 结合，这一现象称为霍尔登效应（Haldane effect）。霍尔登效应在血液运输及肺部血液释放 CO_2 过程中发挥着重要作用。在肺部，O_2 与 Hb 的结合可以促进 CO_2 的释放；在肺之外组织，释放 O_2 后的脱氧 Hb 更容易与 CO_2 结合。可见，O_2 的运输和 CO_2 的运输能够相互影响，其相互作用与机体的生理需求相适应。

（三）血 CO_2 指标

$PaCO_2$ 是临床上最常用的指标之一，它可以反映血中 CO_2 浓度。在碳酸酐酶的作用下，CO_2 与 H_2O 结合成 H_2CO_3，所以 $PaCO_2$ 也可反映 H_2CO_3 的浓度。肺泡通气量是决定 $PaCO_2$ 值最重要的因素，即肺泡通气量降低会引起 $PaCO_2$ 升高，肺泡通气量升高会引起 $PaCO_2$ 降低。

（高　畅　陈世民　王华东）

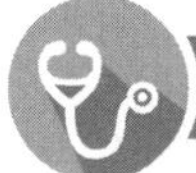

第五节　呼吸运动的调节

机体的稳态需要通过调节来维持。呼吸运动主要通过神经体液调节，包括呼吸中枢的基本呼吸节律调节及应对体内外因素变化的反射性调节，参与维持机体的稳态。

一、呼吸中枢的调节作用及呼吸节律

呼吸运动的节律起源于呼吸中枢。在中枢神经系统的调控下，引起呼吸肌节律性的收缩和舒张。呼吸运动包含不随意的自主节律运动和随意调控的呼吸运动两种。前者主要通过皮层下低位脑干的呼吸中枢产生正常的呼吸节律；后者主要通过大脑皮层随意调控呼吸节律，从而协调潜水运动及非通气功能活动（如吞咽、说话、姿势调整等）。通过中枢神经系统对呼吸运动的调节，改变肺泡通气量，使动脉血中的氧分压（PaO_2）和二氧化碳分压（$PaCO_2$）可以维持在正常范围。呼吸的频率和幅度还可根据机体新陈代谢的需要进行调节。例如，在运动时，肌肉代谢增强，耗氧量增加，呼吸运动将加深加快以摄取更多 O_2，排出更多 CO_2。

（一）呼吸中枢的作用

呼吸中枢（respiratory center）是指在中枢神经系统内，能够产生和调节节律性呼吸运动的神经元群。呼吸中枢神经元广泛分布于中枢神经系统各级水平，包括大脑皮层、间脑、脑桥、延髓和脊髓等。各级呼吸中枢在呼吸节律（respiratory rhythm）的产生和呼吸运动调节中起到不同作用。正常的节律性呼吸运动是在各级呼吸中枢的相互配合下实现的。

1．脊髓的调节作用

脊髓是联系高位呼吸中枢和呼吸肌的中继站。哺乳动物通过呼吸肌的运动来实现外呼吸，而呼吸肌的运动受到来自脊髓运动神经元传入信号的调控。这些神经元位于第 3 ～ 5 颈段脊髓前角（支配膈肌）和胸段脊髓前角（支配肋间肌和腹肌等）。实验发现，如果横断延髓和脊髓之间的连接，呼吸运动立即停止。可见，脊髓或呼吸肌本身都不能产生节律

性呼吸与运动。脊髓呼吸神经元的功能主要是联系高位呼吸中枢和呼吸肌，并在某些呼吸反射活动的初级整合中发挥一定作用。

2. 低位脑干的调节作用

脑干自上而下由中脑、脑桥、延髓3部分组成。低位脑干是指脑桥和延髓，它是呼吸节律的起源部位，此处的呼吸神经元相对集中。横断脑干实验证明，呼吸运动的节律可因横切低位脑干的平面高低不同而产生不同的改变（图4－18）。

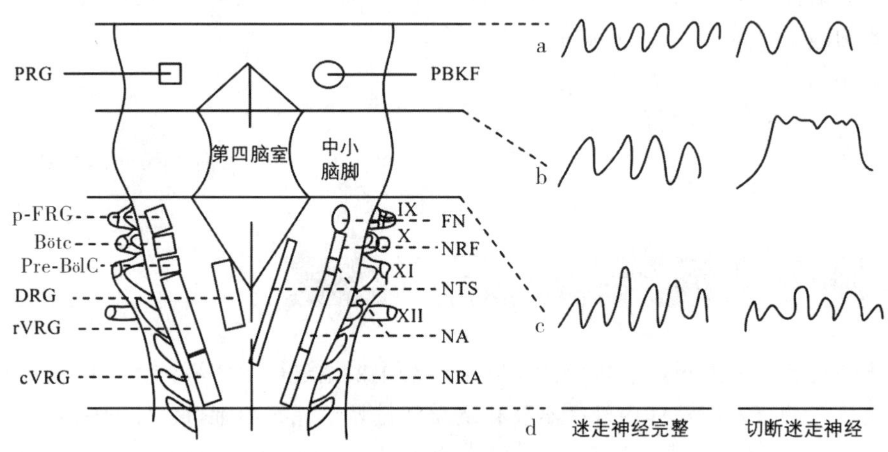

图4－18　横断低位脑干的呼吸变化

注：PRG：脑桥呼吸组；p-FRG：面神经核旁呼吸组；Böt C：包钦格复合体；Pre-Böt C：前包钦格复合体；DRG：背侧呼吸组；cVRG：尾段腹侧呼吸组；rVRG：腹侧呼吸组；FN：面神经核；NRF：面神经后核；NTS：孤束核；NA：疑核；NRA：后疑核；IX、X、XI、XI：分别为第9、10、11、12对脑神经；a、b、c、d：在脑干不同平面横切。

根据横断低位脑干的实验的结果显示：如果在中脑和脑桥之间横断脑干，呼吸节律不会出现明显变化；如果在延髓和脊髓之间横切，呼吸运动则会停止（图4－18d）。这些结果表明，呼吸节律产生于低位脑干，而中脑以上的高位脑对呼吸节律的产生不是必需的。如果在脑桥的上、中部之间横断脑干，呼吸将变慢变深；如果再切断双侧颈迷走神经，吸气时间便大大延长，仅偶尔出现短暂的呼气，这种形式的呼吸称为长吸式呼吸（apneusis）。这些结果提示脑桥上部有调整呼吸运动的中枢结构，能够促进吸气转换为呼气，称为呼吸调整中枢（pneumotaxic center）；而脑桥下部有长吸中枢（apneustic center），可以使吸气延长。此外，来自肺部的迷走神经传入冲动也有抑制吸气和促进吸气转换为呼气的作用。当延髓失去来自脑桥上部和迷走神经这两方面的传入作用后，吸气便不能及时被中断，于是出现长吸式呼吸。如果再在脑桥和延髓之间横断脑干，则不论迷走神经是否完整，长吸式呼吸将消失，出现喘息样呼吸（gasping），表现为不规则的呼吸运动（图4－18c）。这些结果提示延髓可产生基本的呼吸节律。

基于上述一系列研究，在20世纪20至50年代期间形成了三级呼吸中枢学说，即呼吸运动受到延髓的喘息中枢（gasping center）、脑桥下部的长吸中枢，以及脑桥上部的呼吸调整中枢三者的逐级调控。在延髓内，喘息中枢产生最基本的呼吸节律；在脑桥下部，长吸中枢对吸气活动产生紧张性易化作用；在脑桥上部，呼吸调整中枢对长吸中枢产生周期性抑制作用。在三者的共同作用下，正常的节律性呼吸运动得以形成。后来的研究肯定了关于延髓有呼吸节律基本中枢和脑桥上部有呼吸调整中枢的结论，但未能证实脑桥下部存在长吸中枢。也有观点认为，长吸是延髓吸气神经元持续兴奋的表现。

此后，脑片技术、神经元分离培养技术、微电极技术、激光共聚焦技术等的应用大大推动了呼吸中枢研究的进展。一系列研究揭示了在中枢神经系统内，有的神经元呈节律性自发放电，且其节律性与呼吸周期相关。这些神经元被称为呼吸相关神经元（respiratory-related neuron）或呼吸神经元（respiratory neuron）。

呼吸中枢由位于低位脑干（延髓和脑桥）两侧对称的几组神经元组成，它分为 3 个主要的神经元集结区域（图 4－19）。

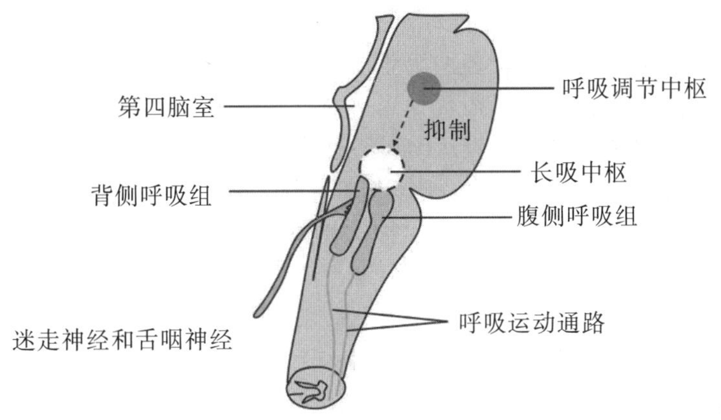

图 4－19　呼吸中枢的结构

（1）背侧呼吸组（dorsal respiratory group，DRG），位于延髓背内侧，主要引起吸气。该区相当于孤束核腹外侧部。DRG 主要含吸气神经元，其作用是兴奋脊髓膈运动神经元，引起膈肌收缩而吸气。它是控制呼吸的基础，产生基础的呼吸节律。

（2）腹侧呼吸组（ventral respiratory group，VRG），位于延髓腹外侧，距离背侧呼吸组前外侧约 5 mm 处，主要引起呼气，也引起吸气。该区相当于头端的疑核（nucleus ambiguus）和尾端的后疑核（nucleus retroambiguus）。

VRG 与 DRG 神经元组的功能有几个不同。①在正常平静呼吸时，VRG 神经元几乎完全不活动。因此，平静呼吸仅仅由于 DRG 传递到膈肌的重复性吸气信号引起，而呼气则是由于肺和胸廓的弹性回缩力产生；②VRG 神经元似乎不参与控制呼吸基本的节律性变化；③当用力呼吸时，呼吸信号从 DRG 溢出到 VRG 神经元。因此，VRG 参加额外的呼吸驱动，即对用力呼吸有贡献；④对一部分 VRG 神经元进行电刺激会产生吸气，而对其他部分神经元的电刺激会导致呼气。因此，VRG 神经元对吸气和呼气都有作用。尤其重要的是，在非常用力呼气时它向腹部肌肉提供强有力的呼气信号。因此，当需要高水平的肺通气时，特别是在剧烈运动时，这个区域可能作为一个超速机制运行。

（3）脑桥呼吸组（pontine respiratory group，PRG），位于脑桥上部背侧的臂旁内侧核（nucleus parabronchial medialis，NPBM），主要控制呼吸的速度和深度，也称呼吸调整中枢（pneumotaxic center）。呼吸调整中枢的主要作用是限制吸气时长，从而增加呼吸频率。当呼吸调整中枢的信号增强时，吸气期可缩短至 0.5 s，呼吸频率增加至 30 ～40 次/分；当信号减弱时，吸气期可延长至 5 s，呼吸频率减少至 3 ～5 次/分。

3. 大脑皮层的调节作用

除了低位脑干和脊髓，呼吸运动还受到脑桥以上神经中枢，如下丘脑、边缘系统、大脑皮质的影响。其中，大脑皮层在一定程度上可以随意调控呼吸运动。大脑皮层可分别通过皮层脊髓束和皮层脑干束随意控制脊髓和低位脑干呼吸神经元的活动，以保证其他相关的非呼吸活动顺利进行，如潜水、接吻、说话、唱歌、情绪波动、吞咽等活动的完成。一定程度的随意屏气或加深加快呼吸也靠大脑皮层的随意控制而实现。

总之，中枢神经系统对呼吸节律的调节表现为自主性和随意性。一方面，延髓存在控制呼吸节律的基本中枢，低位脑干可以产生正常的呼吸节律。另一方面，大脑皮层可以随意调控呼吸的正常节律，配合协调各种活动。呼吸运动受到低位脑干的非随意调节中枢与大脑皮层的随意调节中枢的双重调控。

临床上，可见到非随意自主呼吸运动和随意呼吸运动分离的现象。比如，大脑皮层受损的“植物人”，可以存在自主呼吸，但不能产生随意呼吸运动。又比如，当脊髓前外侧索下行的自主呼吸通路受损时，病人的自主节律性呼吸运动出现异常甚至停止，但仍可进行随意呼吸，一旦病人入睡，呼吸运动就会停止。

（二）呼吸节律的产生

根据前面所述，延髓 DRG 是产生基础呼吸节律的中枢部位，但相关机制尚未明确。目前关于基础呼吸节律的形成机制有两种学说：起步细胞学说（theory of pacemaker）和神经元网络学说（theory of neuronal circuit）。

1. 起步细胞学说

起步细胞学说认为，延髓的前包钦格复合体（pre-Bötzinger complex）中存在某些具有与窦房结起搏细胞类似的自发性节律性兴奋特性的神经元，称为起步神经元或起步细胞。起步神经元可以驱动其他呼吸神经元的活动，从而成为呼吸节律的中枢发生器。

2. 神经元网络学说

神经元网络学说认为，呼吸节律的产生依赖于延髓内呼吸神经元之间的相互联系和相互作用。稳定呼吸节律的形成是呼吸神经元网络中的兴奋性突触和抑制性突触共同作用和反馈调节的结果。

以上两种学说可能都发挥着作用。因为受到方法学的限制，目前有关起步细胞学说的实验依据多来自新生动物，而关于神经元网络学说的依据主要来自成年动物。因此，也有学者推测两种机制可能在动物的不同发育阶段占据不同的主导地位。即在动物的新生期，起步细胞在呼吸节律的形成中起主导作用；随着动物的生长发育、呼吸神经元的网络愈发完善，神经元之间相互作用加强，网络的作用在呼吸节律的形成中逐渐成为主导。一般认为，即使呼吸节律的产生依赖于起步细胞的活动，神经元网络对于精准调控机体节律性呼吸活动的不同样式和呼吸频率的维持也是不可或缺的。

二、呼吸运动的反射性调节

呼吸运动的节律虽然起源于呼吸中枢，但呼吸中枢可以受外周因素的影响。机体各种调节活动（包括呼吸运动的调节）都是为了维持自稳态（homeostasis）。为了维持 PaO_2、$PaCO_2$及 pH 在正常范围，或者为了适应机体对需氧量的增减，呼吸运动的频率、深度和样式可发生相应的调节性变化。下面讨论几种感受器传入冲动变化引起的呼吸运动反射性调节。

（一）化学感受性反射

动脉血液、脑脊液或局部组织液中的化学因素（主要是 PaO_2、$PaCO_2$、H^+）的变化引起的呼吸反射称为化学感受性反射（chemoreceptive reflex）。

呼吸运动的化学感受性反射弧包括：化学因素→化学感受器→传入神经→呼吸中枢→传出神经→呼吸肌。

1. 化学感受器

化学感受器（chemoreceptor）是指可检测血液或脑脊液中 O_2、CO_2或 H^+浓度的化学敏感神经元。根据部位不同，化学感受器分为外周化学感受器（peripheral chemoreceptor）和中枢化学感受器（central chemoreceptor）两类。化学感受器传递神经信号到达脑干呼吸中枢，从而帮助调节呼吸运动。

（1）外周化学感受器。多数外周化学感受器位于两侧的颈总动脉分叉处，称颈动脉体（carotid bodies），其传入神经经窦神经（Hering's nerves）到舌咽神经（glossopharyngeal nerve），最后进入延髓背侧呼吸区。少数位于主动脉弓区域，称主动脉体（aortic bodies），其传入神经经迷走神经（vagus nerve）分枝进入延髓背侧呼吸区（图 4－20）。1930 年比利时生理学家 Heymans 首次证明颈动脉体和主动脉体外周化学感受器在化学感受性呼吸调节中的作用，并因此获得 1938 年诺贝尔生理学或医学奖。

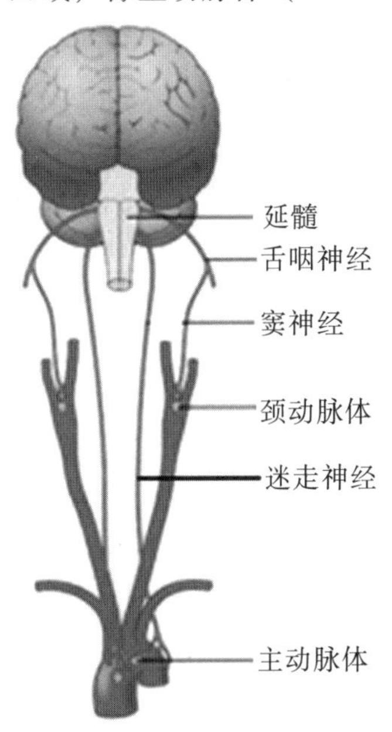

图 4－20 颈动脉体和主动脉体及其传入神经

颈动脉体和主动脉体的血液供应量极大，每分钟血流量约为其重量的 20 倍。流经它们的血液氧损耗百分率实际为零，意味着化学感受器一直浸在动脉血液之中。

当血液中的 PaO_2下降、$PaCO_2$升高或 H^+浓度升高时，可刺激外周化学感受器，通过窦神经和迷走神经传递信号到呼吸中枢，引起呼吸加深加快。

当机体缺氧时，刺激外周化学感受器的因素是 PaO_2下降，而非动脉血氧含量（Ca-O_2）降低。所以，乏氧性缺氧（低张性缺氧）时，外周化学感受器感受到 PaO_2降低的强烈刺激，从而引起呼吸加深加快。但是，血液性缺氧（等张性缺氧）时，外周化学感受器并未受到 PaO_2 降低的刺激，因而不会明显增强呼吸运动。

值得一提的是，外周化学感受器对 PaO_2 降低刺激最敏感的范围是从 60 mmHg 降至 30 mmHg。根据氧—血红蛋白解离曲线可见，在此范围内血红蛋白与氧的饱和度快速下降。

当动脉血中 CO_2 和/或 H^+ 浓度升高时，可刺激外周化学感受器，引起呼吸活动加深加快。相对而言，CO_2 对外周化学感受器的刺激作用比 H^+ 作用强，因为 CO_2 更容易扩散进入外周化学感受器的细胞。

颈动脉体内主要有两种类型细胞，即Ⅰ型细胞（球细胞）和Ⅱ型细胞（鞘细胞）。Ⅰ型细胞数量较多，呈球形，其包囊内含多巴胺、乙酰胆碱和 ATP 等多种递质，起感受器的作用。Ⅰ型细胞含有氧敏钾通道（O_2-sensitive potassium channels），当 PaO_2 明显降低时，该通道失活，引起细胞除极化；接着激活电压门控的钙通道（voltage-gated calcium channels），使细胞内 Ca^{2+} 升高，触发囊泡内神经递质释放，从而激活传入神经元，后者将信号传入呼吸中枢并刺激呼吸（图 4－21）。Ⅱ型细胞数量较少，功能还不详，可能起支持作用。

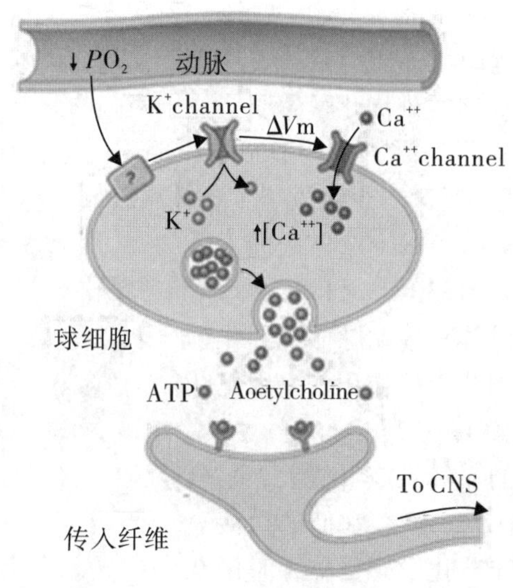

图 4－21　颈动脉体球细胞感受低氧反应

颈动脉体受交感神经和副交感神经支配。交感神经兴奋使颈动脉体血管收缩，血流减少；副交感神经兴奋可能使Ⅰ型细胞对低 O_2 刺激的敏感性降低。

（2）中枢化学感受器。中枢化学感受器位于延髓腹外侧浅表部位，左右对称，可分为头、中、尾 3 个区。其中，头端和尾端具有化学感受器作用。也有资料表明，中枢化学感受器位于斜方体后核或其他核团，目前还有争论。

中枢化学感受器不感受低 O_2 刺激，它的生理性刺激主要是脑脊液和局部细胞外液中的 H^+。CO_2 容易通过血—脑屏障，并在碳酸酐酶作用下发生水合反应，形成 H_2CO_3 并释

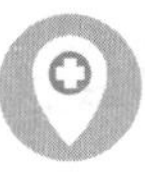

放 H^+，使中枢化学感受器的细胞外液 H^+ 浓度升高，从而刺激中枢化学感受器，通过兴奋呼吸中枢，调节呼吸。

CO_2通过外周作用与通过中枢作用的速度有明显不同。CO_2通过刺激外周化学感受器引起呼吸变化发生的速度是通过刺激中枢的5倍。因此，在运动时，外周化学感受器可能对提速 CO_2反应特别重要。

当体内 CO_2持续增多时，在最初的数小时，呼吸兴奋反应非常明显。但是，经过1～2d后，呼吸兴奋反应逐渐减弱，产生了适应。

血液中的 H^+ 不易通过血—脑屏障，故血液中 H^+ 浓度升高对中枢化学感受器的影响不大。

一般来讲，外周化学感受器主要是在机体缺氧时驱动呼吸运动，以改善缺氧状态；在 $PaCO_2$升高或 H^+ 浓度升高时驱动呼吸运动，以调节酸碱平衡。中枢化学感受器主要感受脑内 H^+ 浓度变化，并通过调节肺通气量来调节脑脊液中 H^+ 浓度及 pH。

2. 低 O_2、高 CO_2、高 H^+ 对呼吸运动的调节

（1）低 O_2对呼吸运动的调节。高原地区空气稀薄，吸入气的氧分压（PiO_2）低，初上高原的人，或在低海拔地区但存在外呼吸功能（肺通气或肺换气）障碍患者，均可能出现 PaO_2降低，并反射性引起呼吸加深加快，以增加肺泡通气量。通常在 PaO_2下降到80 mmHg以下时，肺通气量才出现较明显的增加。可见，PaO_2正常时对呼吸运动的调节作用不大。只有 PaO_2降低时，其反射调节作用才有重要意义。

切断动物外周化学感受器的传入神经后，急性 PaO_2降低对呼吸运动的兴奋效应完全消失，可见 PaO_2降低的刺激引起呼吸兴奋作用完全是通过外周化学感受器来实现的。低氧对中枢神经系统包括呼吸中枢的直接作用是抑制性的。PaO_2降低通过外周化学感受器对呼吸中枢的兴奋作用可对抗其对呼吸中枢的直接抑制作用。但是，在严重缺氧时，调节作用不足以克服直接抑制作用，常表现为呼吸运动的抑制。

（2）高 CO_2对呼吸运动的调节。CO_2是调节呼吸运动最重要的生理性化学因素。一定程度的体内 CO_2潴留，可通过刺激外周及中枢化学感受器，反射引起呼吸中枢兴奋。以往的研究证明，在麻醉的动物或人体内，当 $PaCO_2$降到很低水平时，可出现呼吸暂停；随意过度通气也可以使呼吸运动受到抑制，因此，一定水平的 $PaCO_2$对维持呼吸中枢的基本活动是必需的。但是，若 $PaCO_2$过高（>80 mmHg），则反而引起中枢神经系统包括呼吸中枢抑制，引起呼吸困难、头痛、头晕，甚至昏迷，称为二氧化碳麻醉。

CO_2刺激兴奋呼吸运动是通过外周化学感受器和中枢化学感受器两条途径实现的。去除外周化学感受器的作用后，$PaCO_2$升高引起的通气反应仅下降20%左右。从敏感性来看，$PaCO_2$只需升高2 mmHg就可刺激中枢化学感受器，并引起肺通气增强反应。但是，$PaCO_2$需升高10 mmHg才可刺激外周化学感受器。可见，中枢化学感受器在 CO_2引起的通气调节反应中起主要作用。从反应速度来看，中枢化学感受器的反应较慢，外周化学感受器的反应较快。所以当 $PaCO_2$突然增高时，外周化学感受器在引起快速呼吸反应中具有重要作用。另外，当中枢化学感受器对 CO_2的敏感性降低或产生适应后，外周化学感受器的作用就很重要了。

临床上的陈–施呼吸（Cheyne-Stokes breathing）就是通过 $PaCO_2$升高和降低的周期性

变化，引起呼吸中枢兴奋和抑制的周期性变化。

（3）高 H^+ 对呼吸运动的调节。当动脉血液 H^+ 浓度升高（如代谢性酸中毒）时，可通过外周化学感受器反射，引起呼吸运动加深、加快，肺通气量增加；相反，当 H^+ 浓度降低（如代谢性碱中毒）时，呼吸运动受到抑制，肺通气量降低。但是，如果脑内严重的 H^+ 升高，导致 pH 严重降低，可以直接损害呼吸中枢，引起呼吸抑制。

H^+ 对呼吸运动的调节也是通过外周化学感受器和中枢化学感受器来实现的。中枢化学感受器对 H^+ 的敏感性比外周化学感受器对 H^+ 的敏感性高 25 倍，但 H^+ 通过血—脑屏障的速度较慢，限制了它对中枢化学感受器的作用。因此，血液中的 H^+ 主要通过刺激外周化学感受器而起作用，脑脊液中的 H^+ 才是中枢化学感受器最有效的刺激物。脑内 H^+ 主要来源于 $CO_2 + H_2O \rightarrow H_2CO_3$ 水合反应，再由 H_2CO_3 释放出 H^+。

上述 PaO_2 下降、$PaCO_2$ 升高或 H^+ 浓度升高 3 种因素对化学感受器的刺激作用有互相增强的效应。值得注意的是，一定程度的 PaO_2 下降、$PaCO_2$ 升高或 H^+ 浓度升高，通过外周化学感受器反射性调节，间接引起呼吸中枢兴奋，出现呼吸加深加快；但是非常严重的 PaO_2 下降、$PaCO_2$ 升高或 H^+ 浓度升高，可以直接引起呼吸中枢抑制，出现呼吸减慢减弱、不规则，甚至呼吸停止。

此外，在严重慢性阻塞性肺疾病（chronic obstructive pulmonary disease，COPD）、肺心病患者，由于肺换气功能障碍，导致机体慢性缺氧和 CO_2 潴留，长时间的 CO_2 潴留使中枢化学感受器对 CO_2 的刺激产生适应（acclimatization），敏感性降低；而外周化学感受器对低 O_2 刺激的适应很慢，敏感性保留，在这种情况下，低 O_2 对外周化学感受器的刺激就成为驱动呼吸运动的主要因素。因此，如果给慢性缺 O_2 病人吸入纯 O_2，则可能因解除了低 O_2 的刺激作用引起呼吸抑制，所以在临床应用氧疗时应给予适合浓度的 O_2。

（二）肺牵张反射

前面已经介绍脑干内中枢神经系统对呼吸的控制机制，这里主要介绍来自肺部的感觉神经信号对呼吸的调节控制机制。

由肺扩张或肺萎陷引起的吸气抑制或吸气兴奋的反射称为肺牵张反射（pulmonary stretch reflex）或黑 - 伯反射（Hering-Breuer reflex）。

最重要的是，当肺部过度扩张时，位于肺部支气管和细支气管壁肌肉部分的牵张感受器（stretch receptors），通过迷走神经将信号传递到延髓背侧呼吸组（DRG）呼吸神经元群。这些信号影响吸气的方式与来自呼吸调整中枢中心的信号差不多。也就是说，当肺部过度膨胀时，牵张感受器会激活一个适当的反馈反应，“关闭”吸气坡道（inspiratory ramp），从而停止进一步的吸气，这种机制被称为黑 - 伯扩张反射（Hering-Breuer inflation reflex）。这种由肺扩张引起吸气活动受到抑制的反射也称为肺扩张反射（pulmonary inflation reflex）。这种反射也会增加呼吸的频率，就像从呼吸调整中枢发出的信号一样。人在出生 4 ～5 d 后，肺扩张反射的敏感性显著减弱。在成人，平静呼吸时肺扩张反射一般不参与呼吸运动的调节。增强吸气，直到潮气量增加到正常水平的 3 倍（≈1.5 升/呼吸）以上才能激活肺扩张反射。因此，这种反射主要是防止肺过度膨胀的一种保护机制，而不是正常控制通气的重要因素。在某些病理情况下，由于肺顺应性降低，肺扩张时对气道的牵张刺激较强，容易引起肺扩张反射，使呼吸变得浅而快。

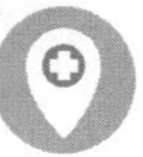

肺牵张反射除了有肺扩张反射，还有肺萎陷反射。由肺萎陷引起吸气驱动增强或促进呼气转换为吸气的反射称为肺萎陷反射（pulmonary deflation reflex）。感受器也位于呼吸道平滑肌内，但其性质尚不清楚。平静呼吸时不发生肺萎陷，当然就不存在肺萎陷反射。肺萎陷反射一般在较严重的肺萎陷时才出现。但是如果是气胸引起的肺萎陷，即使明显增强了吸气驱动，也难于引起肺脏扩张。

（三）本体感受器反射

肌梭（muscle spindle）是骨骼肌的本体感受器，它的唯一功能是引起肌肉牵张反射。肌梭突然受到拉伸刺激时，可反射性引起同一块骨骼肌收缩，这种反射称为骨骼肌牵张反射（skeletal muscle stretch reflex），属于本体感受性反射（proprioceptive reflex）。呼吸肌属于骨骼肌，也存在牵张反射。在人类，呼吸肌牵张反射（respiratory muscle stretch reflex）对正常呼吸运动的调节作用很小，在呼吸肌负荷增加（如哮喘、气道阻力增大）时可能起一定作用。

（四）防御性呼吸反射

呼吸道与外界相同，容易吸入异物或受刺激而产生分泌物，机体通过反射性呼吸反应，排除异物或分泌物，具有防御性保护作用，故称为防御性呼吸反射。主要的防御性呼吸反射包括咳嗽反射（cough reflex）和喷嚏反射（sneeze reflex）。

1. 咳嗽反射

咳嗽反射是很常见的重要防御性呼吸反射。咳嗽反射是一种神经反射过程，咳嗽感受器位于喉、气管和支气管的黏膜。主支气管以上部位的感受器对机械刺激敏感；二级支气管以下部位对腐蚀性化学物质（如 SO_2、Cl_2 等）刺激敏感。咳嗽反射的反射弧是：气道黏膜上的咳嗽感受器收到刺激后，传入冲动经传入神经（迷走神经）传入到延髓咳嗽中枢，再经传出神经（喉上神经、膈神经等）到效应器（声门、膈肌、胸部及腹肌群等）。咳嗽动作的程序：咳嗽反射是一系列协调而有次序的动作，先是一次快速深吸气（可达 2.5 L），继而会厌关闭和声门紧闭，呼气肌群强烈快速收缩，肺内压和胸膜腔内压急剧上升，然后声门和会厌突然开放，由于肺内压很高，高压高速气流将呼吸道内的异物或分泌物等排出体外。咳嗽时，气流排出速度达 33 ～ 44 m/s。需要说明重要的一点是，肺的强大压力导致支气管和气管的非软骨支撑部分向内塌陷，所以爆发排出的空气实际上通过支气管和气管变形的狭缝。

咳嗽是呼吸系统疾病最常见的症状之一，它有利于疾病诊断。但是，长期而频繁的咳嗽则对机体不利，咳嗽不仅影响病人的休息、工作和学习，还可能诱发呼吸道出血、自发性气胸等。剧烈咳嗽时，可因胸膜腔内压显著升高而阻碍静脉回流，使静脉血压和脑脊液压升高。临床上，有些病人虽然患有呼吸系统疾病，但没有咳嗽症状。原因可能是：①病变没有刺激到咳嗽感受器，没有咳嗽信号传入中枢；②有严重呼吸系统病变，但脑损伤或功能抑制，咳嗽中枢受损不能处理咳嗽信号，或没有咳嗽信号传出到效应器；③病情严重，机体极度虚弱，呼气肌乏力。

2. 喷嚏反射

喷嚏反射与咳嗽反射很像，也是一种神经反射过程，都由深吸气开始，随即产生一个急速而有力的呼气动作。不同之处是，喷嚏反射的感受器存在于鼻黏膜。当鼻黏膜受到理化因素或生物性因素刺激时，传入冲动通过第五颅神经（三叉神经）传递到髓质，触发喷嚏反射。在喷嚏反射中，发生悬雍垂（uvula）下降和舌压向软腭，而不是声门的关闭，因此大量空气迅速通过鼻子，从而帮助清除鼻道中的异物。

（五）其他反射

除受上述反射性调节外，呼吸运动还受其他多种感受器的传入性影响。

1．肺毛细血管旁感受器调节

当肺毛细血管充血或肺泡壁间质积液时，肺毛细血管旁感受器（juxtacapillary receptor，简称“J感受器”）受到刺激，信息经迷走神经无髓纤维传入延髓，引起反射性呼吸暂停，继以呼吸浅快、血压降低、心率减慢。

2．压力感受器的调节

颈动脉窦、主动脉弓、心房、心室等处存在压力感受器（baroreceptor），当这些压力感受器受到刺激时，主要是反射性抑制心血管中枢。但是，因心血管中枢与呼吸中枢是比邻关系，故这些感受器受到刺激时，也会影响呼吸运动。当然，这些压力感受器反射活动对呼吸运动的调节作用较弱。

（陈世民　高　畅　王华东）

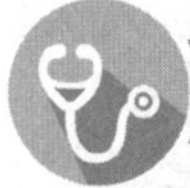

第六节　新生儿呼吸运动的启动及调节

儿童是国家与民族的未来，小儿与成人之间存在许多生理学及病理学的差异。医学生及临床医生必须了解新生儿呼吸运动的特点。

一、新生儿呼吸运动的启动

胎儿的呼吸运动（吞咽羊水和膈肌移动）始于妊娠第10～11周。随着胎儿的成熟，在快速眼动睡眠期间可以观察到胎儿的间歇性呼吸运动。胎儿呼吸运动对肺发育和肺生长很重要。实验证明，绵羊胎儿在膈肌切除术（停止呼吸运动）后会导致肺发育不全。胎儿的呼吸运动在低氧血症时减弱，在高氧血症时增强。

从胎儿的间歇呼吸到新生儿的连续呼吸这一巨大变化背后的机制还远未完全了解。胎儿娩出后，新生儿通常在出生后20 s之内发生第一声哭啼，启动第一次自主呼吸运动，在2 h内建立有规律的自主呼吸。

新生儿第一次自主呼吸空气开始于呼吸中枢的驱动，启动的机制是一个多因素刺激作用的复杂过程。

（1）呼吸中枢抑制作用解除。在子宫内，胎盘产生的前列腺素 E_2（PGE_2）作为呼吸中枢抑制因子控制着胎儿的呼吸运动。在结扎脐带后，突然解除 PGE_2 对呼吸中枢抑制，有利于启动新生儿呼吸运动。

（2）清醒。胎儿娩出后，大脑皮层中枢的刺激作用有利于启动新生儿呼吸运动。

（3）身体冷却和感官刺激。胎儿娩出后，感官首次受到外界冷、触、压、痛、声、光

等因素刺激，使中枢兴奋，有利于启动新生儿呼吸运动。

（4）血气变化的刺激。结扎脐带后，PaO_2降低、$PaCO_2$升高和H^+浓度升高，刺激外周化学感受器和中枢化学感受器，引起呼吸中枢兴奋。

（5）自身本体感受器的刺激。胎儿娩出后，助产士帮助新生儿活动，使来自肌肉、肌腱、关节等本体感受器受到刺激，有利于启动新生儿呼吸运动。

（6）胸廓弹性反冲作用。产道分娩过程中，胎儿胸廓受到挤压而处于被压缩状态，出生后胸廓靠弹性回缩力向外反冲回位，加上膈肌收缩，肺随之扩张，气体进入肺内，有利于启动新生儿呼吸运动。

（7）体液因子的作用。血液儿茶酚胺的急剧增加有助于新生儿呼吸运动的启动。

（8）肺泡表面活性物质的作用。气道及肺泡的清理和打开，产程刺激表面活性物质分泌到胎儿肺部。通气开始后的肺泡拉伸进一步增加了表面活性物质的分泌。表面活性物质的作用是降低肺泡的表面张力，使肺泡容易扩张实现充气。胎儿肺液的清除也在出生前就开始了，分娩时肺液的清除得到加强，并且大部分在出生后 2 h 完成。

（9）新生儿有足够的呼吸肌收缩及舒张力量。

（10）新生儿肺内发生了功能性的气体交换和血液流动。

出生后，若新生儿不能及时启动自主呼吸，助产士或产科医生要在清除口腔液体后，立刻采用较强因素刺激，如按摩背部或拍打足底，使新生儿尽快启动自主呼吸。如果出生后较长时间还没有自主呼吸，新生儿可能会因缺氧导致脑损伤。

二、新生儿呼吸运动的调节

新生儿呼吸频率比成人快，一般为35～50次/分，平均38次/分。在呼吸运动调节方面，早产儿对$PaCO_2$升高刺激敏感性低，但足月新生儿对PCO_2刺激的通气反应与成人类似。一定程度PaO_2降低和H^+浓度升高，通过刺激外周化学感受器和中枢化学感受器，引起呼吸中枢兴奋，但严重缺氧将直接抑制呼吸中枢。其他呼吸调节机制，如肺牵张反射等，在出生前已基本具备，出生后不断发育成熟。

由于大脑发育没有完全成熟，新生儿对缺氧的耐受性比成人高。

呼吸中枢及呼吸器官发育成熟是一个连续过程。因此，出生后的呼吸活动也可能是不规则的，出现呼吸急促、呼吸暂停、周期性呼吸和呼吸过速。护理新生儿要细心观察、爱心照顾。

（陈思润　陈世民）

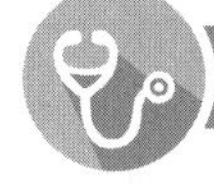

第七节　呼吸系统的非呼吸功能

呼吸系统最主要的功能是呼吸功能，即肺通气和肺换气功能。此外，呼吸系统还有非呼吸功能。非呼吸功能包括清洁、滤过、免疫、生物活性物质代谢、药物代谢、嗅觉、发音、酸碱平衡调节与体温调节等功能。呼吸系统的非呼吸功能障碍，不仅可以影响呼吸功能，还可以影响机体其他系统器官的功能。本节主要介绍呼吸系统的清洁、滤过、免疫、生物活性物质与药物代谢、酸碱平衡调节及体温调节等功能。

一、清洁、滤过功能

机体需要时时刻刻通过呼吸获得 O_2 和排出 CO_2，肺通气量为 6 ～ 9 L/min，每天出入肺的气量高达 8000 ～ 12000 L。空气中的颗粒物（particulate matter，PM）、细菌、病毒及有害气体或变应原等可随空气吸入呼吸道和肺泡，因此，呼吸系统必须有清洁与滤过功能，以确保进入肺泡的气体几乎净洁无颗粒物及无菌。呼吸系统的过滤功能包括气道内过滤及肺毛细血管网过滤两部分。呼吸系统的清洁与滤过功能是肺防御功能之一。

在鼻腔，通过鼻毛阻挡和鼻甲表面黏液的吸附，以及喷嚏反射，可清除直径大于 10 μm的颗粒（PM10.0）。在气管、支气管和细支气管，管壁表面的黏液可吸附直径为 2 ～10 μm 的颗粒，并经纤毛运动、喷嚏和咳嗽向体外排出。在呼吸性细支气管、肺泡管和肺泡，直径小于 2 μm 的吸入颗粒（PM2.0）通过黏液—纤毛转运系统进入终末细支气管，并经纤毛运动和咳嗽排出体外。肺泡内的巨噬细胞吞噬进入肺泡内的颗粒和细菌后，带着吞噬物向上游到细支气管壁上的黏液层，并经纤毛运动和咳嗽排出体外。

全身血液都必然通过肺循环，由于肺循环有丰富的毛细血管网，毛细血管的平均内径只有 4 ～ 5 μm。因此，各系统回流血液中的微血栓、细菌团，甚至转移的癌细胞等会被肺毛细血管截留，起过滤保护作用，以免有害物质重新进入体循环，可保护心、脑、肾、肾上腺等重要器官免受损害。细菌团和转移的癌细胞在肺部截留，一般情况下将会被巨噬细胞吞噬清除。偶尔，细菌团或转移的癌细胞也有可能未能被清除，造成肺脓肿或肺转移癌发生。

二、免疫功能

呼吸系统存在固有免疫（innate immune）和适应性免疫（adaptive immune）功能，免疫功能是呼吸系统最重要的防御功能。鼻咽部、气管及大支气管周围有大量的淋巴组织。肺组织内有丰富的巨噬细胞，肺毛细血管网可以运输大量的淋巴细胞抵达肺泡壁。气道中有较高浓度的分泌型 IgA（secreted IgA，SIgA），还有补体、溶菌酶、防御素（defensin）、抗菌肽（antibacterial peptide）、表面活性物质结合蛋白（surfactant associated protein，SP）SP-A 和 SP-D 等。SP-A 和 SP-D 可以促进吞噬细胞的吞噬杀菌活性。这些固有（非特异性）和适应性（特异性）免疫机制构建起抗御病原微生物感染的强有力防线。

呼吸系统免疫功能降低将容易造成各种呼吸道感染性疾病及肺癌发生。呼吸系统免疫功能紊乱还可引起特异性变态反应，如支气管哮喘。

三、生物活性物质与药物代谢功能

肺组织对一些生物活性物质和药物具有代谢和生物转化功能，这种功能称为肺的代谢功能（pulmonary metabolic function）。在肺内代谢的物质可以来自血道或呼吸道。肺血管内皮细胞的数量很多，总表面积高达 126 m^2，功能复杂又活跃，在肺的代谢功能中起关键作用。此外，肺组织的上皮细胞、血管平滑肌细胞、肥大细胞及肺神经内分泌细胞等也有一定的代谢功能。肺内各种细胞通过参与许多生物活性物质的代谢，维持血液中一些激素、生物胺、脂肪酸衍生物的适宜浓度，有利于肺脏维持正常的呼吸功能及免疫功能。肺代谢功能障碍是某些肺脏疾病的重要发病机制。

（一）肺表面活性物质代谢

肺表面活性物质（pulmonary surfactant，PS）主要成分为二棕榈酰磷脂酰胆碱（dipalmitoyl phosphatidylcholine，DPPC），在Ⅱ型肺泡上皮细胞内质网的微粒体中合成，以胞吐的方式分泌到肺泡腔，具有降低肺泡表面张力及预防肺塌陷的作用。

肺表面活性物质结合蛋白有 SP-A、SP-B、SP-C 和 SP-D 4 种。SP-A 和 SP-D 为亲水性蛋白，SP-B 和 SP-C 为疏水性蛋白。肺表面活性物质结合蛋白（SP）可促进肺表面活性物质形式转化，加速处于液相中的磷脂混合物在液—气界面形成单分子膜而发挥降低表面张力的作用。

早产儿因Ⅱ型肺泡上皮细胞发育不全，肺表面活性物质常常合成不足，引起肺不张。肺水肿或肺炎患者常常发生肺表面活性物质降解增多，容易造成肺扩张受限。

（二）内源性生物活性物质代谢

1．激活和释放内源性生物活性物质

（1）血管紧张素转化酶的作用。肺血管内皮细胞含有丰富的血管紧张素转化酶（angiotensin-converting enzyme，ACE）。在 ACE 的作用下，血管紧张素Ⅰ（angiotensin Ⅰ）被转化成血管紧张素Ⅱ（angiotensin Ⅱ）。因此，肺是体内血管紧张素Ⅱ生成的主要场所。血液流经肺循环一次就能将血流中 80% 的血管紧张素Ⅰ转化为血管紧张素Ⅱ。血管紧张素Ⅱ对体循环及肺循环血管都有很强的缩血管作用，是维持血压的重要肽类激素。内毒素血症肺损伤时，肺血管内皮细胞膜上 ACE 数量减少、活性降低，使血液中血管紧张素Ⅱ减少、血压降低，这可能是内毒素性休克的发病机制之一。许多慢性肺部疾病如 COPD、肺气肿、支气管哮喘、肺结核或肺癌等都可引起 ACE 活性降低。

ACE 抑制剂在减少血管紧张素Ⅱ生成的同时，也会使缓激肽降解减少。

（2）生物活性物质的合成与释放。肺血管内皮细胞是循环血液中前列环素（prostacyclin，PGI_2）的主要来源。肺组织也合成及释放 5－羟色胺（5-hydroxytryptamine，5-HT）和组胺（histamine）。5－羟色胺还可引起血管及支气管平滑肌收缩及增加毛细血管通透性。组胺则引起血管舒张、支气管平滑肌收缩及增加毛细血管通透性。

（3）气体分子的合成与释放。肺还可合成释放一氧化氮（nitric oxide，NO）、一氧化碳（carbon monoxide，CO）和硫化氢（hydrogen sulfide，H_2S）3 种气体信号分子。一氧化氮合酶（nitric oxide synthase，NOS）催化 L－精氨酸（L-arg）产生 NO，血红素氧合酶（hemeoxygenase，HO）催化血红素产生 CO，多种酶催化半胱氨酸降解生成 H_2S。

适量的 NO 可调节肺血管及气道平滑肌的舒张、改善肺局部$\dot{V}_A/\dot{Q}$比值。NO 还可抑制血小板凝聚，参与肺的宿主防御和免疫功能，但是，抑制内源性 NO 的产生或 NO 产生过量，则可造成或加重肺损伤。在生理状态下，肺内 HO 的基础表达很低或缺失，因此肺内 CO 产生极少。H_2S 在肺血管中分布很多，它同 NO 和 CO 具有类似的生物学效应。H_2S 减少将促进肺动脉高压、肺纤维化的发生；内源性 H_2S 生成过多则可加重肺组织损伤。

2．代谢灭活内源性生物活性物质

血液流经肺时，肺血管内皮细胞可以摄取或灭活内皮素、5－羟色胺、去甲肾上腺素、缓激肽、PGD_2、PGE_2、$PGF_{2\alpha}$、白三烯、腺苷、ATP、ADP和AMP等多种生物活性物质。血液流经肺时，可一次摄取80%～90%的内皮素-1、65%～98%的5-羟色胺、82%的PGE_2和58%的$PGF_{2\alpha}$、20%～25%的去甲肾上腺素。肺血管内皮细胞功能受损可导致血液中上述物质的浓度升高，引起肺脏及全身各器官发生一系列的改变。例如，由肺血管内皮功能受损所引起的循环血中5-羟色胺、内皮素、去甲肾上腺素、$PGF_{2\alpha}$、白三烯等浓度的升高，可使血管收缩、肺动脉压升高。5-羟色胺还可引起支气管平滑肌收缩及增加毛细血管通透性。缓激肽、PGE_2、腺苷等浓度升高，则引起血管舒张。

肺对内源性生物活性物质的代谢灭活是选择性的。与上面物质不同，多巴胺、肾上腺素、组胺、血管紧张素Ⅱ、催产素、抗利尿激素（ADH）、PGI_2和PGA_2等物质通过肺循环时不被肺血管内皮细胞摄取或灭活。

综上所述，肺血管内皮细胞具有非常复杂的功能，对某些物质既可合成释放，又可代谢灭活；既参与收缩血管，又参与舒张血管，还可影响支气管平滑肌舒缩。在生理情况及病理情况下，肺血管内皮细胞的反应及作用不同。

3. 肺内药物代谢

生物转化又称“代谢转化”，是指外来化合物在体内经酶催化或非酶作用下所发生的化学变化过程。生物转化可以使外来化合物（如药物）的毒性降低，也可使某些外来化合物的毒性增加。细胞色素P450（cytochrome P450，CYP450）是生物转化重要的代谢酶系统之一，主要存在于肝组织，在肺组织也有分布。肺泡上皮内CYP450对吸入性麻醉剂（如氟烷、甲氧氟烷等）及空气污染物有代谢转化作用。治疗哮喘时，喷雾吸入肾上腺素与异丙肾上腺素，可被肺上皮细胞部分代谢。有些药物可被肺内皮细胞摄取并代谢，如普萘洛尔和可乐定经肺循环时可分别被摄取90%和50%。有些药物可产生肺的局部毒性，如除草剂百草枯被吸入肺内后，刺激肺泡上皮细胞产生大量氧自由基，导致肺损伤和肺纤维化。

四、酸碱平衡调节功能

细胞分解代谢是酸、碱物质的主要来源。正常人血浆pH维持在7.35～7.45之间，波动范围只有0.1，说明机体对酸碱平衡具有强大的、有效的调节作用。机体维持酸碱平衡稳定的机制主要是血浆和细胞内缓冲，以及肺脏和肾脏的调节作用。

肺脏对酸碱平衡的调节，主要是通过改变呼吸运动的深度和频率，调整肺泡通气量及CO_2的排出量，调节$PaCO_2$，从而调节血浆中H_2CO_3浓度及pH。当血液或脑脊液H^+浓度升高时（pH↓），通过外周或中枢化学感受器反射，引起呼吸加深加快、肺泡通气量增加、肺加强CO_2的排出而降低体内的H^+浓度，上调pH；当血液或脑脊液H^+浓度降低时（pH↑），引起呼吸减慢减弱、肺减少CO_2的排出而升高体内的H^+浓度，下调pH。若肺泡通气量减少导致血浆H_2CO_3原发性升高，可引起呼吸性酸中毒；若肺泡通气量过多导致血浆H_2CO_3原发性减少，可引起呼吸性碱中毒。

五、体温调节功能

发热时，体温升高刺激呼吸中枢，使呼吸加快，增加从呼吸道的散热量，达到调节体

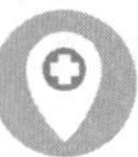

温的目的。最典型的是，犬因没有汗腺，天热时常常张口呼吸，增加散热量。呼吸深快不仅增加呼吸道的散热量，也会增加呼吸道的水分丢失，可能引起高渗性脱水。

六、其他功能

（一）加温加湿作用

鼻甲、口咽部黏膜表面积较大，血流丰富，温度较高，可对吸入的冷空气加温加湿。给气管插管或气管切开术患者吸氧时，需要注意对吸入气加温加湿，否则容易引起呼吸道黏膜干燥及损伤。

（二）肺的贮血功能

正常人肺循环血管内约有 500 mL 血液，约占全身血容量的 10%。当血容量明显降低时，肺循环可调出一部分血液补充到体循环中而发挥代偿作用。但是，这种代偿作用是非常有限的，并且不常发生。因为在血容量明显减少及血压降低的情况下，将会发生交感神经兴奋、儿茶酚胺释放增多、体循环血管和肺循环血管都发生收缩，而且体循环血管收缩更强烈。此时，肺循环血量非但不调出，反而调入。实验证明，在血容量增加的条件下，静脉注射肾上腺素将引起肺充血及肺水肿。在全身血容量不足情况下，增加肺循环血量，将改善V_A/Q比值、提高血液氧含量，这才是真正的代偿作用。

由于正常情况下肺脏就有比较大的血容量，若发生急性左心衰竭或快速输血输液，容易引起肺淤血水肿。

尽管肺脏有一定的贮血功能，但能发挥人体内“自身输血”代偿作用的贮血器官主要是肝脏和脾脏，而不是肺脏。

（陈思润　陈世民）

小　结

呼吸系统生理学重点讨论完整的呼吸过程及其生理机制、呼吸节律的形成、呼吸运动的调节及呼吸系统的非呼吸生理功能。

完整的呼吸包括外呼吸、中间呼吸（气体在血液中的运输）和内呼吸。呼吸系统最主要的功能是外呼吸功能，即通过呼吸运动实现肺通气，并与循环系统配合实现肺换气。肺通气是肺与外界环境之间的气体交换过程。呼吸肌的活动引起的呼吸运动是肺通气的原动力。通过呼吸运动，吸入 O_2，排出 CO_2。肺泡内的压力与大气压之差是推动气体进出肺的直接动力。平静呼气和吸气时胸膜腔内均为负压，吸气时负压增大，呼气时负压降低；用力呼气时，胸膜腔内可变为正压。胸膜腔内负压是维持肺扩张状态的主要因素，同时促进静脉血与淋巴液回流右心。肺通气的阻力包括弹性阻力和非弹性阻力。肺泡表面张力是肺弹性阻力的主要成分。肺表面活性物质具有降低肺泡表面张力，进而减小吸气阻力、增加肺顺应性、防止肺泡塌陷及肺水肿等作用。气道阻力是非弹性阻力的主要成分，其大小与气道半径的四次方成反比。成人的气道阻力呼气时略高于吸气时，其中 80% 以上气道阻力分布在直径大于 2 mm 的气道。肺活量可反映一次肺通气的最大能力，但用力呼气量更能充分反映肺通气功能的变化。肺泡通气量是每分钟吸入肺泡的新鲜空气量，反映肺通气率。肺泡与肺毛细血管血液之间的气体交换称为肺换气。气体弥散速率与气体分压差、温度、溶解度以及呼吸膜面积成正比，而与呼吸膜厚度以及气体分子量的平方根成反比。内呼吸包括组织换气及组织细胞内的氧化代谢过程。中间呼吸包括机体经肺换气过程摄取的 O_2 和经组织换气产生的 CO_2 均以物理溶解和化学结合两种形式经血液循环运输。物理溶解的 O_2 和 CO_2 量很少，化学结合是 O_2 和 CO_2 运输的主要形式。O_2 与血红蛋白结合进行运输，CO_2 以碳酸氢盐和氨基甲酰血红蛋白的结合形式进行运输。氧解离曲线是反映 Hb 氧饱和度和血液 PO_2 关系的曲线，呈“S”形。CO_2 解离曲线是反映血液中 CO_2 含量与 PCO_2 关系曲线，呈线性。

呼吸中枢是指中枢神经系统内产生和调节呼吸运动的神经元群。呼吸中枢分布于脊髓、延髓、脑桥、间脑和大脑皮层等中枢神经系统的各级部位。正常节律性呼吸运动是在各级呼吸中枢的共同作用下实现的。脊髓是联系高位脑和呼吸肌的中继站；延髓有产生呼吸节律的基本中枢；脑桥上部有呼吸调整中枢；大脑皮层对呼吸运动具有一定程度的随意调节作用。

呼吸运动受神经反射性调节，包括化学感受器反射、肺牵张反射、本体感受器反射、防御性呼吸反射等。H^+ 浓度升高、PO_2 降低及 PCO_2 升高可以刺激外周化学感受器，反射引起呼吸运动的频率加快和强度加强。H^+ 浓度及 PCO_2 升高对中枢化学感受器也有刺激作用，但 PO_2 降低对呼吸中枢作用则是直接抑制。

胎儿从子宫内到外界环境，受到体内外多种理化因素刺激，同时脐血中呼吸中枢抑制因子抑制作用的解除，是呼吸运动启动主要机制。肺内液体的清除和肺表面活性物质在肺泡液—气界面上的募集，有助于呼吸运动的建立和维持。

呼吸系统的非呼吸功能包括清洁、滤过、免疫、生物活性物质与药物代谢、酸碱平衡调节及体温调节功能等。

（陈世民）

参考文献

［1］李东风．呼吸［M］//梅岩艾，王建军，王世强．生理学原理．北京：高等教育出版社，2011：160－187.

［2］罗自强．呼吸系统生理学基础［M］//郑煜，陈霞．呼吸系统．北京：人民卫生出版社，2015：65－116.

［3］沈霖霖．呼吸［M］//王庭槐．生理学．9 版．北京：人民卫生出版社，2018：147－176.

［4］於峻．呼吸［M］//姚泰，赵志奇，朱大年，等．人体生理学．4 版．北京：人民卫生出版社，2015：1353－1437.

［5］赵敬国，艾洪斌．呼吸［M］//艾洪斌．人体解剖生理学．2 版．北京：科学出版社，2015：247－266.

［6］DYLAG A M，RAFFAY T M. Rodent models of respiratory control and respiratory system development－Clinical significance［J］. Respiratory physidogy and neurobiology，2019，268：103249.

[7] GRAHAM B L, STEENBRUGGEN I, MILLER M R, et al. Standardization of spirometry 2019 update. An official American thoracic society and European respiratory society technical-statement [J]. American journal of respiratory and critical care medicine, 2019, 200 (8): e70 - e88. DOI: 10. 1164/rccm. 201908 - 1590ST. PMID: 31613151; PMCID: PMC6794117.

[8] KUIPERS I M, MAERTZDORF W J, KEUNEN H, et al. Fetal breathing is not initiated after cord occlusion in the unanaesthetized fetal lamb in utero [J] . J Dev Physiol, 1992, 17: 233 - 240.

[9] HALL J E. Respiration [M]. //Hall J E. Guyton and hall textbook of medical physiology. 14th ed. Philadelphia elsevier science publishers, 2020: 497 - 574.

[10] PRAUD J P, DIAZ V, KIANICKA I, et al. Abolition of breathing rhythmicity in lambs by CO_2 unloading in the first hours of life [J] . Respirdtory physiology, 1997, 110, 1 - 8. DOI: 10. 1016/S0034 - 5687 (97) 00064 - 958.

[11] R ALVARO, V DE ALMEIDA, S al - Alaiyan, et al. A placental extract inhibits breathing induced by umbilical cord occlusion in fetal sheep [J]. J Dev Physiol, 1993, 19: 23 - 28.

[12] MORTOLA J P. How to breathe? Respiratory mechanics and breathing pattern [J]. Respiratory physiology and neurobiology, 2019, 261: 48 - 54. DOI: 10. 1016/j. resp. 2018. 12. 005. Epub 2018 Dec 31; PMID: 30605732.

[13] MORTON S U, BRODSKY D. Fetal physiology and the transition to extrauterine life [J]. Clinics in perinatology, 2016, 43 (3): 395 - 407.

[14] SAMSON N, FORTIN - PELLERIN E, PRAUD J P. The contribution of ovine models to perinatal respiratory physiology [J]. Frontiers in biascience (Landmark Ed), 2018, 23: 1195 - 1219.

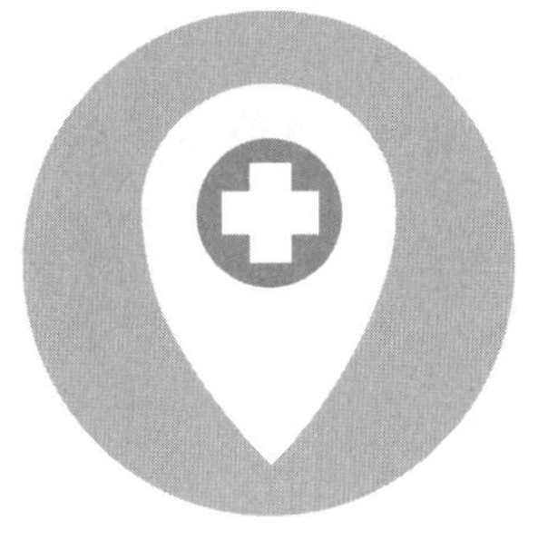

第五章　呼吸系统病理学

呼吸系统病理学讨论常见呼吸系统疾病的病因、发病机制、病理变化、临床病理联系、并发症及防治原则等内容。本章重点在于学习病理形态改变，同时强调将形态改变与功能变化相结合，与临床表现相联系。

常见的呼吸系统疾病有 4 类：①炎症性疾病：包括常见的由细菌和病毒引起的上呼吸道感染、支气管炎、肺炎、肺结核等；②慢性阻塞性肺病：是一组以终末肺组织受到损害后，小气道完全或不完全阻塞导致呼气阻力增加、肺功能不全为共同特征的疾病，从病变发展的角度看包括慢性支气管炎、肺气肿、支气管哮喘及支气管扩张等；③限制性肺病：是胸廓畸形或各种病因致使肺的弹性减弱、顺应性降低，肺膨胀受限的疾病，如呼吸窘迫综合征、肺尘埃沉着症和弥漫性肺间质纤维化等；④肿瘤：如鼻咽癌、喉癌和肺癌等。

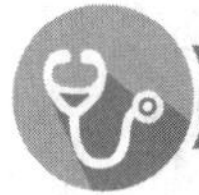

第一节　鼻炎、鼻窦炎及咽喉炎

一、鼻炎

鼻炎（rhinitis）是指各种致炎因子引起的鼻黏膜炎症反应。根据临床表现可以分为急性鼻炎和慢性鼻炎。

（一）急性鼻炎

1．急性病毒性鼻炎（acute viral rhinitis）

（1）概念。急性病毒性鼻炎是指由病毒感染引起的鼻黏膜急性炎症，俗称“伤风”或“感冒”。

（2）病因及发病机制。引发该病最常见的病毒为鼻病毒，其次为冠状病毒、副流感病毒等。急性病毒性鼻炎很少独立发病，一般为呼吸道病毒性疾病的一部分，且往往容易继发细菌感染。受凉、过劳、全身慢性疾病和鼻中隔偏曲等降低机体抵抗力或削弱鼻黏膜防御功能是急性病毒性鼻炎的诱因，这些诱因使病毒容易入侵并发病。病毒在体内的潜伏期一般为 1 ～ 3 天。

（3）病理变化及临床病理联系。发病早期鼻黏膜血管痉挛、黏膜缺血、腺体分泌减少、鼻腔黏膜灼热感；随后黏膜充血、水肿，渗出物增多，同时腺体及杯状细胞分泌增加。此时患者多表现为鼻塞、分泌物增多（浆液性卡他性炎）。随后合并链球菌、葡萄球菌大量增生繁殖，继发化脓性炎症，黏膜上皮纤毛黏结，有部分变性、坏死的上皮脱落。此时患者鼻腔分泌物转变为黏液脓性，2 ～ 3 天后上皮开始再生，约 2 周后经修复痊愈。

（4）并发症。抵抗力和免疫力低下或者有发育畸形者可进一步伴发鼻窦炎、中耳炎、肺炎，甚至急性病毒性心肌炎。

（5）防治原则。其原则主要为增强抵抗力、避免群聚传染，发病后给予支持治疗和对症治疗为主。

2．过敏性鼻炎

（1）概念。本病是发生在鼻黏膜的变态反应引起的炎症性疾病。临床上常以鼻痒、喷嚏、鼻分泌物亢进和鼻黏膜肿胀为主要特点。

（2）病因和发病机制。变态反应多与个人体质有关。多为吸入的花粉、动物皮毛及室内外空气中的各种粉尘引起；也可由碘、油漆、药品、食品、化妆品或低温等刺激因素引起的Ⅰ型变态反应，使得组胺释放、副交感神经活性增强、鼻黏膜处于超敏状态，易于诱发临床症状。

（3）病理变化及临床病理联系。镜下可见鼻黏膜上皮层内杯状细胞增多、纤毛受损、基膜增厚、间质水肿、肥大细胞增多，并有大量嗜酸性粒细胞、淋巴细胞和浆细胞浸润。临床上常以鼻痒、阵发性喷嚏、大量水样鼻涕和鼻塞为主要症状。

（4）防治原则。避免接触过敏原，对症药物治疗，对因免疫治疗，必要时进行手术。

（二）慢性鼻炎

1. 概念

本病为发生在鼻腔黏膜和黏膜下层的常见的慢性炎症性疾病。临床表现以鼻腔黏膜肿胀、分泌物增多、无明确致病微生物感染、病程持续数月以上或反复发作为特征。

2. 病因及发病机制

本病发生原因不明，可能为急性鼻炎的迁延，或因局部解剖结构的变异、附近病灶的蔓延，职业、环境因素以及糖尿病、营养不良等全身性疾病的作用而发生。

3. 病理变化及临床病理联系

结合病理变化和临床表现，慢性鼻炎可分为以下 4 种类型。

（1）慢性单纯性鼻炎（chronic simple rhinitis）。本病是由鼻腔血管的神经调节功能紊乱引起的一种慢性炎症。主要病理特征为：鼻黏膜深层动静脉，特别是下鼻甲的海绵状血窦扩张、通透性增加、腺体分泌增多，血管和腺体周围间质水肿、淋巴细胞和浆细胞浸润。

（2）慢性肥厚性鼻炎（chronic hypertrophic rhinitis）。本病是由于鼻腔血管的神经调节功能障碍引起，常同时出现过敏、激素、粉尘、气候和职业等因素的共同作用。主要病理特征为：鼻黏膜肥厚和鼻甲肿胀。光镜下早期表现为黏膜固有层动、静脉扩张，静脉和淋巴管周围有淋巴细胞、浆细胞浸润，静脉和淋巴管回流障碍，小静脉通透性增加，黏膜固有层水肿。晚期发展为黏膜肿胀、上皮增生、杯状细胞增多，常伴鳞状上皮化生、间质小血管增生、内皮细胞肿胀、慢性炎细胞浸润和黏膜下纤维组织增生，甚至骨膜或骨的纤维组织增生等。临床上表现为鼻黏膜肥厚，下鼻甲肥厚最为明显，可伴有息肉形成或鼻甲骨、骨膜增生，常出现鼻塞。

（3）慢性萎缩性鼻炎（chronic atrophic rhinitis）。原发性慢性萎缩性鼻炎的病因，发病机制目前尚不明确，可能与遗传、免疫因素有关，也可能是全身性慢性疾病的鼻部表现。继发性慢性萎缩性鼻炎往往有明确的慢性鼻炎或过敏性鼻炎等鼻腔黏膜急慢性损伤史。主要病理特征为：鼻黏膜上皮广泛性鳞状上皮化生、小血管呈闭塞性脉管炎改变、鼻黏膜和腺体萎缩，甚者鼻甲骨亦萎缩、纤维结缔组织增生。临床病理联系为：患者常伴有骨萎缩、缺铁性贫血、汗腺减少等疾病。该病多始于青春期，女性较男性多见。患部鼻黏膜萎缩，嗅觉障碍或消失，鼻腔内有痂样苔膜形成且易为腐败菌感染并分解而产生恶臭，故又名臭鼻症（ozaena）。

（4）特异性鼻炎。本病多为全身性疾病，如结核、麻风、梅毒、结节病等在鼻黏膜的局部变现，形成的慢性肉芽肿性炎。主要病理特征为：鼻黏膜乃至软骨和骨质破坏，导致鼻和面部变形。

4. 防治原则

改善生活和工作环境，锻炼身体，提高机体抵抗力，根除病因，恢复鼻腔通气，必要时给予药物或手术治疗。

二、鼻窦炎

（一）概念

鼻窦炎（sinusitis）多继发于急、慢性鼻炎。上颌窦炎是发病率最高的鼻窦炎，其次为筛窦炎、额窦炎和蝶窦炎。如所有鼻窦发生炎症则称为全鼻窦炎（pansinusitis）。

（二）病因及发病机制

本病多由鼻源性细菌感染引起，偶为牙源性或血源性感染。除病原菌的类型和毒力因素外，全身抵抗力降低、气压变化、鼻窦引流、通气障碍等在鼻窦炎发病中也起重要作用。

（三）病理变化及临床病理联系

急性浆液性卡他性鼻窦炎时，鼻窦黏膜充血水肿，黏膜上皮尚完整。发展为急性化脓性鼻窦炎时，鼻窦黏膜固有膜层内除有大量中性粒细胞浸润外，还有黏膜上皮细胞坏死脱落。慢性鼻窦炎时黏膜增厚，固有膜水肿，血管壁增厚，血管腔狭窄甚至闭塞，间质内有较多炎细胞浸润。急性化脓性鼻窦炎转入慢性期后，部分黏膜被破坏，常伴有鳞状上皮化生和肉芽组织形成，固有膜明显增厚，其内有大量淋巴细胞、浆细胞浸润，局部可有息肉形成。临床表现主要为鼻塞、脓涕、头痛或局部疼痛。病变严重时，可扩散并侵犯邻近组织，引起骨髓炎、眼眶蜂窝织炎、软脑膜炎和脑脓肿等，甚至导致败血症。

（四）防治原则

增强体质，改善生活和工作环境，预防感冒，根除病因，保持鼻腔鼻窦引流和通气畅通。

三、咽喉炎

（一）咽炎

1. 概念

咽炎（pharyngitis）是发生在咽部黏膜，尤其是黏膜下淋巴组织的急性或慢性炎症。此病可单发，亦可继发于急性鼻炎或急性扁桃体炎，常为上呼吸道感染的一部分。

2. 病因和发病机制

病因多为柯萨奇病毒、腺病毒和副流感病毒感染，也可由链球菌、葡萄球菌和肺炎球菌等细菌感染引起。环境因素如干燥、粉尘烟雾、尾气等也可引起本病。由溶血性链球菌引起的急性脓毒性咽炎，局部病变和全身症状都较严重，甚至可发生脓毒败血症。

3. 病理变化

急性咽炎主要为单纯性咽炎和急性化脓性咽炎，表现为咽黏膜充血、血管扩张、浆液渗出、间质中性粒细胞和淋巴细胞浸润，重者可见咽后壁淋巴滤泡增生、隆起并有黄白色渗出物。慢性咽炎多由急性咽炎迁延不愈、反复发作所致，也可因长期吸烟或吸入有害气体引起。根据病变特点，慢性咽炎可分为：①慢性单纯性咽炎：咽部黏膜充血、腺体增生

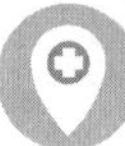

肥大，分泌物增多伴淋巴细胞和浆细胞浸润；②慢性肥厚性咽炎：黏膜增厚，淋巴组织及纤维结缔组织明显增生，常于咽后壁形成颗粒状隆起；③慢性萎缩性咽炎：多由慢性萎缩性鼻炎蔓延而来，主要表现为黏膜萎缩、腺体分泌减少。

4. 临床病理联系

主要表现为咽干、咽痛，咽部异位感。

5. 防治原则

坚持户外运动、远离烟酒等，保持室内空气清新，积极局部治疗，必要时全身抗病毒和抗生素治疗。

（二）喉炎

喉炎（laryngitis）可单独发生，也可以是上呼吸道感染的一部分。

1. 急性喉炎（acute laryngitis）

（1）概念。本病是发生在喉黏膜的急性卡他性炎，好发于冬、春季节，是一种常见的急性呼吸道感染性疾病。

（2）病因和发病机制。本病大多由病毒和细菌感染引起，常继发于感冒（急性病毒性鼻炎）之后。

（3）病理变化。不同病原体引起的病变略有差异。感冒病毒主要引起急性卡他性喉炎，早期黏膜充血水肿，随后出现中性粒细胞浸润伴黏液脓性渗出物形成。白喉杆菌感染主要表现为假膜性炎，且多由咽白喉蔓延而来。流感病毒所致喉炎可有假膜形成，但最常表现为出血性炎，若并发葡萄球菌和链球菌感染，常出现黏膜坏死和溃疡形成。另外，理化因素如粉尘、有害气体、过度吸烟、异物或检查器械所致的损伤均可引起急性喉炎。

（4）临床病理联系。急性喉炎常引起喉咙痛和声音沙哑。

（5）防治原则。控制用声、雾化吸入，必要时使用抗生素和糖皮质激素治疗。

2. 慢性喉炎（chronic laryngitis）

（1）概念。本病是指喉部的慢性非特异性炎症。

（2）病因和发病机制。本病可由急性喉炎迁延而来，也可由吸烟、粉尘吸入、用声过度或发音不当及鼻咽腔慢性炎症等长期慢性刺激而引起。

（3）病理变化。本病主要病理特征是喉部黏膜毛细血管扩张充血、淋巴细胞浸润、黏液分泌增加；久而久之可以出现纤维组织增生、黏膜肥厚，甚至黏膜萎缩、柱状纤毛上皮鳞状化生、腺体萎缩等。

（4）临床病理联系。患者主要症状为声嘶、咽部干燥、异物感，发音时喉痛，时有痉挛性咳嗽。

（5）防治原则。控制用声、戒烟戒酒、改善工作环境，积极治疗鼻腔鼻窦的慢性炎，解除鼻塞，控制咽部及下呼吸道的感染。

临床上常常出现咽部和喉部同时发生炎症的“咽喉炎”。

（牛海艳）

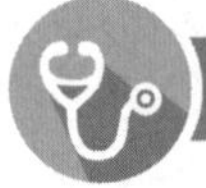

第二节　急性气管 - 支气管炎

一、急性气管 - 支气管炎

（一）概念

急性气管 - 支气管炎（acute tracheobronchitis）是由病原微生物、理化刺激、过敏或气候等因素引起的急性卡他性炎或急性化脓性炎。多为散发性，年老体弱者易感，常在冬、春季节继发于上呼吸道感染。

（二）病因

本病多为流感病毒、副流感病毒、呼吸道合胞病毒和腺病毒感染和继发性细菌感染（如肺炎球菌 、流感嗜血杆菌 、金黄色葡萄球菌等）。在少数情况下，吸入各种有害气体（如 Cl_2、SO_2）、粉尘 、异物也可引起急性气管 - 支气管炎。

（三）病理变化及临床病理联系

肉眼见气管 - 支气管炎黏膜红肿，表面被覆白色或淡黄脓性分泌物，重症病例可出现黏膜坏死和溃疡形成。根据病变特点可分为：急性卡他性气管 - 支气管炎、急性化脓性气管 - 支气管炎和急性溃疡性气管 - 支气管炎。3 种病变依次加重，可交替存在。损伤程度轻时，炎症消退后损伤的黏膜上皮由基底层细胞增生修复，可痊愈；如有溃疡形成则由肉芽组织修复后形成瘢痕。最具有代表性的特殊类型的气管 - 支气管炎是白喉时的假膜性炎和麻疹时的巨细胞支气管炎等。

（四）防治原则

增强体质、避免劳累、防治感冒，必要时对症治疗和抗生素治疗。

二、急性细支气管炎

（一）概念

急性细支气管炎（acute bronchiolitis）是指管径小于 2 mm 的细支气管（第 11 ～16 级支气管）的急性炎症，常见于 4 岁以下的婴幼儿，1 岁以内的婴儿约占患儿总数的 90%。

（二）病因和发病机制

急性细支气管炎多在冬季发病，主要由呼吸道合胞病毒、腺病毒和副流感病毒感染引起。婴幼儿气道狭窄，气流速度慢，病原微生物易于停留和聚集；加之婴幼儿免疫功能发育还不完善，黏膜膜表面的 IgA 水平很低，故易发生病毒性感染。此外，细支气管管壁无软骨支撑，故炎症时管壁易于塌陷，发生管腔阻塞，导致通气障碍、呼吸困难，严重者可出现呼吸衰竭和窒息。

（三）病理变化

主要病理特征为细支气管黏膜充血肿胀，单层纤毛柱状上皮坏死脱落，代之以增生的无纤毛柱状上皮或扁平上皮，杯状细胞增多，黏液分泌增加，管壁内有淋巴细胞和单核细胞浸润。管腔内充满由纤维蛋白、炎细胞和脱落的上皮细胞构成的渗出物，使管腔部分或

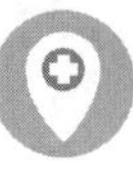

完全阻塞而导致小灶性肺萎陷或急性阻塞性肺气肿。此外，由于细支气管管壁薄，炎症易扩散到周围的肺间质和肺泡，形成细支气管周围炎（peribronchiolitis）或局限性肺炎（focal pneumonitis）。当病变程度较轻、范围较局限时，炎症消退后渗出物被吸收或咳出而痊愈。少数病变严重者，管壁的损伤由瘢痕修复，腔内的渗出物发生机化，阻塞管腔，形成纤维闭塞性细支气管炎（bronchiolitis fibrosa obliterans）。

（四）临床表现

常见症状为喘息和肺部哮鸣音，严重者出现呼气性呼吸困难、呼气相延长伴喘息。

（五）防治原则

增强婴幼儿体质，治疗以氧疗、控制喘息、病原干预为主。

（牛海艳）

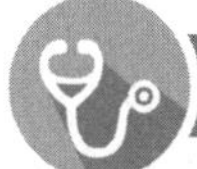

第三节　肺炎

肺炎（pneumonia）是呼吸道的常见病，多指肺组织的急性渗出性炎症。根据病变发生的原因、部位、范围或性质的不同，肺炎可以分为不同的类型。比如，根据理化因素的不同分为放射性肺炎和吸入性肺炎；根据感染病原体的不同分为细菌性肺炎、病毒性肺炎和支原体性肺炎等；根据病变部位不同分为肺泡性肺炎和间质性肺炎；根据主要病理变化可分为浆液性肺炎、纤维素性肺炎、化脓性肺炎、出血性肺炎、干酪性肺炎及肉芽肿性肺炎等；根据病变解剖范围可分为小叶性肺炎和大叶性肺炎等。同一种病变划分的依据不同，肺炎的名称和类型也有所不同。

一、细菌性肺炎

一般情况下，细菌性肺炎首先累及肺泡，引起肺泡性肺炎，肺间质的改变往往是继发病变。

（一）大叶性肺炎

1. 概念

大叶性肺炎多见于青壮年感染肺炎链球菌后，一个或多个肺叶的大部或全部肺泡内短时间内出现大量纤维素渗出。临床典型的表现为起病急，寒战高热、胸痛、咳嗽，咳铁锈色痰，伴有肺实变体征和外周血白细胞增多，病程持续 1 周左右。

2. 病因和发病机制

大叶性肺炎常见的病原菌为肺炎链球菌，其次为肺炎杆菌、金黄色葡萄球菌、流感嗜血杆菌和溶血性链球菌。成人大叶性肺炎多由 1、2、3 型肺炎链球菌引起；其中 3 型能产生大量荚膜物质，所以毒力强、病死率高。大叶性肺炎往往在受寒、疲劳、醉酒、感冒、麻醉等诱因存在的情况下，人体抵抗力降低时容易发病。此时肺炎球菌等常见细菌入侵肺组织，并在肺泡内大量繁殖，引发肺泡的急性炎症反应，同时细菌通过肺泡间孔或呼吸性细支气管迅速向邻近肺组织扩散，直至累及整个大叶。大叶间的蔓延则是带菌渗出液经叶支气管播散所致。

3. **病理变化**

大叶性肺炎的主要病变特点是单个或多个肺叶的肺泡腔内弥漫性纤维素性渗出，多见于单侧、下叶肺，病情非常严重时也可能双肺下叶同时出现病变。典型的自然病变过程分为以下4期：

（1）充血水肿期。发病第一至两天，病变肺叶体积增大、充血，颜色变红。镜下，肺泡间隔内毛细血管扩张充血，肺泡间隔增宽，肺泡腔内可见较多的水肿液和少量红细胞、中性粒细胞和巨噬细胞。此时渗出液中含有较多细菌，如能做病原学检测往往可查出细菌。临床表现为寒战、高热、外周血白细胞增高；X线检查显示肺部开始出现片状分布的云雾状阴影。

（2）红色肝样变期。发病第三至四天，病变肺叶进一步增大，但质地变实，颜色暗红，外观似肝，故此期称为红色肝样变期。镜下，肺泡间隔内毛细血管扩张充血更加明显，肺泡间隔进一步增宽，肺泡腔内的水肿液减少，出现大量的红细胞、渗出的纤维素、较多的中性粒细胞及少量巨噬细胞。此期在渗出液中仍然可以查出细菌。肺泡腔内渗出的纤维素通过肺泡间孔连接成片，大大减少了肺的通气面积，使$\dot{V}_A/\dot{Q}$比值降低，临床出现发绀等缺氧症状；X线检查可见肺部阴影密度增高。同时由于漏到肺泡腔内的红细胞被肺泡巨噬细胞吞噬、降解后形成含铁血黄素，故病人咳嗽并有铁锈色痰。如果炎症波及胸膜引起纤维素性胸膜炎，临床上表现为胸痛并随呼吸和咳嗽而加重。

（3）灰色肝样变期。发病第五至六天，病变肺叶仍然增大，颜色从红变白，质地仍然坚实如肝，故此期称为灰色肝样变期。镜下，肺泡腔内红细胞变少，纤维素性渗出物增多，大量的中性粒细胞散布在纤维素网中（图5-1）。肺泡间隔内的毛细血管由于纤维素的压迫，管腔变小、血流量减少，因此肉眼观察时肺组织的颜色由红变白。临床上$\dot{V}_A/\dot{Q}$比值反而上升，病人缺氧症状反而有所缓解，痰也由铁锈色转变为黏液脓痰。此期渗出物中难以查出细菌。

（4）溶解消散期。发病后一周至若干天，肺叶大小逐渐恢复正常，质地变软，颜色如常，切面实变逐渐消失。镜下，渗出在肺泡腔内的中性粒细胞开始变性坏死，溶解在肺泡腔内的纤维素、溶解物部分被咳出，部分吸收、消散。如炎症累及胸膜，渗出物少时逐渐吸收，渗出较多时逐渐机化。临床上患者体温下降，胸痛和呼吸时摩擦音等相关症状和体征减轻或消失，胸部X线检查恢复正常。

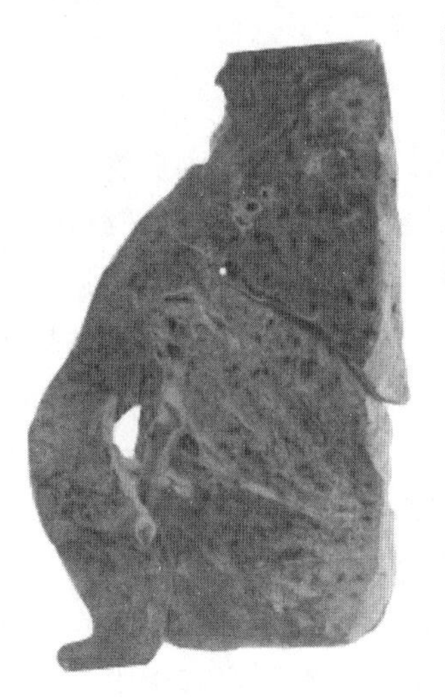

a

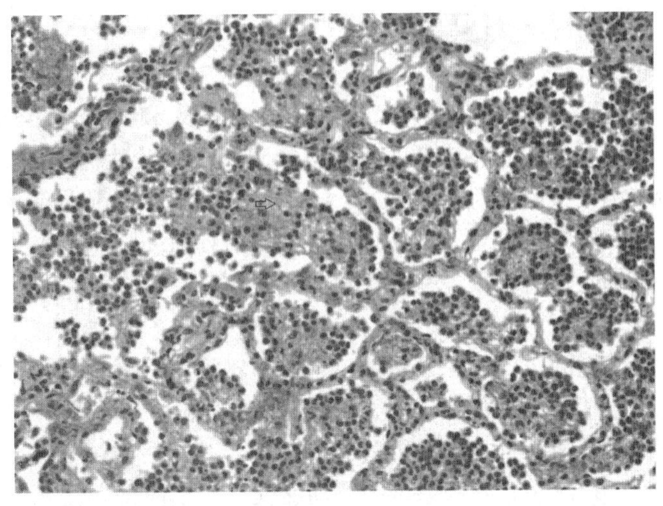

b

图5-1　大叶性肺炎的病理改变

注：a. 肉眼可见左肺下叶颜色变白、质地变实；b. 镜下（HE染色）肺泡腔内充满纤维素和中性粒细胞。

以上四期病变是一个连续发生发展的过程，各期之间并没有明显的界限。临床上由于抗生素的及时应用，病变范围往往比较局限，病程也明显缩短，连续的典型的4期病变已很少见。

4. 临床病理联系

患者的全身性反应主要为发热、外周血白细胞增高。不同时期的肺部病变导致不尽相同的临床表现。早期主要表现为咳嗽、咳黏液泡沫样痰，听诊可闻及湿啰音，X线检查见肺纹理加深和片状云雾状影。红色肝样变期，患者缺氧明显，表现为发绀或呼吸困难，咳铁锈色痰，X线检查肺部阴影密度较前增高；进入灰色肝样变期后，病人缺氧症状缓解，X线检查肺部阴影更加致密。以上两期，均可出现肺实变的体征，包括肺泡呼吸音减弱或消失，出现支气管呼吸音，叩诊呈浊音。病人多伴有胸痛，听诊可有胸膜摩擦音。病变消散时，肺部可闻及捻发音或湿啰音，X线示肺部阴影密度开始下降，表现为散在不均匀片状阴影，约3周后阴影完全消失。

5. 并发症

由于医疗水平的提高和抗生素的广泛应用，大叶肺炎的并发症已经越来越少。肺肉质变是大叶性肺炎时中性粒细胞渗出过少或功能障碍，导致肺泡腔内渗出的纤维素不能被完全溶解吸收时，由肉芽组织替代，继而转变为胶原填充在肺泡腔，导致局部肺组织永久实变的不可逆性改变。此外，有时可并发化脓性胸膜炎或化脓性纤维素性胸膜炎及脓胸或肺脓肿。严重感染时，甚至会出现败血症及脓毒败血症。

6. 防治原则

主要针对病原体使用敏感的抗生素治疗，辅于对症治疗及支持疗法。

（二）小叶性肺炎

1. 概念

该病多见于机体抵抗力较低的小孩、老人和体弱人群，亦常见于因心脑血管疾病等严重疾病而卧床不起者或是医院获得性感染。小叶性肺炎病变起始于细支气管（终末和/或呼吸性细支气管），因此又称支气管肺炎（bronchopneumonia），并向周围或末梢肺组织扩散，波及一个或数个肺小叶，病变呈灶状分布。临床上主要表现为发热、咳嗽、咳痰等症状，肺部听诊可闻及散在的湿性啰音。

2. 病因和发病机制

小叶性肺炎的病原菌主要是寄居于口腔和上呼吸道的正常菌群或者是毒力较弱的化脓菌包括葡萄球菌、肺炎球菌、链球菌、绿脓杆菌、大肠杆菌、流感嗜血杆菌及肺炎克雷白杆菌等。当机体抵抗力低下时，如在传染病、营养不良、恶病质、慢性心力衰竭、麻醉、手术后等情况下，呼吸系统防御功能受损，细菌得以侵入、繁殖，发挥致病作用，引起小叶性肺炎。因此，临床上支气管肺炎多以某些疾病的并发症形式出现。

3. 病理变化

小叶性肺炎的病变特点是以终末细支气管或呼吸性细支气管为中心的化脓性炎症。肉眼观，两肺表面和切面可见散在分布的不规则灰白灰黄色实变灶（图5－2）；起始病灶一般较小，由于体位和重力关系，多见于双肺背侧和下叶，严重者病灶可相互融合形成片状病灶，甚至累及全叶，形成融合性小叶性肺炎。

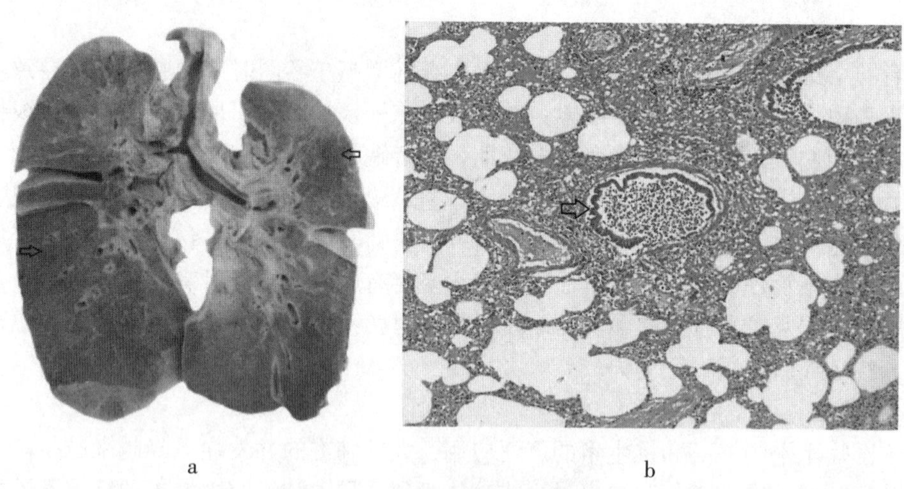

a　　　　b

图5－2　小叶性肺炎的病理改变

注：a. 肉眼，双肺下叶散在不规则实变灶；b. 镜下（HE 染色），细支气管管腔及其周围肺泡充满了中性粒细胞。

镜下所见：早期病灶中细支气管管壁充血水肿，并有大量中性粒细胞浸润；病变进展期，脓性渗出物充满细支气管管腔及其周围的肺泡腔。脓性渗出物中见较多的中性粒细胞、一些红细胞和脱落的坏死肺泡上皮细胞或者细支气管上皮细胞，纤维素一般较少。病灶周围肺组织肺泡间隔轻度充血，可有水肿液或代偿性肺气肿。由于各个病变进展不一，各病灶的形态特点和严重程度也不一致。有些病灶完全化脓，有些则仅可见到浆液渗出，有的还停留在细支气管壁及其周围炎阶段。

4. 临床病理联系

由于细支气管的化脓性炎症，黏膜常坏死脱落和脓性渗出物一起刺激支气管壁而引起咳嗽咳痰，痰呈黏液脓性。因病灶常较小且散在分布，早期肺实变体征一般不明显。由于病变区细支气管和肺泡腔内含有渗出物，听诊可闻湿啰音。X 线可见肺内散在多个小片状或斑点状模糊阴影。本病若能及时就诊，肺内渗出物可完全吸收而痊愈，但在儿童、年老体弱者，特别是继发于严重疾病恶化者，预后大多不良。

5. 并发症

小叶性肺炎比大叶性肺炎的合并症常见且严重而危险性大，主要原因就是小叶性肺炎患者往往有严重的基础性疾病，容易诱发心力衰竭、呼吸衰竭、脓毒败血症、肺脓肿及脓胸。

6. 治疗原则

主要针对病原体使用敏感的抗生素治疗，预防并发症，辅于对症治疗及支持疗法。

（三）军团菌肺炎

军团菌肺炎（legionella pneumonia）是由嗜肺军团杆菌（legionella pneumophila）引起的，以肺组织急性纤维素性化脓性炎症为病变特点的急性传染病。1976 年首次在参加美国费城退伍军团会议的人员中暴发流行而得名。本病全球范围内可见，中国 1982 年首次报道后断续可见散发病例。患者常起病急，病情较严重，除高热伴呼吸道症状外，还会出现消化系统及神经系统症状；严重者甚至出现肺脓肿、胸膜炎、心肌炎、呼吸衰竭、肾衰竭、心功能不全等并发症。由于临床表现复杂且缺乏特异性症状和体征，X 线亦无特征性改变，故早期诊断及治疗困难，死亡率高，尤以老年人、免疫缺陷者及伴有其他疾病（糖尿病 、肿瘤）者最为明显。

二、病毒性肺炎

（一）一般病毒性肺炎

1. 概念

病毒性肺炎（viral pneumonia）是由病毒侵入上呼吸道上皮及肺泡上皮细胞引起肺间质的病变，继而引起肺实质病变的炎症。

2. 病因和发病机制

流感病毒是常见原因，其他寄居在上呼吸道的病毒向下蔓延感染所致也可引起该类肺炎。本病既可为单种病毒感染，也可为多种病毒混合感染。除流感病毒、副流感病毒外，其余病毒如呼吸道合胞病毒、腺病毒、麻疹病毒、单纯疱疹病毒及巨细胞病毒等多引起儿童感染。病毒性肺炎临床表现无特异性，除有发热和全身中毒症状外，还表现为频繁咳嗽、气急和发绀等症状。

3. 病理变化

肉眼观察：早期肺体积增大不明显，后期体积略增大。镜下观察：首先出现肺间质的变化（图 5 - 3），继而出现肺泡腔的病变。

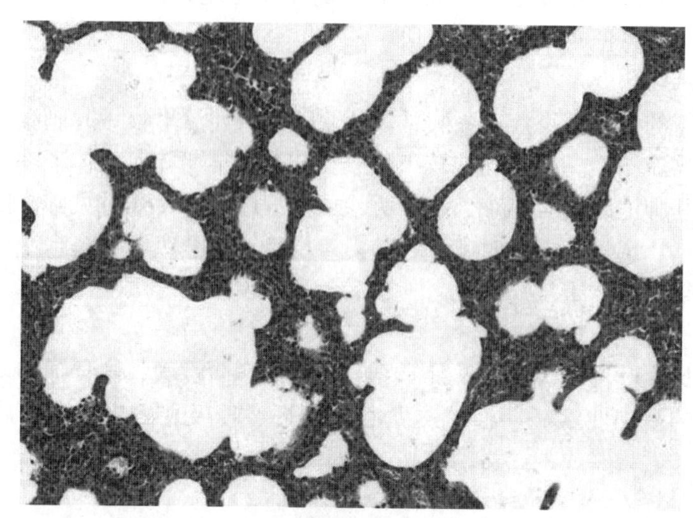

图5-3　病毒性肺炎的病理变化

注：肺泡间隔增宽，较多淋巴细胞浸润，肺泡腔无明显改变。

（1）肺间质的改变：病毒性肺炎主要表现为肺间质的炎症。镜下肺泡间隔毛细血管明显扩张充血、淤血、间质水肿，主要为淋巴细胞、单核巨噬细胞浸润，肺泡间隔明显增宽，肺泡腔内无渗出物或仅有少量浆液。

（2）肺泡腔的变化：病变较严重时，继肺间质的变化之后，肺泡腔内则出现由浆液、少量纤维素、红细胞及巨噬细胞混合成的渗出物，甚至可见局部肺组织的坏死。由流感病毒、麻疹病毒和腺病毒引起的肺炎，肺泡壁毛细血管损伤比较严重。其肺泡腔内渗出的浆液性渗出物蛋白含量较高，常浓缩成薄层红染的膜状物贴附于肺泡腔内表面，称为透明膜，影响气血交换。

（3）细支气管上皮和肺泡上皮的变化：二者均可增生、肥大，甚至形成多核巨细胞样的上皮细胞。如麻疹性肺炎时出现的巨细胞较多，又称巨细胞肺炎。在增生的上皮细胞和多核巨细胞细胞质或/和细胞核内往往可见病毒包涵体。病毒包涵体呈圆形或椭圆形，界限清晰，约红细胞大小，其周围常有一清晰的空晕。腺病毒、单纯疱疹病毒和巨细胞病毒感染时，病毒包涵体呈嗜碱性，出现于上皮细胞的核内；呼吸道合胞病毒感染时，病毒包涵体呈嗜酸性，出现于细胞质内；麻疹性肺炎时则胞核和胞质内均可见到。病毒包涵体的出现往往是病毒性肺炎的重要病理诊断依据。

4. 临床病理联系

不同程度的缺氧是病毒性肺炎常见的临床表现。主要由于病毒性肺炎时肺泡间隔上的毛细血管扩张充血淤血，单位时间内流过毛细血管的血量减少，故弥散到组织的和细胞的氧量减少，导致供氧不足；同时由于血流缓慢，组织的耗氧量增加、毛细血管中还原血红蛋白含量增加，故患者易出现由局部血液循环障碍而导致的循环性缺氧；进一步由于肺透明膜的形成引起换气功能障碍，患者出现呼吸性缺氧，导致乏氧性缺氧，引起全身组织的氧供不足。若为混合性感染引起，如麻疹病毒合并腺病毒感染，或继发细菌性感染，则其

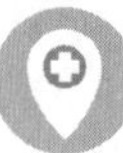

病变更为严重和复杂。病灶可呈小叶性、节段性和大叶性分布，严重者支气管和肺组织可出现明显的坏死、出血，或混杂有化脓性病变，从而使病毒性肺炎的基本病变特征更加隐匿，增加了临床诊断的困难。

5. 防治原则

注意隔离消毒，预防交叉感染。抗病毒治疗为主，必要时进行氧疗。

（二）严重急性呼吸综合征

1. 概念和病因

严重急性呼吸综合征（severe acute respiratory syndrome，SARS）在2002年底首次暴发于中国广东，是一种由SARS冠状病毒（SARS-CoV）引起的以呼吸道传播为主的急性呼吸道传染病。2003年WHO将其命名为严重急性呼吸综合征（SARS）。SARS病毒以近距离空气飞沫传播为主，直接接触患者粪便、尿液和血液等传播途径使本病有家庭和医院聚集现象，医务人员为高发人群。

2. 发病机制

SARS-CoV属于冠状病毒科，为单正链RNA病毒，基因组全长约29.4 kb，已知编码11种蛋白，包括4种结构蛋白：核蛋白（N）、包膜蛋白（M）、小包膜蛋白（E）和刺突蛋白（S）。其中N蛋白与基因组RNA结合形成核衣壳，M蛋白和E蛋白是包膜形成所必需的成分，S蛋白则是介导病毒与宿主细胞膜上的受体结合并与宿主细胞膜相融合。

SARS冠状病毒S蛋白是三聚体结构，S蛋白上有重要的病毒抗原决定簇，S基因的突变会影响病毒的致病性。S蛋白是病毒的主要表面抗原成分，具有受体结合和膜融合活性，在组织嗜性、细胞融合和毒力等方面起重要作用。S蛋白由S1和S2两个亚基组成，S1为球状，S2为棒状，两者之间通过分子间的作用力相互结合。S1能与宿主细胞表面的受体结合，S2可把整个S蛋白固定在细胞膜上，并介导病毒包膜和宿主细胞膜融合。

SARS-CoV属于β属冠状病毒，其基因发生重组的高变区是S蛋白的编码序列。SARS-CoV的S蛋白三聚体通过识别ACE2催化域的疏水区位点与ACE2结合，使病毒双层磷脂与人体细胞膜发生融合，介导病毒进入胞内。研究发现，SARS-CoV通过ACE2感染肺泡上皮细胞后引起ACE2表达的下降，可能会进一步造成急性肺损伤的加剧。除了肺部症状以外，SARS患者还有多种肺外表现也与ACE2的表达分布密切相关。如ACE2也在肠道上皮广泛分布，从而使肠上皮细胞成为SARS-CoV靶点之一，临床上许多患者以腹泻作为首发症状。此外，SARS-CoV致病机制还可能与机体固有免疫系统活化紧密相关。

3. 病理变化

SARS死亡病例尸检报告显示该病以肺和免疫系统的病变最为明显，心、肝、肾、肾上腺等实质性器官也呈不同程度受累。

（1）肺部病变。肉眼观双肺呈斑块状实变，严重者双肺完全性实变；表面暗红色，切面可见肺出血灶及出血性梗死灶。镜下，①弥漫性肺泡上皮损伤：肺泡上皮坏死、脱落、充满肺泡腔。②肺泡上皮细胞增生。③上皮细胞内包涵体：肺泡上皮细胞胞质内可见典型的病毒包涵体，电镜证实为病毒颗粒。④肺泡腔的改变：肺泡腔里可见渗出的单核细胞、淋巴细胞和浆细胞；肺泡腔内靠近肺泡壁上可见广泛肺透明膜形成；部分病例肺泡腔内渗出物出现机化，呈肾小球样机化性肺炎改变。⑤肺间质的改变：肺泡壁毛细血管重度充血、出血，肺小血管呈血管炎改变，部分管壁可见纤维素样坏死伴血栓形成，微血管内可见纤维素性血栓。

（2）脾和淋巴结病变。脾被膜皱缩，体积缩小，质地变软，有时可见脾贫血性梗死。镜下见白髓内淋巴细胞数量减少，脾小体高度萎缩，脾动脉周围淋巴鞘结构紊乱，红髓内窦组织细胞增生。白髓和被膜下淋巴组织大片灶状出血坏死。肺门淋巴结及腹腔淋巴结固有结构消失，皮髓质分界不清，皮质区淋巴细胞数量明显减少，常见淋巴组织呈灶状坏死。

心、肝、肾、肾上腺等器官除小血管炎症性病变外，均有不同程度变性、坏死和出血等改变。

4. 临床病理联系

SARS 的主要临床表现为与其他病毒感染症状相类似的持续性高热（体温高于 38 ℃，超过 72 h）和寒颤；呼吸道症状表现为干咳、气短和呼吸困难，胸部 X 线片示双肺片状或团状边缘不清网状阴影。不同的是由于免疫器官的损伤，外周血淋巴细胞明显降低，部分患者出现天冬氨酸氨基转移酶或丙氨酸氨基转移酶水平轻度升高，或两种酶水平同时轻度升高的现象，提示肝损伤。有些病例可能很快发展为呼吸衰竭，并导致死亡。

5. 防治原则

注意隔离，减少人群聚集性感染，开窗通风，增强体质，抗病毒治疗。

（三）新型冠状病毒感染的肺炎

1. 概念、病因及发病机制

2019 年 12 月，中国湖北省暴发了一种与新型冠状病毒感染有关的肺炎。2020 年 1 月，WHO 正式将该病毒命名为“2019-nCoV”。2020 年 2 月，WHO 将新型冠状病毒感染的肺炎命名为“COVID-19”。与此同时，国际病毒分类委员会将新型冠状病毒命名为“SARS-CoV-2”。SARS-CoV-2 与 SARS-CoV 的核苷酸同源性为 79.0%，两者受体结合结构域（receptor-binding domain，RBD）的三维结构几乎相同，但其同源性也只有 76.0%。通过生物信息学预测、结构分析和体外实验等方法，证明 SARS-CoV-2 与 SARS-CoV 使用相同的宿主受体 ACE2。SARS-CoV-2 与其他 β 属冠状病毒不同的是其 S 蛋白的 RBD 更靠近三聚体的中央，其 3 个 RBD 中的 1 个会向上螺旋，突出的插入序列让 S 蛋白形成能够轻易与宿主受体 ACE2 结合的空间构象，从而导致其传染性更强。另外，在 S 蛋白上发现了位于 S1、S2 亚区之间有一个特殊的 Furin 样切割位点，从而扩大了病毒的组织嗜性。

2. 病理变化及临床病理联系

COVID-19 的病理变化与 SARS 相似，以肺和免疫系统损害为主，各种病变的程度都比较轻。不同的 COVID-19 尸检病理易见肺内支气管特别是小支气管以下气道内黏液与脱落上皮细胞形成的黏液上皮栓，阻塞小气道。另一方面 COVID-19 肺组织多灶性出血更明显。COVID-19 为全身性疾病，患者以发热、乏力、干咳为主要表现，少数伴有鼻塞、流涕、咽痛和腹泻等症状。根据临床症状轻重，是否有肺炎及其严重程度，是否出现呼吸衰竭、休克，有无其他器官功能衰竭等分为轻型、普通型、重型及危重型，后两者往往由于黏液栓的形成导致缺氧、出现呼吸衰竭甚至休克或合并其他器官功能衰竭。

3. **防治原则**

注意隔离，减少人群聚集性感染，开窗通风，增强体质，抗病毒治疗。

三、支原体肺炎

1. **概念**

支原体肺炎（mycoplasmal pneumonia）是由肺炎支原体引起的主要发生在肺间质的间质性肺炎（interstitial pneumonia），多见于儿童和青少年，秋、冬季多发，主要经飞沫传播。

2. **病理变化**

肺炎支原体感染可波及整个呼吸道，引起上呼吸道炎、气管炎和支气管炎及肺炎。病变发生在肺时主要发生于肺间质，实变不明显，多为单侧，下叶多见。肉眼观肺多呈暗红色，切面在气管或支气管腔可见少量黏液性渗出物，一般不累及胸膜。镜下，病灶内肺泡间隔明显增宽，血管扩张、充血，间质水肿伴大量淋巴细胞、单核细胞和少量浆细胞浸润。肺泡腔内无渗出物或仅有少量混有单核细胞的浆液性渗出液。小支气管、细支气管壁及其周围间质充血水肿及慢性炎细胞浸润，伴细菌感染时可有中性粒细胞浸润。严重者出现明显坏死出血。

3. **临床表现**

本病起病较急，有发热、头痛、咽喉痛及顽固而剧烈的咳嗽，气促、胸痛和咳痰常不显著。听诊常闻及干湿性啰音，胸部 X 线检查显示节段性纹理增强及网状或斑片状阴影。白细胞计数轻度升高，主要为淋巴细胞和单核细胞增多。临床表现不易与病毒性肺炎鉴别，但可由患者痰液、鼻分泌物及咽拭培养出肺炎支原体而诊断。大多数支原体肺炎预后良好。

4. **防治原则**

呼吸道隔离，对症治疗，休息，供给足量水分及营养。

（牛海艳）

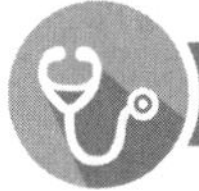

第四节 肺结核病

一、结核病概论

结核病是人类重要的感染性疾病之一，肺结核病（pulmonary tuberculosis）是由结核性分枝杆菌引起的肺部炎性肉芽肿性疾病。肺结核是呼吸道传染病，很容易发生传播。中国政府高度重视结核病的防治。2019 年国家卫生健康委、国家发展改革委、教育部、科技部、民政部、财政部、国务院扶贫办和国家医保局联合制定了《遏制结核病行动计划（2019—2022 年）》。2020 年国家卫生健康委、教育部组织制定了《中国学校结核病防控指南》。

（一）流行病学

随着抗结核药物的发现，自20世纪50年代以后发病率曾不断下降，但是自20世纪80年代中期后，结核病的发病率在不断增加，这主要是由于HIV感染个体的不断增加，以及与发生多种药物的抗药性、免疫抑制剂类药物应用等相关。在HIV感染患者中，60%～70%的病例有肺部感染结核。

根据2017年WHO报告，结核病仍然是全世界发病率和死亡率极高的一个病种。全球新增感染和结核病死亡的大部分由发展中国家承担，印度、印度尼西亚、中国、尼日利亚、巴基斯坦和南非6个国家，占2015年全球结核病死亡人数的60%。1995年WHO将每年3月24日定为世界防治结核病日。根据国家卫健委疾病预防控制局发布的2020年全国法定传染病疫情概况报告，肺结核的发病数居第二位，死亡数居第三位。根据2015年全球结核病流行病学抽样调查，2015年全球有超过1000万新病例，死亡人数达180万，是死亡人数最高的感染性疾病。中国近年来结核病平均发病率约为68/10万，每年新发肺结核约为92万人，农村发病人数是城市的2倍。中国结核病患病率较高，且地区之间有差异，西部地区患病率高于全国平均水平，东部地区低于平均水平。

（二）结核病的类型

临床上，结核病可分为5类：①原发性肺结核：指初次感染结核杆菌即发病、症状通常较轻或仅表现为纵隔或肺门淋巴结肿大的结核病；②继发性肺结核，临床此型最多见；③血行播散型肺结核；④结核性胸膜炎；⑤其他肺外结核病。

（三）病因和发病机制

结核分枝杆菌是肺结核病的病原体，其内有高含量的复合脂质，容易结合Ziehl-Neelsen染色剂，从而在油镜下可见红色、两端钝圆稍弯曲的抗酸性细长杆菌。感染源通常为活动性肺结核患者。传播途径通常是通过空气中的微生物飞沫或接触污染分泌物，从而传播到易感宿主。

结核病发病机制主要在于靶向细胞介导的免疫反应，该免疫赋予机体对分枝杆菌的抵抗力并导致组织产生对结核抗原的迟发性超敏反应。结核病的最早阶段（前3周），机体吸入的结核分枝杆菌被肺泡内巨噬细胞吞噬，通过多种巨噬细胞受体，包括巨噬细胞甘露糖受体和识别分枝杆菌细胞壁成分的补体受体，阻止溶酶体与吞噬液泡的融合来抑制机体正常的灭杀微生物反应，导致细菌大量增殖，引起菌血症和多部位播散。3周后，结核分枝杆菌抗原到达引流淋巴结，由树突细胞和巨噬细胞呈递给$CD4^+$ T细胞，并在巨噬细胞分泌的IL-12的影响下，产生能够分泌IFN-γ的TH1亚群的$CD4^+$ T细胞。而活化的巨噬细胞则释放多种介质并上调具有重要下游效应的基因的表达，包括：①肿瘤坏死因子（TNF），它负责募集单核细胞，活化单核细胞，刺激其分化为“上皮样组织细胞”，表现为肉芽肿反应；②诱导一氧化氮合酶（iNOS）基因的表达，导致感染部位NO水平升高，具有抗菌活性；③产生具有抗菌活性的活性氧。总之，对结核感染的免疫力主要由TH1亚群的CD4+T细胞介导，它刺激巨噬细胞杀死细菌。这种免疫反应虽然在很大程度上有效，但代价是超敏反应和伴随的组织破坏。

（四）基本病理变化

1. 以渗出为主的病变

出现于结核性炎症的初期或机体抵抗力下降，结核杆菌量多、毒性强或变态反应较明显时，主要表现为浆液性或浆液纤维素性炎症。病变早期局部可见中性粒细胞浸润，但很快为巨噬细胞所取代。在渗出液及巨噬细胞中可见结核杆菌。此类型变化好发于肺、浆膜、滑膜和脑膜等部位。渗出物可完全吸收不留痕迹，或转变为以增生或坏死为主的病变。

2. 以增生为主的病变

当机体免疫反应较强或菌量少、毒性较低时，则发生以增生为主的病变。镜下可见具有诊断价值的结核结节（tubercle），也称结核性肉芽肿（tuberculous granuloma）。结核结节是在细胞免疫的基础上形成的，由上皮样细胞（epithelioid cell）、朗汉斯巨细胞（Langhans giant cell）和外围聚集的淋巴细胞及少量反应性增生的成纤维细胞共同构成。典型病变中央可见干酪样坏死。上皮样细胞由吞噬了结核杆菌后的巨噬细胞体积增大转变而来，呈梭形或多角形，胞质丰富，HE 染色呈淡伊红色，境界不清。细胞核呈圆形或卵圆形，染色质甚少，可呈空泡状，核内有 1～2 个核仁。上皮样细胞的活性增强，有利于吞噬和杀灭结核杆菌。多个上皮样细胞融合或一个细胞的核分裂而胞质不分裂，则形成朗汉斯巨细胞，即多核巨细胞。多核巨细胞的直径可达 300 μm，胞质丰富。其胞质突起常与上皮样细胞的胞质突起相连接，核与上皮样细胞类似。核的数目常由十几到几十个不等，少数也可达上百个。核排列在胞质周围呈花环状、马蹄形或富集于胞质的一侧（图 5－4）。

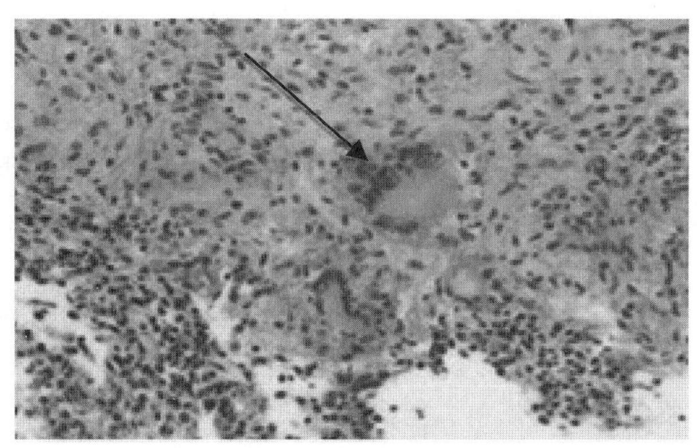

图 5－4　结核肉芽肿（HE，×200）

注：箭头指向朗汉斯巨细胞。

3. 以坏死为主的病变

在机体抵抗能力较低、结核杆菌数量较多、毒性强或变态反应强时，以渗出或以增生为主的病变均可继发坏死。结核坏死灶由于含较多脂质而呈淡黄色，均匀细腻，质地较实，状似奶酪，故称为干酪样坏死（caseous necrosis）。镜下为红染无结构的颗粒状物。干酪样坏死对提示结核病的病理诊断具有一定的意义。干酪样坏死物中大都含有一定量的结核杆菌，成为结核病恶化的原因（图 5－5）。

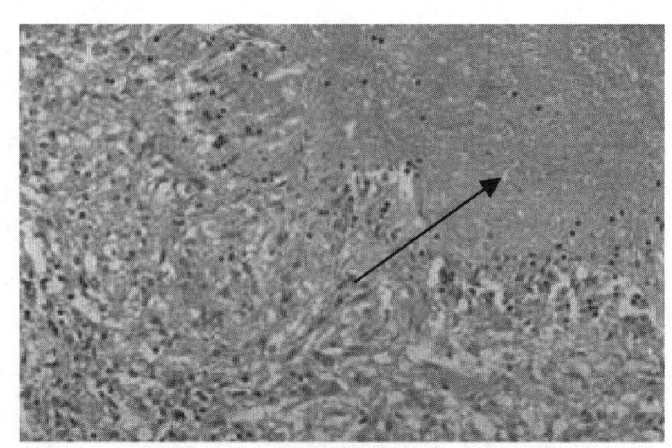

图5-5　干酪样坏死（HE，×100）

注：箭头指向干酪样坏死病灶。

渗出、增生和坏死3种变化往往同时存在而以某一种改变为主，且可以相互转化。在同一器官或不同器官中的结核病变往往是复杂多变的。

（五）转化规律

结核病的发展和结局取决于机体抵抗能力和结核杆菌致病力（量、毒性等）两者间的矛盾关系。在机体抵抗能力增强时，结核杆菌的生长被抑制，乃至杀灭，病变转向愈合；反之，则转向恶化。

1. 愈合

（1）吸收、消散。此为渗出性病变的主要愈合方式，渗出物经淋巴道吸收而使病灶缩小而消散。X线检查可见边缘模糊、密度不均、呈云絮状的渗出性病变的阴影逐渐缩小或被分割成数个小块，直到完全消失。临床上称为吸收好转期。较小的增生病灶及坏死灶，经积极治疗后也有缩小乃至吸收、消散的可能性。

（2）纤维化、纤维包裹及钙化。增生性病变和小的干酪样坏死灶，可逐渐纤维化，最终形成瘢痕而愈合；较大的干酪样坏死灶难以全部纤维化，则由周围的纤维组织增生将中央的坏死物包裹，继而坏死物逐渐干燥浓缩，伴有钙化。钙化后的结核病灶常残存少量的结核杆菌，此病变在临床上虽属痊愈，但当机体抵抗力较低时仍有复发可能。X线检查，可见纤维化病灶呈边缘清楚、密度增高的条索形阴影；钙化灶为密度甚高、边缘清晰阴影，临床上称为硬结钙化期。

2. 恶化

（1）浸润进展。疾病恶化时，病灶周围出现渗出性病变，范围不断扩大，并继发干酪样坏死。X线显示，原病灶周围出现絮状阴影、边缘模糊，临床上称为浸润进展期。

（2）溶解播散。病情恶化时，干酪样坏死物可发生液化，形成的半流体物质可经体内的自然管道（支气管、输尿管等）排出，致局部空洞形成。空洞内的液化坏死物存在大量结核杆菌，可通过自然管道播散到机体的其他部位，形成新的病灶。X线检查显示，病灶阴影密度深浅不一，出现透亮区及大小不等的新播散阴影，临床上称为溶解播散期。此外，结核杆菌还可循血道、淋巴道播散至全身各处。

（六）临床病理联系

结核病临床表现和变化依据受累部位、宿主免疫状态及伴随的疾病而异。患者常有低热、咳嗽、体重减轻和疲劳，大约半数患者有夜间盗汗。呼吸困难仅见于肺脏严重受累患者。咯血通常发生在伴有广泛范围肺部病变的患者，如肺陈旧结核伴支气管扩张、结核性空洞扩张伴血管破裂、陈旧空洞伴感染（曲霉菌球）、结核钙化病灶形成支气管结石脱落到气道腔隙等。结核病患者可伴发其他疾病，如糖尿病、慢性肾功能衰竭、肿瘤，甚至HIV感染等。要证明是结核性病变，需要在病变区找病原菌，通常用抗酸染色（Ziehl-Neelsen染色，如图5－6），亦可用金胺罗达明荧光染色（auramine rhodamine fluorescent stain）在荧光显微镜下观察杆菌。据文献报道，针对结核杆菌各种组分蛋白的抗体，可利用免疫组化方法来检查结核杆菌。此外，对石蜡包埋组织，可利用聚合酶链反应（polymerase chain reaction，PCR）技术检测证实，并能与其他抗酸杆菌区分开。对一些陈旧性结核病变，仅有凝固性坏死和纤维化病变，在抗酸染色未找到抗酸杆菌情况下，利用TB－DNA检测，对于确诊有一定的帮助。肺结核病，传统上分为原发性肺结核（包括进展性原发性肺结核）和继发性肺结核。

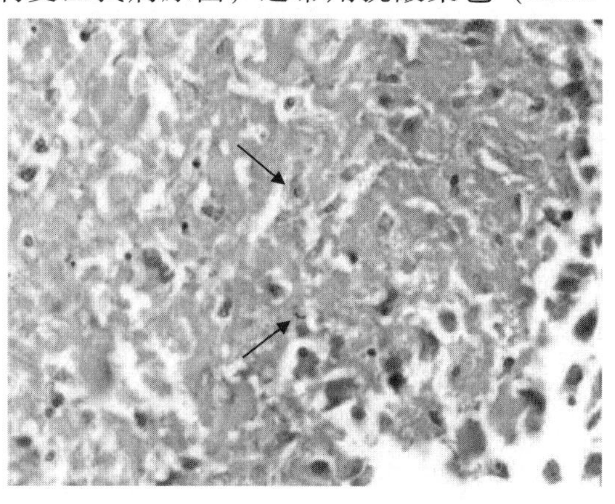

图5－6　Ziehl-Neelsen染色显示的两个抗酸阳性的细菌（箭头所指方向）（×400）

（七）防治原则

政府与社会高度重视。中国推行全民结核病防治健康促进行动，推进“防、治、管”三位一体结核病防治服务体系建设；广泛动员全社会参与，开展形式多样的结核病防治宣传活动，最大限度发现患者，强化规范诊治和全程管理，提高诊疗服务可及性。

预防原则：肺结核病人不要随地吐痰，管控传染源。普通人群接种卡介苗，在高危区域要戴口罩。

化学治疗原则：早期、规律、全程、适量、联合。整个治疗方案分强化和巩固两个阶段。肺结核治疗全程为6～8个月，耐药肺结核治疗全程为18～24个月。

二、各型肺结核的病理变化

（一）原发性肺结核

原发性肺结核（primary pulmonary tuberculosis）是指初次感染结核性分枝杆菌，多发生在儿童，过去称为儿童性肺结核。典型病变的发生部位在肺上叶的下部（上叶前段）或下叶的上部（下叶基底段）的外周部，同时伴随同侧肺门肿大的淋巴结组成“原发综合征”（ghon complex）。X线检查呈哑铃状阴影。当机体抵抗力强，坏死性肉芽肿则被纤维组织包绕、纤维化和钙化。多数患者肉芽肿可被完全吸收或形成纤维化/钙化结节。当患者机体抵抗力和免疫功能低下时，疾病呈现进展性原发性肺结核，可发生严重并发症，如肺坏死病灶扩大、空洞形成，进而病变扩展到整个肺叶；坏死性肉芽肿侵及动脉，细菌进入肺毛细血管床再到肺组织，引起许多 2 ～ 3 mm 直径的粟粒状病灶，构成粟粒性肺结核，若侵及静脉会引起结核系统性播散肺外器官。病变侵及胸膜引起结核性胸膜炎乃至结核性脓胸，坏死性肉芽肿侵及支气管（结核性坏死性肉芽肿性支气管炎），大量细菌溢入周围气道和肺实质引起结核性支气管肺炎。细菌通过淋巴道播散到肺实质及支气管黏膜下，形成支气管内膜结核，表现为黏膜溃疡、增生性炎性息肉形成及支气管管腔狭窄，支气管管腔狭窄在大体和影像学疑似支气管癌。

（二）继发性肺结核

继发性结核亦称原发后结核（post-primary tuberculosis）或复发性结核（reactivation tuberculosis），是成年人结核病最常见类型。病变常位于右肺上叶。病灶有大量干酪样坏死，可形成空洞病变，通常范围在 3 ～ 10 cm 大小。空洞病变侵蚀到胸膜引起结核性脓胸或气胸。陈旧病灶可见钙化、纤维化和肺实质收缩。疾病进展可波及其他肺叶、肺门和纵隔淋巴结，且血行播散导致粟粒性肺结核，乃至肺外脏器结核。依据机体抵抗力和免疫功能状态的不同，疾病的发展各异。

1. 局灶型肺结核

局灶型肺结核（focal pulmonary tuberculosis）是继发性肺结核的早期病变。X 线示肺尖部有单个或多个结节状病灶。解剖学上病灶常位于肺尖下的 2 ～4 cm 处，直径为 0.5 ～ 1.0 cm。病灶境界清楚，有纤维包裹。镜下可见病变以增生为主，中央为干酪样坏死。患者常无自觉症状，多在体检时偶然发现，属于非活动性肺结核。

2. 浸润型肺结核

浸润型肺结核（infiltrative pulmonary tuberculosis）是临床上最为常见的活动性、继发性肺结核。多由局灶型肺结核进展而来。X 线显示锁骨下边缘模糊的云絮状阴影。病变以渗出为主，中央有干酪样坏死，病灶周围有炎症发生。患者在临床上常表现低热、乏力、盗汗和咳嗽等症状。如及早发现，合理治疗，渗出性病变可吸收消散。增生、坏死性病变，可通过纤维化、纤维包裹、钙化等途径愈合。如病情继续发展，干酪样坏死扩大（浸润进展），坏死物液化后经支气管排出，局部形成急性空洞，洞壁坏死层内含有大量的结核杆菌，经支气管播散，可导致干酪性肺炎（溶解播散）。急性空洞一般易愈合。经过适当治疗后，洞壁内肉芽组织增生，洞壁逐渐缩小、闭合，最后形成瘢痕组织而愈合；也可通过空洞塌陷，形成条索状瘢痕而愈合。如果急性空洞经久未愈，则可发展为慢性纤维空洞型肺结核。

3. 慢性纤维空洞型肺结核

慢性纤维空洞型肺结核（chronic fibro-cavitative pulmonary tuberculosis）具有以下特征：①肺内有一个或多个厚壁空洞，多位于肺上叶，大小不一，形态不规则，壁厚可达 1 cm 以上。镜下洞壁分 3 层：内层为干酪样坏死物，其中含大量结核杆菌；中层为结核性肉芽组织；最外层为纤维结缔组织。②同侧或对侧肺组织，特别是肺小叶可见由支气管播散引起的大量新旧不一、大小不等、病变类型不同的病灶，愈往下愈新鲜。③后期，肺组织严重破坏，广泛纤维化，胸膜增厚并与胸膜粘连，使得肺体积缩小、变形，严重影响肺功能，甚至使得肺功能丧失（图 5 -7）。

病变空洞与支气管相通，成为结核病的传染源，故又称为开放性肺结核。如空洞壁的干酪样坏死侵蚀大血管，可致大咯血，患者可因吸入大量血液而窒息死亡。空洞突破胸膜可引起气胸或脓气胸。经常排出含菌痰液可致喉结核，咽下含菌痰液可致肠结核。病情后期由于肺动脉高压而引起肺源性心脏病。近年来，由于科学合理的抗结核治疗以及提高免疫力的措施，较小的空洞一般可机化、收缩而闭塞。体积较大的空洞，内壁坏死组织脱落，肉芽组织逐步转变为纤维瘢痕组织，由支气管上皮覆盖。此时空洞虽然存在，但已无菌，实际上已愈合，故称为开放性愈合。

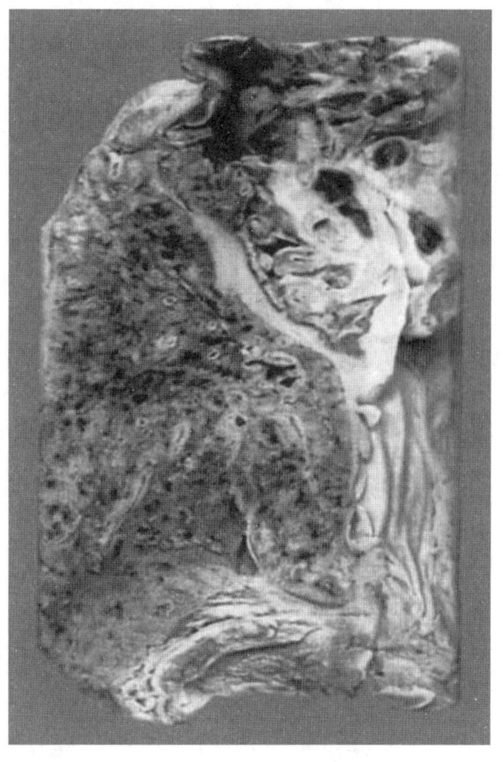

图 5－7　慢性纤维空洞型肺结核

4．结核球

结核球又称结核瘤（tuberculoma）。结核球一般为直径 2 ～5 cm，有纤维包裹的境界分明的孤立干酪样坏死灶。多为单个，也可多个，常位于肺上叶。X 线片上有时很难与周围型肺癌鉴别。结核球可来自：①浸润型肺结核的干酪样坏死灶纤维包裹；②结核空洞引流支气管阻塞，空洞由干酪样坏死物填充；③多个结核病灶融合（图 5－8）。针对结核球的抗结核药物治疗由于其纤维包裹的存在效果不佳，且有恶化进展的可能。因此临床上多采取手术切除。

5．干酪性肺炎

干酪性肺炎（caseous pneumonia）常由浸润型肺结核进展而来，也可由急性、慢性空洞内的结核菌经支气管播散所致。镜下表现为大片干酪样坏死灶。肺泡腔内有大量浆液纤维蛋白性渗出物。根据病灶范围的大小可分为小叶性和大叶性干酪性肺炎。此型结核病病情危重。

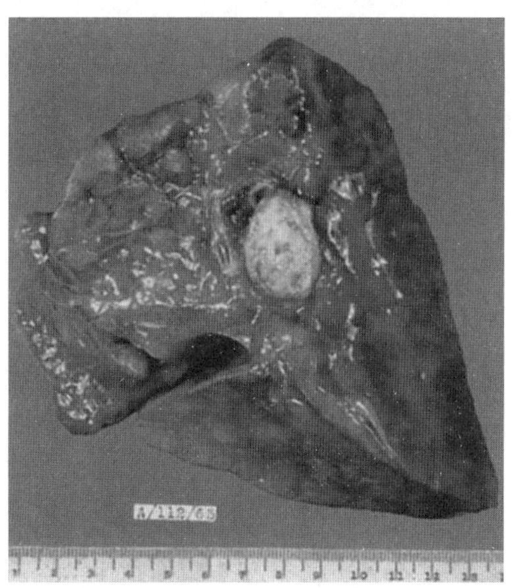

图 5－8　肺结核瘤

6．原发性肺结核和继发性肺结核的比较

原发性结核病是一种在先前未暴露，因此在未致敏的患者中发展的疾病形式。继发性肺结核是在先前致敏宿主中出现的疾病模式。两者比较见表 5－1。

表 5－1　原发性和继发性肺结核病的比较

	原发性肺结核	继发性肺结核
结核杆菌感染	初次	再次
发病人群	儿童	成人
对结核杆菌的免疫力和致敏性	无	有
病变特征	原发综合征	病变多样，新旧病变并存，部位较局限，常见空洞形成
病变起始部位	上叶下部、下叶上部近胸膜	肺尖部，多从右肺开始出现
主要传播途径	淋巴道或血道	支气管，偶可出现血道传播
病程	短，大多自愈	长，需抗结核治疗

（三）粟粒性结核病

粟粒性结核病（miliary tuberculosis）又称血源性结核病（hematogenic tuberculosis）。无论是原发性肺结核还是继发性肺结核均可通过血道播散引起肺粟粒性结核和肺外粟粒性结核。肺外结核扩散亦可引起粟粒性结核病。

1. 急性全身性粟粒性结核病

本病主要由于大量结核杆菌在短时间内入侵肺静脉分支，结核杆菌经左心进入体循环，从而播散至全身各个器官，如肺、肝、脾、肾和脑膜等器官，有时仅仅局限于肺，称全身粟粒性肺结核。肉眼观：在器官的表面和切面密布大小一致、分布均匀、界限清楚、圆形、灰白灰黄的粟粒大小结节。镜下：主要为增生性病变，可见散在的多个结核结节，大小较一致；有的结节中央有干酪样坏死，有的仅见上皮样细胞和朗汉斯巨细胞。

2. 慢性全身性粟粒性结核病

本病主要由于结核杆菌在较长时间内反复或多次进入肺静脉分支，经左心和体循环播散到各器官，形成多发、密集、大小不一、形状各异的病灶。镜下：主要表现为增生性病变，同时可见坏死和渗出。

3. 急性肺粟粒性结核病

本病又称血行播散型结核病，往往是全身急性粟粒性结核病的一部分，多见于成人。多由于肺门、纵隔、支气管旁淋巴结结核病灶内的干酪样坏死侵蚀破坏附近的大静脉，导致结核杆菌直接进入右心；有时含有结核杆菌的淋巴液由胸导管回流，经静脉入右心。经右心沿肺动脉弥漫播散于两肺，形成急性粟粒性肺结核。肉眼观：两肺充血、重量增加、切面暗红，表面和切面密布灰白或灰黄粟粒大小结节；结节呈圆形，大小一致，微隆起于表面或切面（图 5－9）。镜下：主要为增生性病变，每一个肉眼看到的结节即为一个结核结节或者几个融合的结核结节。临床上病人起病急，结核中毒症状严重。X 线显示双肺多发、散在分布的密度均匀的圆形点状阴影。

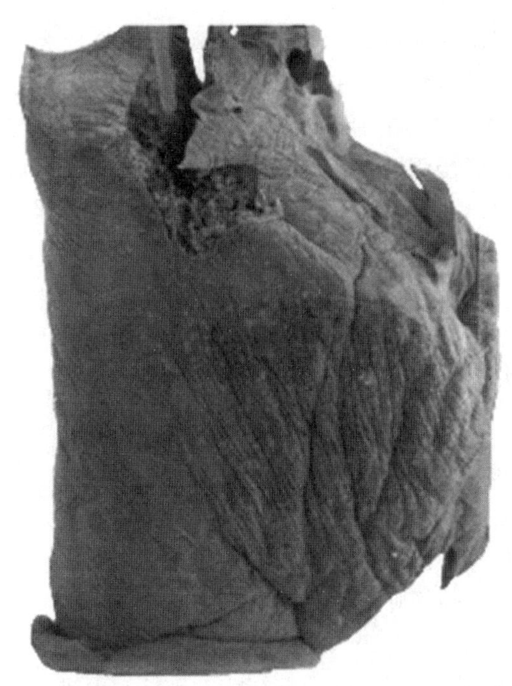

图5-9 急性粟粒性肺结核病

4. 慢性肺粟粒性结核病

本病多由肺外结核长期、间歇地经右心入血而导致。病程较长，病变新旧不等、大小不一、形状不规则。镜下以增生性病变为主。

（四）结核性胸膜炎

该病包括由结核杆菌引起的结核性干性胸膜炎、结核性渗出性胸膜炎和结核性脓胸。

（五）肺外结核病

本病多由原发性肺结核或继发性肺结核经血道播散所致，也有可能是少量结核杆菌入血在肺外形成潜伏病灶，当机体抵抗力降低时，潜伏的结核杆菌再次活化引起。常见的有肠结核、肾结核、生殖系统结核、骨与关节结核和淋巴结结核等。

（孙 意 陈睿鹏）

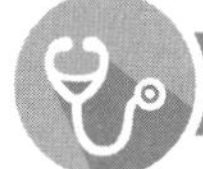

第五节 慢性阻塞性肺病

慢性阻塞性肺病（chronic obstructive pulmonary disease，COPD）是一组以终末肺组织受损、小气道不完全或完全受阻后，出现的以慢性不可逆性气道阻塞、呼气阻力增加、肺功能不全为共同特征的肺疾病的统称。从病理变化的角度看，慢性支气管炎、肺气肿、支气管哮喘和支气管扩张症等最终都将发展为慢性阻塞性肺病。但是，从以上各种疾病早期临床表现和发展的过程看，每种疾病又是相互独立的。

据全球疾病经济负担研究项目显示，至2020年COPD成为人类疾病死亡原因的第三位，全球疾病经济负担的第五位。《中国慢性阻塞性肺疾病分级诊疗报告（2020年度）》报告显示，中国40岁及以上人群慢阻肺高危人群占比为20.51%，即每5人中有1人属于慢阻肺高危人群，高危人群慢阻肺患病率为33.39%。COPD在城乡居民的患病率有明显差别，城市居民患病率明显高于乡村。男性患病率明显高于女性。研究表明COPD有明显的家族聚集性，有呼吸系统疾病家族史的人群患COPD的危险性更高。吸烟或二手烟、生物燃料烟雾、空气污染、职业暴露是COPD的主要外在影响因素。

一、慢性支气管炎

（一）概念

慢性支气管炎（chronic bronchitis）是中老年人的常见病，指气管、支气管及其周围组织的慢性非特异性炎症。病人多在寒冷季节或气温骤变时发病，临床上以反复咳嗽、咳痰和/或伴有喘息症状为特征，每年发作时间持续超过3个月，并连续2年以上。病变反复持续多年后有可能发展为肺气肿，甚至肺心病。

（二）病因和发病机制

各种损伤因子单独或共同引起支气管壁结构的破坏，促进了病变的发生发展。

1. 感染因素

病毒和细菌感染导致支气管壁结构的破坏是慢性支气管炎发生和发展的病变基础。

2. 理化因素

吸烟、空气污染与慢性支气管炎密切相关。慢性支气管炎的发病率在吸烟者比不吸烟者高，并与开始吸烟的年龄、持续时间、日吸烟量呈正相关。空气污染可使慢性支气管炎的发生率增高。

3. 过敏因素

有些慢性支气管患者，空气污染和粉尘常常引起局部异常的免疫反应，尤其是喘息型患者更为明显。

4. 内在因素

机体抵抗力降低、神经内分泌功能失调及呼吸系统防御功能受损等内在因素亦参与了慢性支气管炎的发生和发展。

（三）病理变化

病变起始于较大的支气管分支，可逐渐波及较小的支气管和细支气管。受累的细支气管越多，肺组织受损伤的程度越严重、气道阻力越高、呼吸越困难。主要病变表现在以下几方面：

1. 呼吸道黏液—纤毛系统受损

支气管黏膜上皮细胞变性、坏死、脱落，修复时杯状细胞增生，鳞状上皮化生取代原有的假复层纤毛柱状上皮。

2. 黏膜下腺体肥大、增生，分泌亢进

浆液腺发生黏液腺化生，导致黏液分泌过多，形成黏液栓，而阻塞支气管。

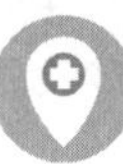

3. 其他变化

支气管壁血管扩张充血，淋巴细胞、浆细胞浸润；管壁平滑肌断裂、萎缩或肥大、增生（喘息型患者，平滑肌可增生、肥大）；软骨变形、萎缩、钙化或骨化。

慢性支气管炎反复发作，病变逐步加重，并逐级向纵深蔓延，致细支气管管壁增厚、管腔狭窄甚至纤维性闭锁（纤维化），炎症甚至向管壁周围组织及肺泡扩散，形成细支气管周围炎和纤维闭塞性细支气管炎，为后期的慢性阻塞性肺气肿奠定了病变基础。

（四）临床病理联系

支气管黏膜分泌物增多引起咳嗽、咳痰，痰呈白色黏液泡沫状，黏稠不易咳出。支气管痉挛和支气管狭窄以及黏液栓阻塞气道可引起喘息。查体时，两肺可闻及哮鸣音、干湿啰音。随着病变进展，双肺残气量增多，过度充气，最终发展为肺气肿。

（五）防治原则

戒烟，增强体质，控制感染，镇咳祛痰，平喘。

二、肺气肿

（一）概念

肺气肿（pulmonary emphysema）是指呼吸性细支气管、肺泡管、肺泡囊和肺泡过度充气伴肺泡间隔破坏，肺组织弹性减弱、肺组织永久性扩张、体积增大的一种不可逆性病变，是慢性支气管疾病常见的并发症。

（二）病因和发病机制

1. 阻塞性通气障碍

慢性支气管炎时，炎性渗出物和黏液栓的形成造成支气管不同程度的阻塞，同时炎症使支气管壁增厚、管腔狭窄。由于炎症破坏了支气管壁及肺间质的支撑组织，肺泡内残气量增多，肺泡扩张相互融合形成气肿囊腔。

2. 小气道壁弹力纤维的破坏

正常时细支气管和肺泡壁上的弹力纤维具有支撑作用，并通过弹力纤维的回缩使气体排出末梢肺组织。长期的慢性炎症破坏了小气道管壁的正常结构，弹力纤维减少，小气道和肺泡的回缩力减弱；同时由于阻塞性肺通气障碍使细支气管和肺泡长期处于高张力状态、弹性降低，肺的顺应性降低，使残气量进一步增多。

3. 弹性蛋白酶增多、活性增高

慢性支气管炎时，渗出的中性粒细胞和单核细胞可释放弹性蛋白酶和氧自由基，破坏溶解支气管壁及肺泡间隔的弹力蛋白。α_1－抗胰蛋白酶是弹性蛋白酶的抑制剂，其失活后则增强了弹性蛋白酶对组织中弹力纤维的降解，促进肺气肿形成。

（三）肺气肿的类型

根据病变的主要部位、范围和性质不同，可将肺气肿分为肺泡性肺气肿、间质性肺气肿、代偿性肺气肿和老年性肺气肿等类型。最常见的有肺泡性肺气肿和间质性肺气肿。

1. 肺泡性肺气肿（alveolar emphysema）

根据病变发生的部位和范围的不同，可分为如下几种类型（图5－10）：

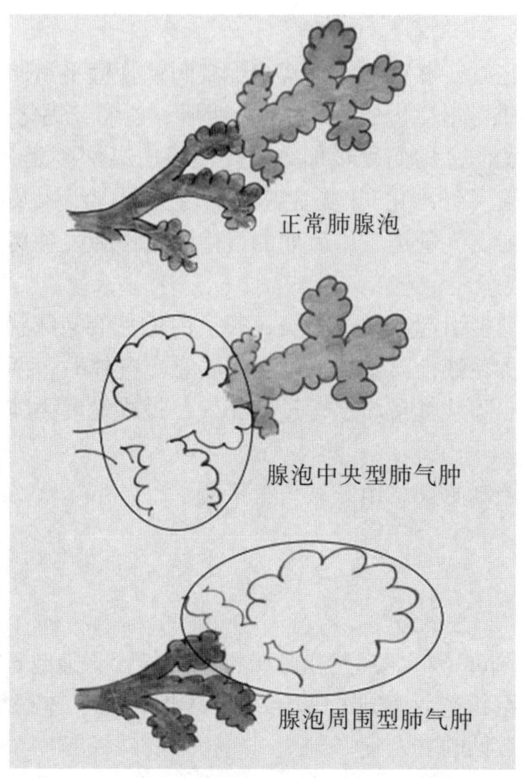

图 5－10　肺泡性肺气肿（袁振亚绘图）

（1）腺泡中央型肺气肿。位于肺腺泡中央区的呼吸性细支气管扩张呈囊状，肺泡管、肺泡囊、肺泡扩张不明显，多见于中老年吸烟者或有慢性支气管炎病史者。

（2）腺泡周围型肺气肿。肺小叶远端的肺泡管、肺泡囊和肺泡明显扩张，近端呼吸性细支气管基本正常。

（3）全腺泡型肺气肿。肺腺泡的各个部位，呼吸性细支气管、肺泡管、肺泡囊和肺泡均明显扩张，含气小囊遍布于整个肺小叶内。当气肿囊腔直径超过 1 cm 时，称为囊泡性肺气肿。位于肺膜下的肺大疱（图 5－11）破裂时可引起气胸，多见于青壮年、先天性 α_1－抗胰蛋白酶缺乏症患者。

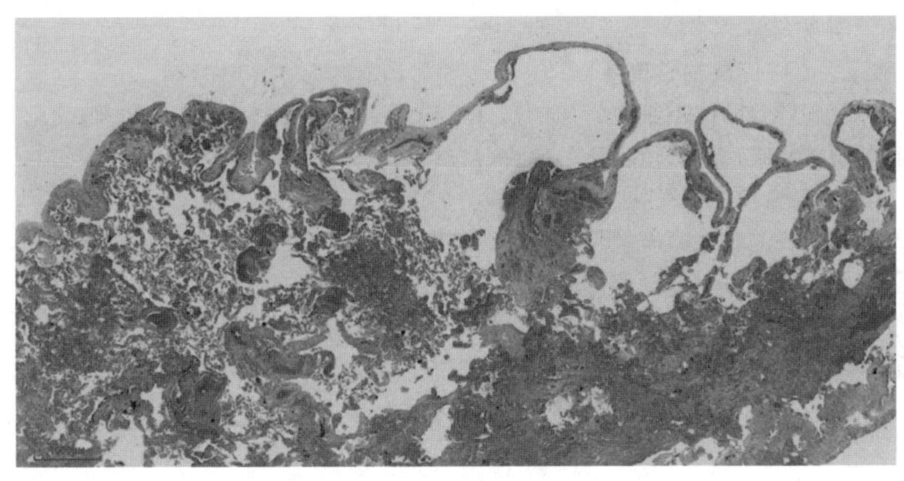

图 5－11　肺大疱

2. 间质性肺气肿

外伤、肋骨骨折或剧烈咳嗽引起肺内压急剧增高等，肺泡壁或细支气管壁破裂，空气进入肺间质形成肺气肿。

3. 其他类型肺气肿

（1）瘢痕旁肺气肿：指出现在肺组织瘢痕周围，由肺泡壁破裂、肺泡腔融合形成的局限性肺气肿，因其出现的具体位置不恒定且大小形态不一，故也称为不规则型肺气肿。若气肿囊腔直径超过 2 cm，破坏了肺小叶间隔，称肺大疱（bullae），位于肺膜下的肺大疱破裂可引起气胸。

（2）代偿性肺气肿（compensatory emphysema）：指肺萎缩及肺叶切除后残余肺组织或肺炎性或肿瘤性实变病灶周围肺组织的肺泡代偿性过度充气，通常不伴气道和肺泡壁的破坏或仅有少量肺泡壁破裂。

（3）老年性肺气肿（senile emphysema）：指因老年人的肺组织老化、弹力纤维减少、弹性减弱、弹性回缩力降低使肺残气量增多而引起的肺膨胀。

（四）病理变化

肉眼观：肺体积明显增大，边缘变钝，颜色变白；肺组织柔软但弹性差，表现为指压后压痕不易消退，切面见大小不一的囊腔，似海绵状。

镜下见：肺泡腔明显扩张，间隔变窄，肺泡间孔扩大，局部扩张的肺泡间隔断裂，融合成较大的囊性气腔。由于肺泡壁的断裂，肺泡毛细血管明显减少，肺小动脉内膜呈纤维性增厚。小支气管和细支气管呈慢性炎症改变。

（五）临床病理联系

早期，除可出现慢性支气管炎的症状外，可无其他特性的变化。晚期，由于肺通气和换气功能不足，出现逐渐加重的缺氧、发绀和呼吸性呼吸困难。由于肺组织膨胀、弹性降低，胸廓往往呈过度吸气状态，即肋骨上抬、肋间隙加宽、胸廓前后径增大，称为桶状胸。叩诊为过清音，心浊音界缩小，肝浊音界下降。X 线检查显示双侧肺野透明度增加。

（六）并发症

1. 肺源性心脏病及右心衰竭

由于肺气肿导致肺内毛细血管床的破坏和减少，使肺循环阻力增加、肺动脉压升高，最终导致肺源性心脏病，严重者还可导致右心衰竭。

2. 自发性气胸和皮下气肿

肺气肿时形成的肺大疱破裂常常可导致自发性气胸。破裂的肺大疱如位于肺门区则会出现纵隔气肿，气体可上升至肩部、颈部皮下形成皮下气肿。

（七）防治原则

预防肺部感染，戒烟，脱离环境污染，控制症状。

三、支气管哮喘

（一）概念

支气管哮喘，简称哮喘，是以发作性、可逆性支气管痉挛为特征的支气管慢性炎性疾病。临床表现为反复发作性伴有哮鸣音的呼气性呼吸困难、咳嗽或胸闷等。早期的支气管哮喘以可逆性支气管痉挛为特征。长期反复发作，晚期的支气管哮喘可出现慢性不可逆性气道阻塞，成为慢性阻塞性肺病的一种疾病。

（二）病因和发病机制

本病的病因较复杂，常见的外源性诱因有花粉、尘螨、动物毛屑、真菌、某些食品和药物；内源性因素有呼吸道感染、精神因素和遗传因素等。发病机制涉及致敏原、机体反应性、炎症介质和受体等多个环节，它们共同作用使气道阻力明显升高，引发呼气性呼吸困难。

过敏原经呼吸道或其他途径进入机体后，可激活 T 淋巴细胞并使其分化为 Th1、Th2，同时释放多种白细胞介素（interleukin，IL），Th2 可释放 IL-4、IL-5。IL-4 可促进 B 淋巴细胞增殖、分化，形成浆细胞产生 IgE，IgE 可与肥大细胞、嗜碱性粒细胞表面的高亲和性的 IgE 受体结合。IL-5 可选择性促进嗜酸性粒细胞分化，并使其激活，参与过敏反应。当过敏原再次进入体内，可与肥大细胞、嗜碱性粒细胞表面的 IgE 结合，并使该细胞合成并释放多种炎症介质导致平滑肌收缩、黏液分泌增加、血管通透性增强。气道炎症被认为是哮喘的病变基础。多种因素相互作用构成复杂的炎症反应网络，使气道反应性增高，受轻微刺激即可发生明显收缩。气道的高反应性常受家族遗传倾向影响。神经因素也被视为支气管哮喘发病的主要环节，哮喘患者 β－肾上腺素受体常呈遗传性封闭或敏感性降低、迷走神经张力亢进均可导致支气管强烈收缩。一般根据过敏原激发哮喘后发作时间不同，可分为速发性反应和迟发性反应。速发性反应是哮喘发作在过敏原激发后 15 ～ 20 min 内达到高峰，一般与肥大细胞和 T 淋巴细胞有关；迟发性反应是在 6 h 左右发作，持续时间较长，其发生与嗜酸性粒细胞及嗜碱性粒细胞有关。

（三）病理变化

肉眼观，表面部分肺因过度充气而膨胀，部分肺呈肺萎陷。切面支气管管腔内可见黏稠的黏液栓，偶可见支气管扩张。镜下观，支气管黏膜水肿，杯状细胞增多，基底膜显著增厚并发生玻璃样变；黏液腺和管壁平滑肌细胞肥大和增生，在固有膜、黏膜下层及肥厚的肌层内可见嗜酸性粒细胞、单核细胞及淋巴细胞、浆细胞浸润；在支气管管壁和黏液栓中往往可见夏科－雷登（Charcot－leyden）结晶（嗜酸性粒细胞的崩解产物）。

（四）临床病理联系

由于细支气管痉挛和黏液栓的阻塞，典型的临床表现是反复发作的呼气性呼吸困难伴有哮鸣音，症状可自行缓解或治疗后缓解。长期反复发作可导致胸廓变形及弥漫性肺气肿，甚至并发自发性气胸。

（五）防治原则

筛查及避免接触变应原，脱敏疗法，控制过敏反应，使用支气管舒张药。

四、支气管扩张

（一）概念

支气管扩张症（bronchiectasis）是以肺内各级小支气管管腔持续性扩张伴管壁纤维性增厚为特征的慢性呼吸道疾病。临床主要表现为慢性咳嗽、咳大量脓痰及反复咯血等症状。

（二）病因及发病机制

支气管扩张症的重要发病因素是支气管及肺组织感染造成支气管壁支撑组织的结构破坏及支气管腔阻塞。此外，少数病例与支气管先天性发育缺陷及遗传因素有关，还有部分病因不明，可能与机体的免疫功能失调有关。

1. 支气管壁的炎性损伤

婴幼儿患百日咳及麻疹后支气管肺炎、慢性支气管炎、肺结核等呼吸道疾病时往往会出现反复感染，在此过程中化脓性炎症破坏了支气管壁的弹力纤维、平滑肌乃至软骨等支撑结构或细支气管周围肺组织纤维化，牵拉管壁使呼气时管壁不能靠弹力完全回缩，支气管腔逐渐发展为永久性不可逆性扩张。肿瘤、异物吸入或外肿大的淋巴结压迫造成支气管腔阻塞时，其远端分泌物排出受阻而发生阻塞性支气管炎，支气管壁亦会受到炎性破坏。吸入腐蚀性气体、支气管曲霉菌感染等亦可直接损伤支气管壁并继发反复感染，最终导致支气管扩张（图5－12）。

2. 支气管先天性发育缺陷和遗传因素

支气管壁先天性发育缺陷时，由于弹力纤维及平滑肌、软骨等支撑组织先天发育不良，比较薄弱，继之感染，极易发生支气管扩张。患Kartagener综合征时，由于支气管黏膜上皮的纤毛结构及运动异常丧失净化功能，易继发感染而引起鼻窦炎、支气管扩张，常伴内脏异位（右位心）。有右位心者伴支气管扩张症的发病率在15%～20%，远高于一般人群，说明该综合征与先天性因素有关。肺囊性纤维化（pulmonary eystic fibrosis）时，由于末梢肺组织发育不全而弹性较差，分泌物容易潴留在支气管腔内，引起管腔阻塞并继发感染、肺间质纤维化，反复感染造成支气管壁的炎性破坏而发生支气管扩张。

（三）病理变化

肉眼观，病变可局限于一个肺段或肺叶内或弥漫散布于整个肺。病变支气管呈囊状或筒状扩张，肺下叶更加明显。扩张的支气管数目不一，严重者肺切面可呈蜂窝状。扩张的支气管腔内往往可见脓性渗出物或血性渗出物，若继发腐败菌感染可出现恶臭。支气管黏膜可因萎缩而变平滑，或因增生肥厚而呈颗粒状。

镜下，支气管壁明显增厚，黏膜上皮增生伴鳞状上皮化生，可有糜烂及小溃疡形成。黏膜血管扩张充血，淋巴细胞 、浆细胞甚或中性粒细胞浸润，管壁腺体、平滑肌、弹力纤维和软骨出现不同程度破坏，甚至萎缩或消失，代之以肉芽组织或纤维组织。邻近肺组织常发生纤维化及淋巴组织增生。

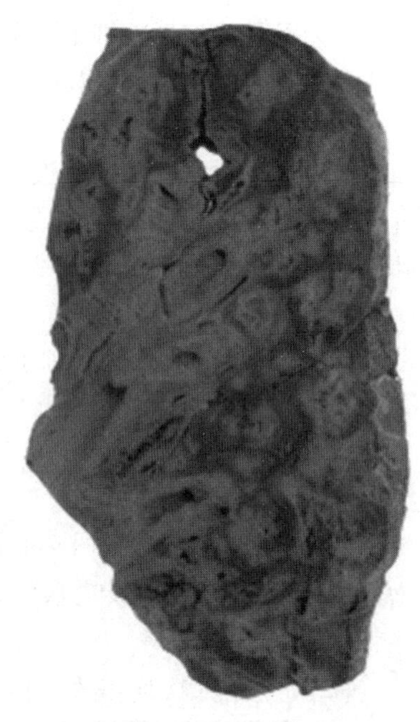

图 5－12 肺切面显示支气管管腔扩张、管壁增厚

（四）临床病理联系

由于支气管慢性炎症及化脓性渗出物的刺激，病人常有咳嗽伴大量脓痰。若损伤支气管壁血管则可出现咯血，甚至是大咯血引起失血过多或血凝块阻塞气道，或可危及生命。患者常因支气管引流不畅或痰不易咳出而感胸闷、憋气，炎症累及胸膜者可出现胸痛。少数患者尚可合并肺脓肿、脓胸及脓气胸。慢性重症患者常伴严重的肺功能障碍，出现气急、发绀和杵状指等；晚期可并发肺动脉高压和慢性肺源性心脏病。

（五）防治原则

在戒烟、脱离污染环境、控制感染的基础上，使用支气管扩张剂，祛痰和低流量吸氧。

（牛海艳）

第六节　间质性肺疾病

人体器官包含实质和间质两种组织。实质（parenchyma）是指行使器官主要功能的组织，如胃肠道的实质是上皮细胞，肝脏的实质是肝细胞，脑的实质是神经元细胞；间质（mesenchyma）是指起支持连接功能的结缔组织。与多数器官不同，肺的主要功能是进行肺通气和肺换气，能够行使这些功能的部分称为肺实质（parenchyma of lung），包括肺内支气管的各级分支及终末的肺泡。肺间质是指肺脏中的结缔组织，如血管、淋巴管、神经等。

间质性肺疾病（interstitial lung diseases，ILDs）是一个很笼统的临床概念，实际上包括了 200 多种肺疾病。ILDs 是一组主要侵犯肺间质及肺泡腔，引起弥漫性肺泡—毛细血管单位气体交换功能逐渐丧失的肺疾病。虽然多数 ILDs 主要影响肺间质，但也影响其他相邻解剖部位，尤其是会累及到肺泡腔的肺泡上皮细胞或细支气管上皮，故也称为弥漫实质性肺疾病（diffuse parenchymal lung disease，DPLD）。该病在临床上表现为进行性呼吸困难、限制性通气功能受限及弥散功能障碍导致的低氧血症。ILDs 患者可进展为弥漫性肺纤维化和蜂窝肺，最终出现呼吸衰竭而死亡。

ILDs包括特发性间质性肺炎（idiopathicinterstitial pneumonia，IIP）、尘肺、肉芽肿性病变如结节病、结核及胶原血管病等累及肺实质的病变；有临床和组织学特征的淋巴管肌瘤病（lymphangioleiomyomatosis，LAM）、朗格汉斯细胞组织细胞增生症（Langerhans cell histiocytosis，LCH）、嗜酸性粒细胞性肺炎（eosinophilic pneumonia，CEP）等。

一、肺尘埃沉着病

（一）概念

肺尘埃沉着病（pneumoconiosis）简称尘肺，属于常见职业病，是一组由于长期吸入有害粉尘而引起的以弥漫性肺纤维化和粉尘结节为主要病变的间质性肺疾病。临床上常伴有慢性支气管炎、肺气肿和肺功能障碍。根据沉着粉尘的类别，可将尘肺分为无机尘肺和有机尘肺。最常见的无机尘肺有硅肺、石棉肺和煤工尘肺等。有机尘肺是指吸入各种具有抗原性的有机尘埃，例如含有真菌孢子的植物粉尘、由细菌产物和动物蛋白诱发的肺组织变态反应性炎症，如农民肺、皮毛尘肺等。以下主要讨论尘肺的常见类别。

（二）病因和发病机制

尘肺发病的基本条件与其从事职业有关——长期暴露于富含粉尘的环境。正常生理情况下，粉尘吸入呼吸道后经过鼻腔的过滤，或经黏液纤毛系统被排出体外。只有满足粉尘颗粒足够小（$<5\ \mu m$）且长时间接触粉尘的情况下，粉尘经巨噬细胞吞噬沿淋巴通路“清除”进入肺实质，才致使肺脏受损害。一般按肺脏对粉尘反应的病理类型，将粉尘分为非致纤维生成粉尘（nonfibrogenic dusts）和致纤维生成粉尘（fibrogenic dusts）。非致纤维生成粉尘（如碳、锡、锑、铁等）引起的尘肺，肺泡结构完整，间质胶原沉积及纤维化轻微，病变分布沿淋巴通路分布；致纤维生成粉尘（如硅、石棉）引起病灶纤维组织增生，肺泡结构改变，间质呈弥漫性纤维化和结节性纤维化。若吸入混合性粉尘，则兼具以上两种混合病变，称为混合粉尘肺尘埃沉着病。

（三）病理变化

肺尘埃沉着病的基本病理变化是粉尘结节的形成和肺组织的弥漫性纤维化。病理改变可分为粉尘结节和弥漫间质纤维化。

粉尘结节：扪之质地硬、形态大部分呈圆形，常分布在成片含尘巨噬细胞的背景下。结节可见于小叶中心区和沿淋巴清除路径即沿支气管血管周、小叶间隔和接近至胸膜，偶尔散在分布于肺间质（图5－13）。结节大致可分成二氧化硅型、混合粉尘型和巨细胞/肉芽肿型。

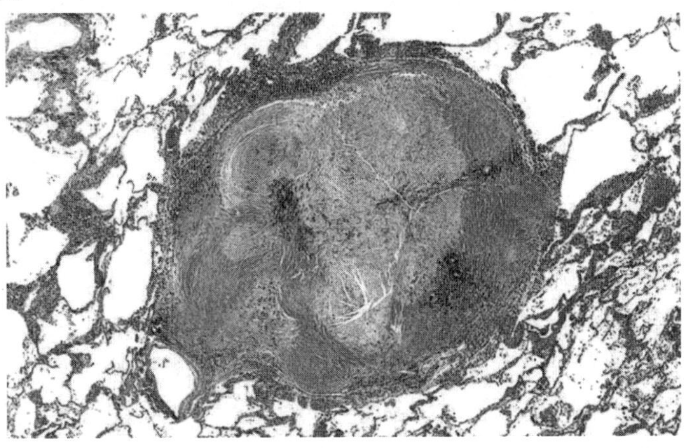

图5－13　可见典型、非融合的粉尘结节（HE，×40）

弥漫间质纤维化的特征是

大量粉尘沉积伴纤维化，而大片纤维化（进展性大片纤维化或复杂性尘肺）则是发生在结节基础上的典型纤维化。其直径大于1 cm，镜下，在大片纤维化区可见大片无定形纤维化伴有充满尘埃的组织细胞或是有许多纤维性结节融合。

该病变有时也可见退行性变伴空洞形成。值得注意的是，在某些尘肺可见局限性肺气肿，如煤工尘肺的小叶中心性肺气肿是其疾病组成的一部分。

1. 硅沉着病（硅肺）

硅沉着病（silicosis）是由于长时间吸入含二氧化硅（SiO_2）粉尘所引起肺弥漫性纤维化为主的疾病，曾称硅肺。患者多在接触硅尘10～15年后发病，病程进展缓慢，即使脱离接触后，肺部病变仍继续发展，导致呼吸功能严重受损。早期肉眼观察可见两肺体积增大、重量增加，呈黑色、质硬、脏胸膜稍厚。双肺切面布满大小不等的硅结节，间质可有纤维化（图5－14）。病情进展可见多个硅结节融合成团块，有代偿性肺气肿。晚期肺体积可见缩小，肺重量和硬度较前明显增加，新鲜肺标本可竖立，入水可下沉，切开时阻力大，有沙砾感；大团块融合病灶的中央可见空洞形成，胸膜弥漫增厚。显微镜下可见胸膜下小叶间及支气管、血管周的淋巴组织布满大小不等的硅结节，直径为2～3 mm。典型的硅结节由呈同心圆排列的胶原纤维组成，中心可见不完整血管，周围有大量尘细胞、成纤维细胞及慢性炎细胞（图5－15）。多个硅结节可以融合成大团块结节，中心可有坏死及空洞形成。一些硅肺患者易感染结核（即硅肺和结核病共存），称为硅结核病。

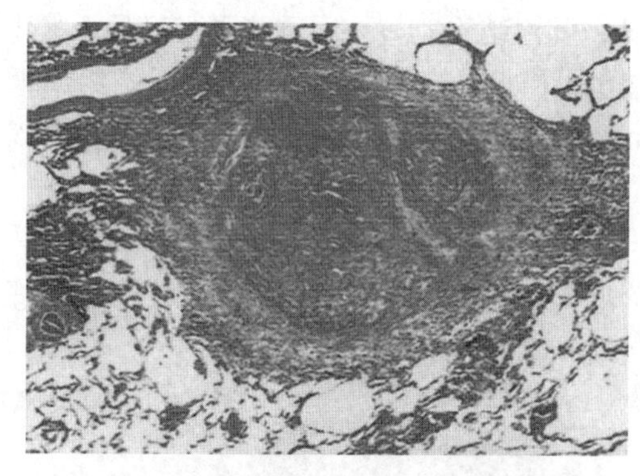

图5－14　硅肺的大体标本，重量和硬度明显增加

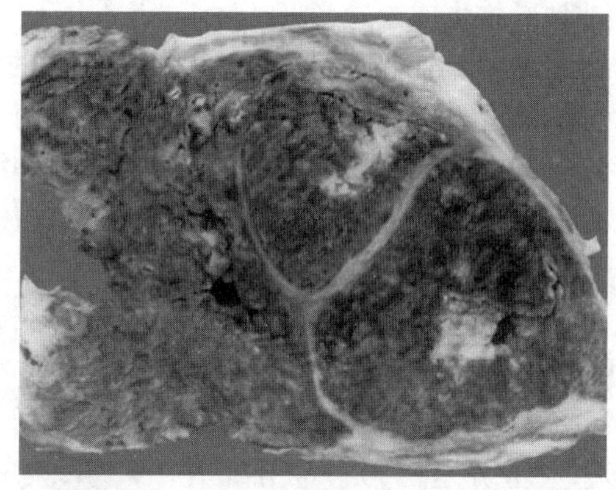

图5－15　纤维性硅结节，玻璃样变的胶原纤维呈旋涡状排列

2. 石棉沉着病（石棉肺）

石棉肺（asbestosis）是指长期吸入大量石棉粉尘，引起弥漫性肺间质纤维化的职业病。患者主要为长期从事石棉矿开采、运输、加工及成品制造的工人。主要的临床表现因疾病严重程度不同而异。从无症状到严重者在静止时出现呼吸困难，晚期患者的痰液中可查见石棉小体，低血氧和肺心病可致命。重症患者有严重的肺组织结构损伤、肺功能异常（肺功能限制性改变和弥散功能减低），同时，本病易并发肺部感染。石棉沉着病伴吸烟者，发生肺癌的风险明显增加。石棉肺的病变以两肺下叶明显，早期表现为石棉纤维沉积

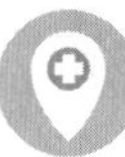

在终末细支气管壁使其纤维化，进而扩展到远侧的呼吸细支气管、肺泡管。纤维化累及呼吸性细支气管和肺泡间隔，引起细支气管肺泡炎。在细支气管、肺泡腔内见大量吞噬石棉粉尘的巨噬细胞聚集及慢性炎细胞浸润、纤维蛋白渗出。肺泡管及肺泡壁有胶原沉积，肺泡上皮增生，呼吸细支气管结构遭到破坏。

在慢性病例中，随着纤维化的进展，病变逐渐累及整个肺叶的肺泡壁，最后累及肺小叶间隔，终末期患者出现蜂窝状纤维化。蜂窝状纤维性囊壁结构直径 0.5 ～ 10 cm，被覆细支气管上皮，可伴有黏液池（图 5 – 16），肺泡内巨噬细胞聚集明显，常被误认为脱屑性间质性肺炎。严重的病例两肺体积缩小变硬（肺硬化），切面见原有的肺组织结构消失，增生的纤维组织条索交织及残留支管扩大与代偿性肺气肿构成“蜂窝状”肺改变。胸膜脏层弥漫纤维化，下肺区明显，晚期胸膜腔闭塞，全肺被灰白的纤维组织包裹。胸膜壁层凸起的局限性纤维瘢痕斑块称为胸膜斑（pleural plaque），灰白质硬，半透明，状似软骨，可钙化。镜下可见胸膜斑块由层状排列的非细胞性透明胶原构成，难以寻找到确切的成纤维细胞灶，伴少量淋巴细胞浸润。诊断石棉肺必须在病变肺组织中找石棉小体。石棉小体常出现在细支气管周围脏间质内，呈棕黄/棕色棒状、串珠状或哑铃形结构（图 5 – 17）。在重度暴露患者中，石棉小体也可在肺泡腔内查见。石棉小体被一层铁蛋白和酸性黏多糖包裹形成，长 10 ～ 300 μm，粗为 2 ～ 5 μm，普鲁士蓝染色呈阳性（深蓝色）。此外，石棉沉积病在临床病理与影像学上须与肺脏肉芽肿性炎、脱屑性间质性肺炎等相鉴别。

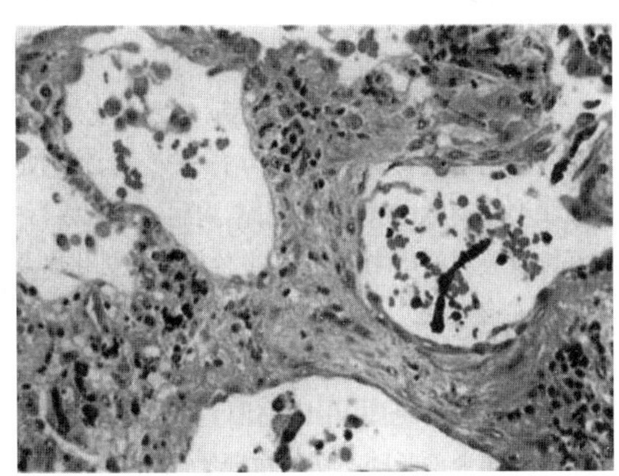

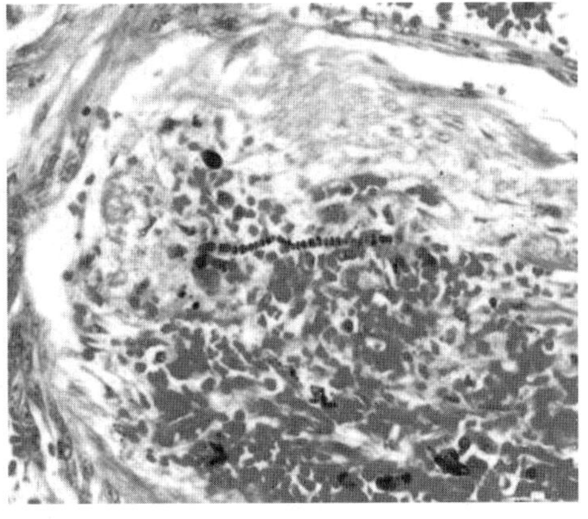

图 5 – 16　石棉肺，可见间质的广泛纤维化（HE，×20）

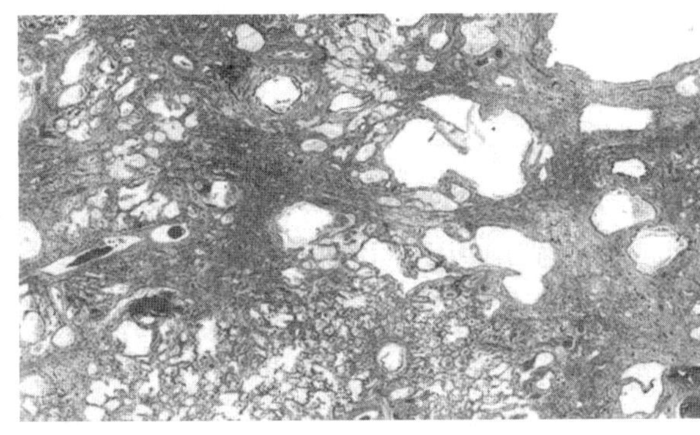

图 5 – 17　肺泡腔内及纤维化的间质中可见特征性的石棉小体（HE，×400）

3．炭末沉着病（煤工尘肺）

炭末沉着病（coal workers' pneumoconiosis，CWP）是指肺内以煤尘为主的粉尘沉着引起肺的纤维化病变。按工人所接触粉尘情况不同可分为煤肺和煤硅肺病。根据X线胸片可分为单纯型和复杂型（进行性大块纤维化）。

（1）煤肺：肺体积增大，质地较软，脏层胸膜下布满大小不等圆形或类圆形黑色斑点（煤斑），切面呈黑色煤斑，2～3 mm大小，不凸出于切面。显微镜下可见呼吸性细支气管内壁及其周围有大量煤尘及含煤尘的巨噬细胞，并有较多增生的胶原纤维形成的煤尘纤维灶。由于呼吸性细支气管管壁被破坏，管腔扩张形成小叶中心性肺气肿。

（2）煤硅肺病：如果工人同时吸入煤及二氧化硅，患者则兼有煤肺及硅肺的病变特点。病变肺主要形成煤硅结节，煤硅结节与硅结节相似。其形态为由胶原纤维形成的同心圆状结节，结节中心煤尘少，结节外周有大量煤尘沉着和增生的胶原纤维，并可累及小叶间隔及肺泡间隔，引起肺间质纤维化；一些结节胶原纤维不呈同心圆状排列，与沉积的煤尘交织一起形成纤维块；最终累及整个肺叶或多个肺叶，使肺脏形成数个大块纤维化区。肺病变部位质地较硬，触之有砂粒感；切面呈黑色，有时可见空洞，脏层胸膜增厚。显微镜下见肺脏结构破坏、片状粗大胶原纤维形成，有玻璃样变及大量煤尘及含尘巨噬细胞聚集，邻近肺组织有卫星病灶及血管、支气管硬化，引起代偿性肺气肿。

4．铁沉着症

铁沉着症（siderosis）是长期吸入金属铁尘或氧化铁粉（赤铁矿）而引起的铁粉尘沉积和纤维组织增生性肺病变。肉眼可见脏层胸膜暗黑色或铁锈色病灶。切面尘灶（斑）呈散在分布，大小为1 mm左右，质软。病灶常位于扩张的小支气管旁，尤以胸膜下病变为著，呈条索状或楔状紧贴于胸膜，并与小叶间隔相连。显微镜下细支气管、肺泡管及肺泡内可见大量铁尘和含尘巨噬细胞聚集。末梢细支气管扩张变形，管壁及肺泡和伴随的小血管周间质有铁尘沉着形成尘斑（或结节）。尘斑形态不规则。由“噬尘”的巨噬细胞组成，胶原纤维少或缺乏。病灶周围可见明显肺气肿。尘结节较“尘斑”更大，呈星芒状，但一般较少。病灶中心可有胶原纤维形成，肺间质呈轻度弥漫性纤维组织增生。严重病例中，支气管淋巴结有大量铁尘沉着、淋巴结结构破坏和纤维组织增生。

（四）临床病理联系

肺尘埃沉着病早期多因吸入刺激性粉尘而引起反射性的咳嗽、咳痰等机体防御性反应。合并肺内感染及慢性支气管炎时，咳嗽可加重，痰量则明显增加，痰多呈黄稠状，常不易咳出。随着病情进展，吸入体内的粉尘量超出正常肺的清理能力或肺的清除能力受到呼吸系统疾病影响降低时，均能使有害粉尘沉积于肺内。随着粉尘在体内不断累积，在吞噬细胞、机体释放的细胞因子及炎症介质等多种因素共同作用下，引起肺组织的炎症反应、成纤维细胞增生和胶原沉积，导致肺的纤维化。晚期，由于大块纤维化病灶的溶解破裂累及血管可导致患者出现致死性咯血。纤维化程度的不断加重，导致参与呼吸功能的肺脏结构遭到破坏，有效呼吸面积减少、$\dot{V}_A/\dot{Q}$比例失调。病情严重而伴发合并症者，可出现呼吸功能不全（呼吸困难、气促、发绀）和心衰（心悸、心率增快、全身淤血、肝脾肿大、下肢水肿）的症状和体征，患者可因右心衰竭而死亡。

（五）并发症

1. 肺结核

患者的肺部因为病变，更易被结核杆菌感染，如硅肺肺结核。合并肺结核病的患者易出现肺部空洞，疾病进展比普通结核病患者快、累及范围广。严重情况下会发生大出血导致患者死亡。相较于硅肺，石棉肺患者合并肺结核病的概率较小，约10%。

2. 慢性肺源性心脏病

患者在病程的晚期会并发慢性肺源性心脏病。当肺间质纤维增生挤压血管，气体交换率降低时，肺循环的压力增大，随着病程发展为慢性肺源性心脏病，最终患者出现右心衰症状。

3. 肺部感染和阻塞性肺气肿

患者的免疫力低下，呼吸道防御功能较弱，更容易感染各种病菌。病程晚期常发生阻塞性肺气肿，也可见肺大疱形成，破裂可导致自发性气胸。

4. 恶性肿瘤

现有研究表明石棉具有明显的致癌作用。石棉肺患者并发恶性肿瘤的概率高于一般人，按发生率的高低依次为恶性胸膜间皮瘤、肺癌、食管癌、胃癌和喉癌。石棉致瘤的机制尚不清楚，动物实验提示可能与石棉纤维的物理性状有关。

（六）防治原则

肺尘埃沉着病最重要的防治原则是远离和减少接触相关致病物；对相关工艺流程进行科学改革，及时更新生产设备是消除粉尘危害的主要途径；及时对接触粉尘的工人进行健康检查，包括就业前检查和定期检查，脱离粉尘作业时还应该做脱尘作业检查；做好个人防护，包括合理佩戴防尘护具，如防尘安全帽、送风头盔及送风口罩等。

二、肺结节病

（一）概念

结节病（sarcoidosis）是一种原因不明的累及全身多系统的肉芽肿性疾病，主要侵犯肺和淋巴系统（肺、肺门淋巴结超过90%），其次是眼部和皮肤。该病多见于中青年，女性发病稍高于男性。以斯堪的纳维亚及美籍非洲人群患病率最高，寒冷地区高于热带地区，黑种人多于白种人，具有明显的种族和地区特征。

（二）病因和发病机制

1. 遗传因素

结节病的临床表型及患病的种族差异提示遗传因素在其中的调控作用。家族及病例对照研究表明与结节病易感和表型关系最为密切的基因位于6号染色体的MHC区域。其他候选基因如细胞因子、化学趋化因子受体等均不具备可重复性，功能的有效性未得到证实。

2. 环境因素

迄今为止，没有感染性因素或其他因素被一致证明与结节病的发病相关。

3. 免疫机制

结节病常受累脏器，尤其以肺脏发生非干酪性坏死性肉芽肿为病理特点，病变组织聚集大量激活的Th1型$CD4^+$ T细胞和巨噬细胞是其特征性免疫异常表现。

结节病的确切病因和发病机制还不清楚。目前观点认为遗传易感者受特定环境的抗原刺激，抗原呈递细胞吞噬、处理，经Ⅱ类白细胞相关抗原（HLA）分子传递至 $CD4^+$ 细胞的 T 细胞受体（TCR），诱发受累脏器局部产生 Th1 型免疫反应，导致细胞聚集、增生、分化和肉芽肿形成；与此同时，白细胞介素 IL-2、IL-12、IL-18、IFN-γ 和肿瘤坏死因子－α 等细胞因子及化学趋化因子也可促进肉芽肿形成。

（三）病理变化

肺结节病的特征性病理改变是非干酪性上皮样细胞性肉芽肿，主要由高分化的上皮样细胞、多核巨细胞与淋巴细胞构成。形态学上与结核性肉芽肿相似，但结节中心无干酪样坏死（图 5－18）。肉芽肿的中心主要是 $CD4^+$ 淋巴细胞，而外周主要是 $CD8^+$ 淋巴细胞。随着病情的进展，细胞性肉芽肿可逐渐发展为洋葱皮样纤维化。巨细胞胞质可见包涵体如舒曼小体（Schauman body，球形同心层状结构，其成分为含铁和钙的蛋白）和星状小体（asteroid body，胞质内透明区中含有的强嗜酸性放射状小体）。在肺脏 75% 的肉芽肿沿淋巴管分布，接近或位于支气管血管鞘、胸膜下或小叶间隔，可以融合形成肉眼可见的结节（图 5－19），开胸肺活检或尸检发现半数以上病例病变累及血管。

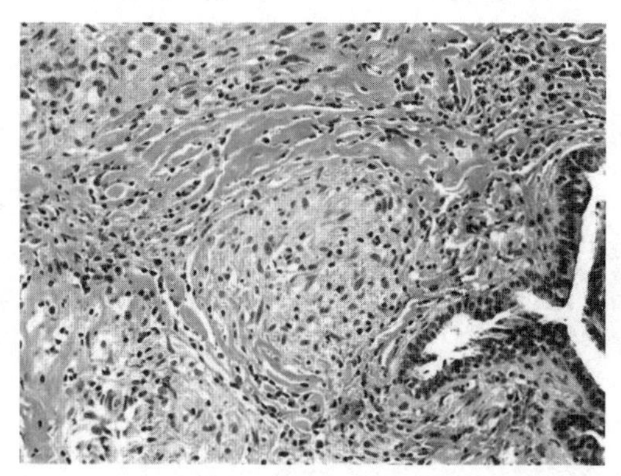

图 5－18　典型的肉芽肿表现，周围围绕特征性粗大的胶原纤维束（HE，×200）

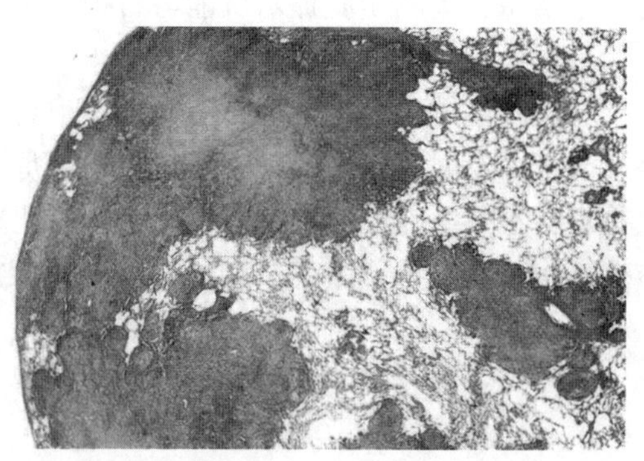

图 5－19　多量肉芽肿伴纤维化，形成球形结节，延伸至脏层胸膜、小叶间隔和支气管束（HE，×10）

（四）临床病理联系

结节病的临床症状，与脏器的受累不同，不仅和肉芽肿的活动性有关，还与种族和地区有关。肺结节病的临床表现是多变的。患者可以无症状，仅通过胸部影像学上的表现偶然诊断出来，也可表现为慢性非特异性症状，包括咳嗽、用力时呼吸困难和疲劳。X 线提示双侧肺门淋巴结肿大（BHL）（伴或不伴右侧气管旁淋巴结肿大）是最常见的影像学改变。

（五）并发症

晚期肺结节病常合并肺动脉高压，这与患者的死亡率增加相关。

（六）防治原则

结节病的病因尚不明确，因此无有效的预防措施。

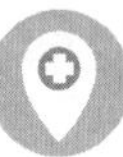

治疗上主张对症治疗，无症状和肺功能正常或轻度异常时无须治疗。出现明显的肺内或肺外症状时，需使用全身糖皮质激素治疗。当糖皮质激素不能耐受或治疗无效，可考虑使用其他免疫抑制剂如氨甲蝶呤、硫唑嘌呤，甚至英夫利昔单抗。

（孙意　陈睿鹏）

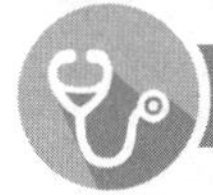

第七节　呼吸系统恶性肿瘤

一、鼻咽癌

（一）概述

鼻咽癌是来源于鼻咽部上皮组织的恶性肿瘤，亦是头颈部最常见的恶性肿瘤，在中国南方地区，尤其是广东、广西和海南的发病率最高。

（二）病因和发病机制

鼻咽癌的病因还不完全清楚，大量的流行病学研究表明，鼻咽癌的发生与人类疱疹病毒（epstein－barr virus，EBV）感染、遗传及环境因素有关。鼻咽癌的发生是多基因、多因素和多阶段交互作用的结果。

EBV 是 1964 年由 Epstein 等学者从高发于非洲儿童的伯基特淋巴瘤中分离出来的。在感染早期，EBV 首先进入鼻咽黏膜上皮细胞复制并扩散至靠近上皮基膜的 B 淋巴细胞。感染 B 淋巴细胞后，病毒基因组主要以潜伏状态存在，此时主要表达潜伏膜蛋白（latent membrance protein，LMP）和 EBV 相关核抗原（EB virus associated nuclear antigen，EBNA）。EBNA1 是唯一一个既在潜伏期表达又存在于裂解期的核心抗原，是 EBV 感染及促进恶性肿瘤形成的重要蛋白。EBNA1 具有 DNA 结合活性，可与 DNA 结合，但没有转化功能。LMP1 与细胞的恶性转化有关。EBV 分裂复制期主要表达早期膜抗原（early membrane antigen，ENA）、早期细胞内抗原（early intracellular antigen，EA）、病毒壳抗原（viral capsid antigen，VCA），近年来裂解期 EBV 相关产物致病性成为研究热点。目前临床上已经通过检测相应抗体或其他技术手段判断 EBV-DNA、LMP 及其所编码的 RNA 来指导诊断、筛查肿瘤、早诊早治、评估疗效和随访监测。

此外，不论在高发区还是在低发区中，均发现鼻咽癌有家族聚集性的倾向。鼻咽癌高发区的饮用水中，含有大量的微量元素镍、镉等成分，在鼻咽癌患者的头发中，发现镍的含量较健康人群要高。而动物实验表明，过多镍能促进亚硝酸诱发鼻咽癌。南方人喜欢吃腌制品，有研究表明，过多摄入咸鱼与低分化鼻咽癌的发病率直接相关。

（三）病理变化

鼻咽癌最常见的好发部位是鼻咽顶部，其次是外侧壁和咽隐窝。肉眼观，早期局部黏膜粗糙或稍隆起，逐渐呈结节型、菜花型、溃疡型和黏膜下型的肿块。根据最近 WHO 分类，鼻咽癌的组织类型如下。

1. **鳞状细胞癌**

图5-20 鼻咽癌，非角化性未分化型癌

鳞状细胞癌分角化性和非角化性，非角化性又分为未分化型和分化型。角化性鳞状细胞癌即高分化鳞状细胞癌，相对少见，与EBV关系不大。非角化性鳞状细胞癌相对多见，其发生与EBV密切相关。非角化性分化型鳞状细胞癌又称低分化鳞癌。非角化性未分化型癌有两种形态学类型：一种是肿瘤细胞呈合体细胞样（图5-20），细胞界限不清，核呈圆形或椭圆形泡状，核仁明显，位于中央；细胞排列密集甚至重叠，癌细胞间常见淋巴细胞浸润，对放射治疗敏感。另一种是癌细胞小、胞质少、呈梭形、弥漫分布，恶性度高。恶性程度高的低分化鳞状细胞癌和泡状核细胞癌对放疗敏感，经治疗后病情可明显缓解，但较易复发。

2. **腺癌**

偶发，多为低分化腺癌。

（四）扩散途径

（1）直接蔓延。癌组织向上蔓延可以破坏颅底骨，并可经破裂孔侵入颅内，使第Ⅱ～Ⅵ对脑神经受损；向外侧扩展，可以侵犯咽鼓管而进入中耳；向前可侵犯鼻腔，甚至进入眼眶。

（2）淋巴道转移。癌细胞常在早期就经淋巴道转移，表现为病人常以颈部淋巴结肿大为首发症状。

（3）血道转移。多见于肝、肺、骨等处。

（五）临床病理联系

鼻咽癌因早期症状常不明显易被忽略，确诊时多已是中、晚期，常以颈部淋巴结转移为首发症状。临床上，患者常有鼻塞、耳鸣、听力减退、头痛，颈部淋巴结肿大，及脑神经受损等症状。

（六）防治原则

本病的治疗以放疗为主，其疗效和预后与病理组织学类型有关。

二、喉癌

（一）概述

喉癌（pharyngeal carcinoma）是上呼吸道常见的恶性肿瘤，40岁以上为男性高发。目前喉癌的病因分为两大类：一为HPV相关，二为非HPV相关。后者包括吸烟、饮酒、放射线、新鲜蔬果摄入少、微量元素不足、性激素代谢紊乱及环境污染等多种因素。

（二）病理变化

通过喉镜观察，按喉癌发生的解剖部位分为4型：①声带型（声带癌），最常见肿瘤起源于真声带，且最常位于声带前1/3；②声门上型，发病率次之，包括假声带、喉室、

会厌的喉面和舌面及喉气囊肿发生的癌；③跨声门型，占全部喉癌的5%以上，指肿瘤跨越喉室，淋巴结转移率高达50%；④声带下型，不足5%，包括真声带肿瘤向下蔓延超过1 cm 和完全局限于声带下区的肿瘤。

喉癌的主要组织学类型是鳞状细胞癌，腺癌少见，约为2%。按鳞状细胞癌发展程度可分为3型：

1. 原位癌

癌仅限于上皮内，上皮全层均癌变但不突破基底膜。该型甚少见，有的原位癌可长期保持，不发展为浸润癌。

2. 早期浸润癌

一般由原位癌发展而来，部分癌组织突破上皮基底膜向下浸润，在固有膜内形成癌巢。

3. 浸润癌

根据喉镜检查所见将其分为浸润癌和疣状癌。浸润型喉癌最常见，癌组织已浸润喉壁。组织学上将其分为高分化、中等分化和低分化鳞状细胞癌3型，其中以高分化型多见。低分化癌常以梭形细胞为主，弥漫分布，似肉瘤结构。疣状癌（verrucous carcinoma）少见，肉眼观，主要向喉腔呈疣状突起，形成菜花状或息肉状肿块。镜下为高分化鳞状细胞癌，浸润不明显、生长缓慢，大都不发生转移。

（三）扩散途径

喉癌常向黏膜下浸润蔓延，侵犯邻近软组织。向前可破坏甲状软骨、颈前软组织、甲状腺，向后扩散可累及食管，向下蔓延至气管。喉癌转移一般发生较晚，常经淋巴道转移至颈淋巴结，多见于颈总动脉分叉处淋巴结。血道转移较少见。

（四）临床病理联系

声嘶是喉癌（声带癌）患者常见的早期症状，发生于声带外侧者可无声嘶症状。

（五）防治原则

手术辅助放疗或化疗是喉癌常用的治疗方式。

三、肺癌

（一）概述

据2018年全球统计数据显示，肺癌（carcinoma of the lung）是全世界范围内最常见的恶性肿瘤之一，近些年来其发病率和死亡率一直呈明显上升趋势，并稳居各类癌症发病率和死亡率的首位。男性多见，但近年来的男女发病比例变化，女性患者有增加趋势。2020年最新的全球统计数据显示，在我国男性恶性肿瘤中，肺癌发病率位居第一，在女性患者的恶性肿瘤中，发病率仅次于乳腺癌位居第二。不论男女，肺癌的死亡率均为首位。

（二）病因和发病机制

肺癌的病因复杂，目前认为主要与以下因素有关。

1. 吸烟

吸烟是目前公认的危险因素，约2/3的肺癌与吸烟有关。统计表明在中国24. 5%的男性肺癌与吸烟有关。吸烟时间越长、年龄越早、吸烟量越大，肺癌的发病率越高。不同地区由于吸烟人数、吸烟持续时间、烟草的种类及吸收程度的不同，肺癌的发病率的差异可达20倍之多。在英国、美国、澳大利亚、新西兰、芬兰、新加坡、德国和乌拉圭等收入高且吸烟率高的国家，男性控制吸烟后发病率有明显下降。最近在欧洲26个国家的调查发现，35～64岁男性肺癌发病率趋势亦呈下降趋势。女性肺癌发病率虽低于男性，但随着女性吸烟人数增加，肺癌的发病率也明显增高。

2. 空气污染

与肺癌发病相关的职业和环境致癌物，包括石棉、结晶二氧化硅、氡、多环芳烃和重金属的混合物及燃烧木材和煤炭进行烹饪和取暖所产生的空气污染。全球癌症报告显示发达国家肺癌的发病率和死亡率高于发展中国家、城市高于农村，这主要与交通工具或工业排放的废气或粉尘污染空气以及室内空气污染尤其是取暖和烹饪方式密切相关。污染的空气中3，4－苯并芘、二乙基亚硝酸胺及砷等致癌物的含量均较高。此外，家装材料中散发的氡及氡子体等物质也是肺癌发病的危险因素。

3. 分子遗传学改变

肺癌从发病机制上大体可分为两类。一类由吸烟所致，长期大量吸烟会引起Kirsten鼠肉瘤基因（K-ras）突变，多为鳞癌、小细胞癌，目前尚无有效的靶向治疗药物。另一类是人体表皮生长因子受体（epidermal growth factor receptor，EGFR）基因突变，多为非小细胞肺癌，靶向治疗对这类患者效果明显，可采用表皮生长因子受体酪氨酸激酶抑制剂，通过阻断致癌信号的传导达到控制癌症的效果。

EGFR是一种细胞膜表面的糖蛋白受体，为原癌基因C-erb-1的表达产物，属酪氨酸激酶Ⅰ型受体家族。配体EGF与EGFR结合导致受体激活，通过一系列信号转导级联反应最终引起核内基因转录水平的增加，使细胞增殖、转化和恶性化。其基因定位于人第7号染色体的短臂，常在多种上皮细胞肿瘤中表达。目前临床上使用的EGFR－酪氨酸激酶抑制剂（tyrosine kinase inhibitor，TKI）主要是选择性结合EGFR细胞内酪氨酸激酶域的三磷酸腺苷（ATP）结合位点，阻断EGFR分子内酪氨酸自身磷酸化，进而抑制EGFR下游信号通路，影响肿瘤细胞的增殖、侵袭、转移。EGFR突变常发生于肿瘤晚期，早期较少发生，常发生于不吸烟、腺癌、亚裔女性患者并对TKIs反应更敏感。

K-ras基因是常见的致癌基因，其突变会造成EGFR-TKIs和EGFR抗体类药物的耐药。K-ras基因的激活能提高细胞的增殖并诱导恶性转化，体外抑制突变的K-ras表达可抑制肺癌细胞生长。K-ras基因是EGFR途径下游的一个重要信号分子，它的突变可导致EGFR酪氨酸激酶抑制剂原发性耐药，是预后不良的指标。K-ras突变出现在20%～30%的非小细胞肺癌，主要见于与吸烟、男性、分化差相关的腺癌。

间变性淋巴瘤激酶（anaplasticlymphoma kinase，ALK）阳性多见于年轻及非吸烟或少量吸烟的NSCLC（non-small cell lung carcinoma）患者，其ALK阳性率可大于17%。ALK融合基因主要发生于肺腺癌，在肺鳞癌或其他组织学类型的NSCLC中极为少见，但可出现在有鳞癌成分的混合型肺癌组织学类型中。ALK阳性患者一般无EFGR和K-ras突变。

ALK基因与众多受体酪氨酸激酶（RTKs）共享信号传导途径，在ALK基因重排的情况下，该融合基因编码产生的嵌合蛋白含有EML4的氨基端和ALK的梭基端。该羧基端包括ALK的整个胞内酪氨酸激酶（TK）结构域，该结构域的异常表达导致ALK及其下游信号传导通路组成型活化，使细胞增殖不受控制。临床实践中ALK阳性肿瘤对ALK-TKI

治疗高度敏感。

RET 基因是继 EGFR、ALK、K-ras 之后的新型基因，是非小细胞肺癌靶向治疗的又一新靶点基因。在非小细胞肺癌中 RET 基因可发生突变融合而在肿瘤组织中高度表达，这一突变率较低，且与 EGFR、ALK、K-ras、EGFR2、BRAF、ROS1 基因相排斥。RET 基因融合突变的 NSCLC 患者有相对明显的临床特征，一般多见于年龄偏低（≤60 岁）、非吸烟患者，而且多为低分化、肿瘤瘤体较小但常多发、淋巴结转移多达 N2 或以上分期的患者。

目前现行的肺癌治疗指南中强烈建议肺腺癌 EGFR、ALK 和 K-ras 等基因检测结果为阴性时，应增加 RET、ROS1 等多重基因检测指导。

（三）病理变化

1. 肉眼类型

肉眼观，根据肿瘤发生的部位可分为中央型、周围型和弥漫型。

（1）中央型（肺门型）。肿块位于或靠近肺门部（图 5－21），右肺多于左肺，主要发生在主支气管壁或叶支气管壁。早期，支气管局部管壁弥漫性增厚，肿瘤沿支气管纵深浸润发展，除浸润管壁外还累及周围肺组织，并经淋巴道蔓延至支气管肺门淋巴结，在肺门处融合成巨大肿块，与周围肺组织界限不清。镜下多为鳞状细胞癌和小细胞癌，随着免疫组化的应用，发现越来越多的中央型肺癌为腺癌。

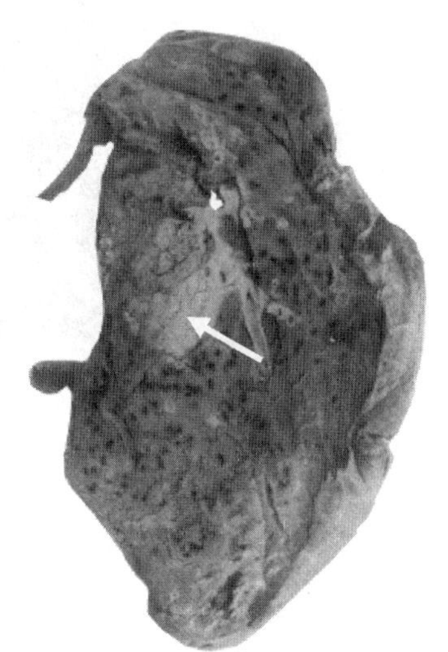

图 5－21　中央型肺癌

（2）周围型。起源于肺段或远端的细小支气管，与周围组织界限较清晰，预后较好，发生于肺门淋巴结转移较中央型为迟。镜下多为腺癌。

（3）弥漫型。少见，癌组织沿肺泡管、肺泡弥漫性浸润生长，或呈大小不等的结节散在分布于多个肺叶，此时须注意与肺转移癌和肺炎进行鉴别。

如果肿块局限于支气管尤其是较大支气管的管内，即管内型和管壁浸润型，后者不突破外膜，未侵及肺实质，且无局部淋巴结转移，称为早期肺癌。其特征如肺癌肿块位于肺组织内、呈结节状、直径小于 2 cm、无局部淋巴结转移。隐性肺癌是指肺内无明显肿块，连续 3 次痰细胞学检查癌细胞阳性，临床和影像学检查阴性，手术切除标本经病理学检查证实为支气管黏膜原位癌或早期浸润癌，而无局部淋巴结转移者。

2. 组织学类型

根据最新 WHO 关于肺癌的分类，将其分为鳞状细胞癌、腺癌、小细胞癌、大细胞癌、腺鳞癌、类癌、肉瘤样癌和唾液腺癌等类型。目前肺癌的类型判断不仅仅依靠形态学还要借助于免疫组化的标记，下面主要介绍几种常见类型的肺癌（图 5－22）。

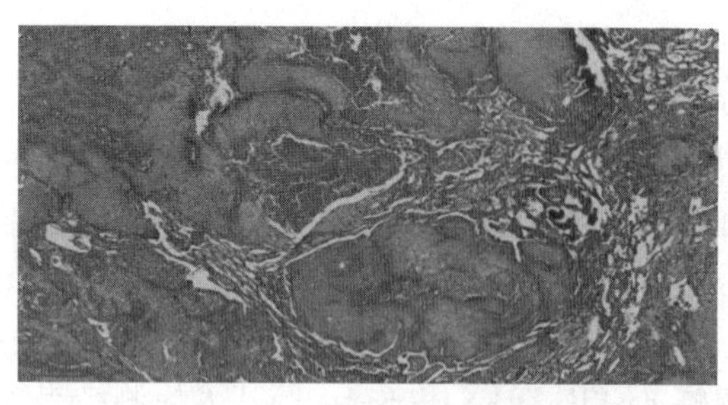

a

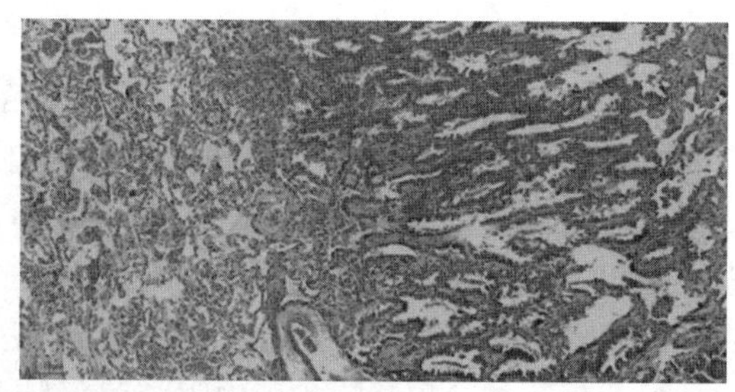

b

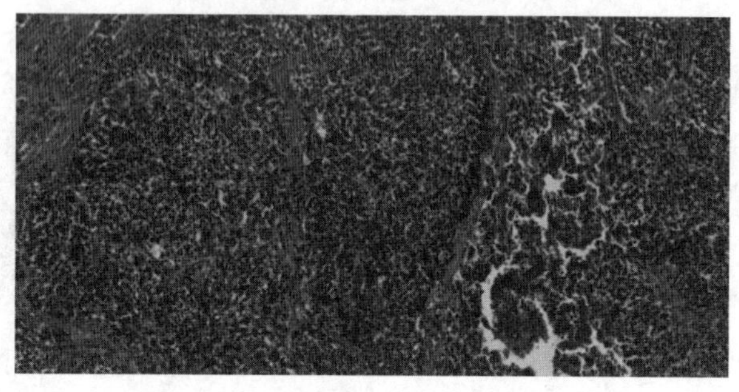

c

图5－22　肺癌的组织学类型

注：a. 鳞状细胞癌；b. 腺癌；c. 小细胞癌。

（1）鳞状细胞癌。多为中央型肺癌，过去认为鳞状细胞癌是肺癌中最为常见的类型，随着免疫组化标记物（CK5/6、P63 和 P40）在肺癌诊断中的广泛使用，发现过去形态学直接诊断为低分化鳞癌的有一部分是低分化腺癌。鳞癌患者多为老年男性，有吸烟史，主要发生于主支气管和叶支气管，纤支镜检查易发现。肿块生长较慢，转移较晚。

（2）腺癌。女性多于男性，常见于被动吸烟者。多为周围型肺癌，肿块较大，边界不清，常累及胸膜，呈腺样分布，可伴有黏液分泌。常用的免疫组化标记有 TTF1、NapsinA。目前检测到的基因变化多发生于腺癌，如 EGFR 的缺失或突变、k-ras 的突变、ALK 和 RET 的基因融合改变等，相应的靶向药物在临床上已经得到应用。

（3）大细胞癌。大细胞癌又称为大细胞未分化癌，约半数为中央型。镜下观，癌组织呈实性巢状或片状或弥漫分布。大部分癌细胞体积较大、胞质丰富、均质淡染或颗粒状或透明；核圆形、卵圆形或不规则形，染色深，异型性明显，核分裂易见。一部分大细胞癌由于表达神经内分泌标记称为大细胞神经内分泌癌，目前 WHO 直接将其纳入肺神经内分泌肿瘤中，只有没有明确腺鳞分化、小细胞癌或神经内分泌的特点，才诊断为大细胞癌。大细胞癌恶性程度较高、生长快，容易发生广泛血道转移。

（4）小细胞癌。属于肺神经内分泌肿瘤，分化低而恶性度高。多为中央型肺癌，生长迅速，转移较早。癌细胞较小，呈短梭形或淋巴细胞样，胞浆少而形似裸核，称为肺燕麦细胞癌；常聚集成群，由结缔组织加以分隔，有时呈假菊形团样结构，表达神经内分泌标记。

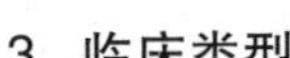

3. 临床类型

根据临床治疗的方案不同，肺癌常至少被划分为非小细胞肺癌和小细胞肺癌。

（1）非小细胞肺癌（non-small cell lung carcinoma，NSCLC）包含组织学上除 SCLC 以外其他类型的肺癌，临床上往往以手术或手术加化疗和/或靶向治疗为主。

（2）小细胞肺癌（small cell lung carcinoma，SCLC）。SCLC 临床上多见于老年吸烟男性，肉眼观多为中央型，生长迅速，易于转移，预后差；手术效果差，对放化疗敏感。

（四）扩散途径

1. 直接蔓延

中央型肺癌常直接侵犯肺门周围组织如纵隔、心包或沿支气管向同侧甚至对侧肺组织蔓延；周围型肺癌可直接侵犯胸膜。

2. 转移

早期沿淋巴道转移至支气管肺淋巴结，再扩散至纵隔、锁骨上、颈部淋巴结；晚期常经血道转移至脑、肾上腺、骨及肝、肾等处。

（五）临床病理联系

多数肺癌早期隐匿，易被忽视，发现时已为晚期，预后不好。典型的临床症状是刺激性干咳、痰中带血、胸痛及血性胸水，常伴发热、声音嘶哑或类癌综合征如支气管哮喘、心动过速、水样腹泻、皮肤潮红等。在胸水与痰液中往往能检测出癌细胞。影像学检查为肺癌的早期发现、早期治疗提供了可能，但仍需要与肺结核等炎性疾病相鉴别。

（六）防治原则

肺癌的预防是一个社会问题，早期肺癌主要以手术为主，中晚期肺癌根据具体情况选用化疗、放疗、靶向治疗以及免疫治疗。

小　结

每一种呼吸系统疾病的病理学都包括病因、发病机制、病理变化、临床病理联系、并发症及防治原则等内容。本章主要包括“四大类”呼吸系统疾病的“六大内容”，学习过程中强调每一类疾病 6 个层次内容（尤其是代表性疾病）的层层递进和融会贯通，具体如下。

1. 炎症性疾病

这类疾病的六大内容中，病因和防治都是共性问题，发病机制、病理变化、临床病理联系和并发症是一串由里及表的问题。以肺炎为代表，不同的原因、不同的发病部位、不同的感染场所，都会引起不同的病理变化，产生不同类型的肺炎；在此要紧扣病因和病变两条主要依据，全方位掌握大叶性肺炎、小叶性肺炎和病毒性肺炎的病变特征和临床病理联系，达到知晓并发症，并能积极预防的目的。

此外，肺结核病是具有典型病理特征的传染病。机体在不同状态下感染结核杆菌的数量和毒力的不同，都可以导致不同病理变化的出现。在机体抵抗力强、结核杆菌数量少毒力低时，机体转向愈合，表现为吸收、消散和纤维化、包裹和钙化；反之转向恶化，表现为浸润进展和溶解播散。原发性肺结核和继发性肺结核发生的人群、病变的部位和预后都截然不同。原发性肺结核好发于儿童，典型的病变特征是“原发综合征”，大部分痊愈，少数沿淋巴道甚至血道播散。继发性肺结核主要包括局灶性、浸润性、慢性纤维空洞性肺结核，干酪性肺炎和结核球，有时结核性胸膜炎也包含在内。主要发病部位在肺上叶，多由上至下沿支气管播散，越靠近肺下叶病灶越新鲜。浸润性和慢性纤维空洞性肺结核为开放性结核。无论原发性和继发性肺结核都可血行播散形成肺或其他器官的粟粒性结核。急性粟粒性结核的病变特点是：圆形、大小一致、分布均匀；慢性粟粒性结核的特点是：形状不规则、大小不一、分布不均匀。

2. 慢性阻塞性肺病

对于这类疾病，病理教材和临床教材的表述不一。出现观点不一的基础是，病理观察到的是疾病终末阶段，而临床观察的大多数是疾病早期或者是发展过程，二者并不矛盾。在这里我们强调的是病理特征，终末肺组织受到慢性损伤，小气道完全或不完全阻塞导致呼气阻力增加，肺功能不同；早期的慢性损伤是非特异性的炎症性变化，发展到肺气肿导致肺实质的不同程度损伤，最终发展为慢性肺源性心脏病。

3. 限制性肺疾病

主要是由发生在肺间质的、以肺弹性减弱和顺应性降低为显著特征的一类疾病。其中具有典型病理变化特征的是尘肺和肺结节病，二者均为肉芽肿性炎，除此之外，前者往往会出现明显的纤维化。前者病因明确，和环境密切相关；而后者病因不明，可能和遗传、免疫相关。前者更常见，往往是职业病，咳嗽咳痰的基础上往往会逐渐并发肺结核、慢性肺源性心脏病、肺部感染、肺气肿，甚至恶性肿瘤。

4. 肿瘤

呼吸系统常见的三大肿瘤分别是鼻咽癌、喉癌和肺癌。从流行病范畴来说，肺癌在全世界的发病率死亡率都位居榜首。而鼻咽癌在中国华南地区发病率最高。三大肿瘤病因相对明确，鼻咽癌和 EB 病毒感染相关，喉癌可以分为 HPV 相关和非 HPV 相关，肺癌的发生和吸烟以及空气污染高度相关。鼻咽癌多为非角化性未分化癌，对放疗敏感。喉癌多为中－高分化鳞癌，对放化疗不敏感，多以手术为首选。肺癌根据解剖部位分为三大肉眼类型：中央型、周围型和弥漫型。其组织学类型复杂，至少可以分为鳞癌、腺癌、大细胞癌和小细胞癌。从临床治疗的角度前三者为非小细胞肺癌，多以手术为主，放、化疗为辅，预后较好；小细胞肺癌以放、化疗为主要治疗手段，预后差。中央型肺癌男性多见，多为吸烟者，镜下观多为鳞癌或小细胞肺癌；周围型肺癌女性多见，多为被动吸烟者，镜下观多为腺癌。近来，腺癌除了手术、放化疗之外，靶向治疗取得了明显的临床进展。

（牛海艳）

参考文献

［1］国家卫健委疾病预防控制局．2020 年全国法定传染病疫情概况［R］. http：//www. nhc. gov. cn/jkj/s3578/202103/f1a448b7df7d4760976fea6d55834966. shtml.

［2］蔡锦源，江晓燊，王志祥，等．SARS 冠状病毒 S 蛋白的研究进展［J］. 国外医药抗生素分册，2011，32（1）：1－5.

［3］陈杰，周桥. 病理学［M］. 3 版．北京：人民卫生出版社，2015.

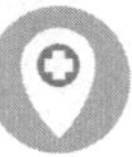

[4] 方三高，魏建国．新型冠状病毒肺炎临床病理研究进展 [J]．重庆医学，2020，49（17）：2785－2790.

[5] 葛俊波．徐永建．王辰．内科学 [M]．9版．北京：人民卫生出版社，2018.

[6] 郭雪君，王娅兰，李娜萍．呼吸系统疾病的病理学变化 [M]．//郑煜，陈霞．呼吸系统．北京：人民卫生出版社，2015：132－167.

[7] 郭俞利，卜敬华．冠状病毒感染过程中血管紧张素转换酶2作用的研究进展 [J]．厦门大学学报，2020，59（3）：1－8.

[8] 金琳芳，齐晓薇，陆莲，等．非小细胞肺癌中EGFR和K-ras基因突变检测 [J]．现代肿瘤医学，2016，24（8）：1218－1221.

[9] 李继承．曾园山．组织学与胚胎学 [M]．9版．北京：人民卫生出版社，2018.

[10] 李玉林．病理学 [M]．9版．北京：人民卫生出版社，2018.

[11] 苏石，李小承，蒿花，等．新型冠状病毒（SARS-CoV-2）的研究进展 [J]．西安交通大学学报（医学版），2020，41（4）：479－482，496.

[12] 唐艳红，刘鹏琴，代国知．EB病毒致病机制研究进展 [J]．病毒学报，2019，35（2）：331－336

[13] 谢茜，伍政宇，舒跃龙．2019新型冠状病毒的研究新进展 [J]．病毒学报，2020，36（1）：1－9.

[14] 徐爱茹，马为．ALK融合基因阳性的晚期非小细胞肺癌靶向治疗进展 [J]．现代肿瘤医学，2019，27（3）：529－533.

[15] 杨科，李峻岭．RET基因融合突变的非小细胞肺癌的治疗进展 [J]．癌症进展，2019，17（23）：2749－2753，2770.

[16] BRAY F，FERLAY J，SOERJOMATARAM I，et al. Global cancer statistics 2018：GLOBOCAN estimates of incidence and mortality worldwide for 36 cancers in 185 countries [J]. CA：A cancer journal for clinicians，2018，68（6）：394－424.

[17] CHURCHYARD G，KIM P，SHAH N S，et al. What we know about tuberculosis transmission：an overview [J]. Journal of infectious diseases，2017，216（pl 6）：629－635.

[18] FENG R M，ZONG Y N，CAO S M. Current cancer situation in China：good or bad news from the 2018 global cancer statistics? [J]. Cancer Communiation（Lond），2019，39（1）：22.

[19] HU B，GUO H，ZHOU P，et al. Characteristics of SARS-CoV-2 and COVID－19 [J]. Nature reviews microbiology，2021，19（3）：141－154.

[20] John R，G，Laura W L，Jesse K McK，et al. 罗曼和阿克曼外科诊断病理学 [M]．11版．北京：北京大学医学出版社，2021.

[21] MIKHALEVA L M，CHERNIAEV A L，SAMSONOVA M V，et al. Pathological features in 100 deceased patients with COVID－19 in correlation with clinical and laboratory data [J]. Pathology and oncology research，2021，27：1609900. DOI：10. 3389/pore. 2021. 1609900. eCollection 2021.

[22] Rotimi Adigun；Rahulkumar Singh. Tuberculosis. In：StatPearls [Internet] [M].

Treasure Island (FL): StatPearls Publishing; 2021 Jan. PMID: 28722945, Bookshelf ID: NBK441916.

[23] Rotimi Adigun; Rahulkumar Singh. Tuberculosis. In: StatPearls [Internet] [M]. Treasure Island (FL): StatPearls Publishing; 2021 Jan. 2020 Oct 27.

[24] SUNG H, FERLAY J, SIEGEL R L, et al. Global Cancer Statistics 2020: GLOBOCAN estimates of incidence and mortality worldwide for 36 cancers in 185 countries [J]. CA: A cancer journal for clinicians, 2021, 71 (3): 209, 249.

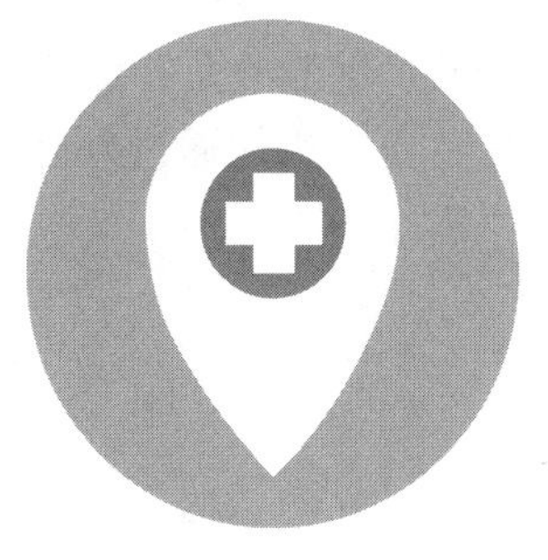

第六章 呼吸系统病理生理学

呼吸系统病理生理学涉及呼吸系统的功能代谢变化及其发病机制。本章重点讨论呼吸功能不全和急性呼吸窘迫综合征。

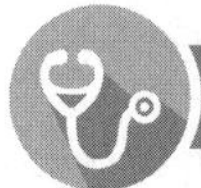

第一节　呼吸功能不全

呼吸是机体从外界摄取 O_2 并排出 CO_2 的过程。完整的呼吸过程包括外呼吸、气体在血液中的运输和内呼吸 3 个基本环节。外呼吸包括肺通气和肺换气。肺通气是指肺泡与外界的气体交换过程；肺换气是指肺泡与血液之间的气体交换过程。正常机体通过外呼吸功能维持动脉血 O_2 和 CO_2 的稳态。

一、概念和分类

（一）概念

在吸入气氧浓度（Fraction of inspired oxygen，FiO_2）约为 21% 条件下，因各种疾病引起外呼吸功能障碍导致 PaO_2 低于正常，伴有或不伴有 $PaCO_2$ 高于正常，并出现一系列临床表现的综合征，称为呼吸功能不全（respiratory insufficiency）。若呼吸功能不全导致 PaO_2 低于 60 mmHg，伴有或不伴有 $PaCO_2$ 高于 50 mmHg，则称为呼吸衰竭（respiratory failure）。呼吸功能不全涵盖了外呼吸功能障碍从轻到重的全过程，而呼吸衰竭是呼吸功能不全的严重阶段。正常人的 PaO_2 随年龄、运动状态及所处海拔高度而异，成年人在海平面静息时 PaO_2 的正常范围为 97 ～ 100 mmHg。当吸入气的氧浓度（FiO_2）不是 21% 时，可采用氧合指数（oxygeneration index，OI）或呼吸衰竭指数（respiratory failure index，RFI）作为呼吸衰竭的诊断指标。RFI（OI）$= PaO_2/FiO_2$，如 RFI（OI）$\leqslant$300 mmHg，可诊断为呼吸衰竭。正常人 $PaCO_2$ 极少受年龄因素的影响，正常范围为 36 ～ 44 mmHg。

（二）分类

1．按动脉血气特点分类

呼吸衰竭必定有 PaO_2 降低，故可依据 $PaCO_2$ 升高与否将呼吸衰竭分为Ⅰ型和Ⅱ型。

（1）Ⅰ型呼吸衰竭：仅有 PaO_2 低于 60 mmHg，$PaCO_2$ 正常或降低。只有缺氧而无 CO_2 潴留，故又称为低氧血症型呼吸衰竭。

（2）Ⅱ型呼吸衰竭：不仅有 PaO_2 低于 60 mmHg，还同时伴有 $PaCO_2$ 高于 50 mmHg。既有缺氧同时伴有 CO_2 潴留，故又称为高碳酸血症型呼吸衰竭。

2．按发病的缓急分类

（1）急性呼吸衰竭：发病急速，可在数分钟到数日内发生，机体往往来不及进行代偿，常出现明显症状体征，可见于急性呼吸窘迫综合征（acute respiratory distress syndrome，ARDS）。

（2）慢性呼吸衰竭：起病缓慢，病程长，在早期或轻症时机体一般可以代偿，只有失代偿时才发生严重的病理生理变化及临床表现，如慢性阻塞性肺疾病。

3．按原发病变的部位分类

（1）中枢性呼吸衰竭：由于呼吸中枢损害或功能抑制所致的呼吸衰竭。

（2）外周性呼吸衰竭：常由呼吸器官或呼吸运动装置病变所致的呼吸衰竭。

4. 按主要发病机制分类

（1）通气功能障碍型呼吸衰竭：包括因限制性通气不足和阻塞性通气不足引起的呼吸衰竭，其血气变化特点属于Ⅱ型呼吸衰竭。

（2）换气功能障碍型呼吸衰竭：包括因弥散障碍、肺泡通气与血流比例失调以及真性分流增加引起的呼吸衰竭，其血气变化通常属于Ⅰ型呼吸衰竭。

临床上，有些病人可以同时存在通气障碍和换气障碍。

二、病因和发病机制

肺通气和肺换气是外呼吸的两个基本环节。因此，任何原因使肺通气和（或）肺换气功能发生严重障碍，就可导致呼吸衰竭。

（一）肺通气功能障碍

肺通气是肺泡与外界之间气体交换的过程，在呼吸中枢的调控下，通过周围神经支配呼吸肌的舒缩活动，使胸廓和肺发生节律性的扩张和回缩，造成肺泡气与大气之间的压力差，从而完成肺泡与外界气体经气道进行流通交换。正常成人平静呼吸时，呼吸频率为12～18次/分，潮气量为500 mL，肺通气量为6～9 L/min。由于无效腔的存在，肺泡通气量约为肺通气量的70%，故肺泡通气量为4.2～6.3 L/min。当肺通气功能障碍使肺泡通气量不足时可发生呼吸衰竭。肺通气功能障碍分为由肺泡扩张受限所引起的限制性通气不足（restrictive hypoventilation）和气道狭窄或阻塞所引起的阻塞性通气不足（obstructive hypoventilation）。

1. 限制性通气不足

本症指由于吸气时肺泡扩张受限引起的肺泡通气不足。平静呼吸时，吸气运动是吸气肌收缩引起肺扩张的主动过程，呼气则是肺泡弹性回缩和胸廓弹性复位的被动过程。主动吸气过程更易发生障碍，导致肺泡扩张受限。其常见原因有：

（1）呼吸肌活动障碍。呼吸肌活动障碍使肺通气的动力减弱。常见原因为：①中枢或周围神经的器质性病变：脑和脊髓外伤、脑肿瘤、脑血管意外、颅脑感染、脑水肿、颅内高压、脊髓灰质炎及多发性神经炎等；②镇静药、安眠药、麻醉药使用过量引起呼吸中枢功能抑制；③呼吸肌受损：长时间呼吸困难和呼吸运动增强所致呼吸肌疲劳、呼吸肌萎缩、重症肌无力、严重低钾血症、缺氧和酸中毒等所致呼吸肌无力。以上因素都可引起呼吸肌活动障碍而导致限制性通气不足。

（2）胸廓和肺的顺应性降低。呼吸肌收缩引起的胸廓和肺的扩张需克服组织的弹性阻力。胸廓和肺扩张的难易程度通常用顺应性表示，顺应性为弹性阻力的倒数。弹性阻力增大，则顺应性减小，胸廓和肺就难以扩张；反之亦然。

胸廓顺应性降低常见于严重的胸廓畸形、胸膜粘连增厚或纤维化、多发性肋骨骨折等。

肺的顺应性取决于肺容量、肺组织本身的弹性结构和肺泡表面张力。肺顺应性降低见于：①肺容量减小：如肺叶（肺段）的广泛切除、肺不张、肺实变等，因通气的肺泡减少，同量的气体进入肺，需要更大的跨肺压，故顺应性降低。②肺的弹性降低：肺间质淤血水肿、严重的肺纤维化（石绵肺、硅肺、COPD 等）。③肺泡表面张力增大：肺泡表面张力构成的回缩力约占弹性阻力的 2/3，是影响肺顺应性的重要因素。Ⅱ型肺泡上皮细胞的发育不全（早产儿、新生儿），使肺泡表面活性物质产生不足；或者急性肺受损（肺部感染、肺水肿、循环灌流不足、氧中毒、脂肪栓塞等）使肺泡表面活性物质的合成和分泌减少，或者被大量破坏时，均可引起肺泡表面活性物质减少、肺泡表面张力增大，使肺的顺应性降低，从而导致肺泡不易扩张而发生限制性通气不足。

（3）胸腔积液和气胸。胸腔大量积液压迫肺组织，造成肺扩张受限；气胸时，胸内负压消失，在弹性回缩力的作用下，导致肺塌陷，引起限制性通气不足。

2. 阻塞性通气不足

该症指由于气道狭窄或阻塞，使气道阻力增加引起的肺泡通气不足。通气过程除了需要克服胸廓和肺的弹性阻力外，还需克服非弹性阻力。气道阻力是气体流经气道时气体分子之间和气体分子与气道壁之间摩擦而产生的阻力，是主要的非弹性阻力。影响气道阻力最重要的因素是气道内径，其他影响因素还有气道长度和形态、气流的速度和形式（层流、湍流）等。气道管腔被痰液、渗出物、异物或肿瘤等阻塞，管壁肿胀或纤维化，气管至终末细支气管平滑肌痉挛，肺组织弹性降低以致对气道壁的牵引力减弱等，均可使气道内径变窄或不规则而增加气道阻力，引起阻塞性通气不足。

另外，气道内径还受跨壁压（气道内压与气道外压之差）的影响。胸外的气道外压等于大气压，胸内的气道外压等于胸内压。气道外压增大或者气道内压减少、气道内径减小，气道阻力都会增大。生理情况下，成人的气道阻力呼气时略高于吸气时，其中大部分分布在大气道（占 80% 以上），而直径小于 2 mm 的外周小气道的阻力较小（20% 以下）。这是因为中央气道单管内径虽大，但总的横截面小；外周小气道单管内径虽小，但数量众多，总的横截面大。小气道病变的早期难以在气道总阻力上反映出来，其病情常隐匿，待症状明显时，往往已发生严重的病理变化。因此，进行小气道阻力的测定有助于肺部疾病的早期诊断。

根据气道阻塞的部位不同，可分为中央性气道阻塞和外周性气道阻塞。

（1）中央性气道阻塞指气管分叉处以上的气道阻塞，又称为大气道阻塞。中央性气道阻塞往往为急性发作，可威胁生命。中央性气道有一部分在胸外，一部分在胸内（图 6－1）。

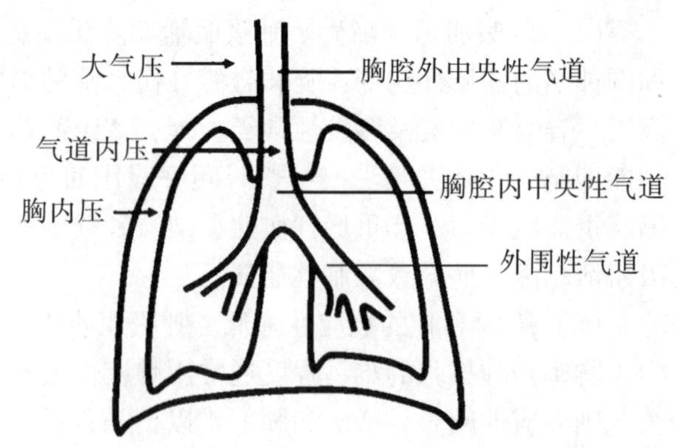

图 6－1　中央性气道跨胸腔内外示意

①胸外中央性气道阻塞（如声带麻痹、喉头的炎症或水肿、气管异物及肿瘤压迫等），此处的气道外压（大气压）保持不变，吸气时气道内压小于大气压，而呼气时气道内压大于大气压。故吸气时气道内径变小，阻塞加重，患者表现为吸气性呼吸困难（inspiratory dyspnea），患者用力吸气可出现“三凹征”（胸骨上窝、锁骨上窝和肋间隙向内凹陷）。②胸内中央性气道阻塞，此处的气道外压为胸内压。虽然气道内压在呼

气时要比吸气时高，但胸内压在呼气时比吸气时增高的更多。尤其是用力呼气时，胸内压明显高于气道内压而压迫气道，使阻塞加重，患者表现为呼气性呼吸困难（expiratory dyspnea）（图6－2）。

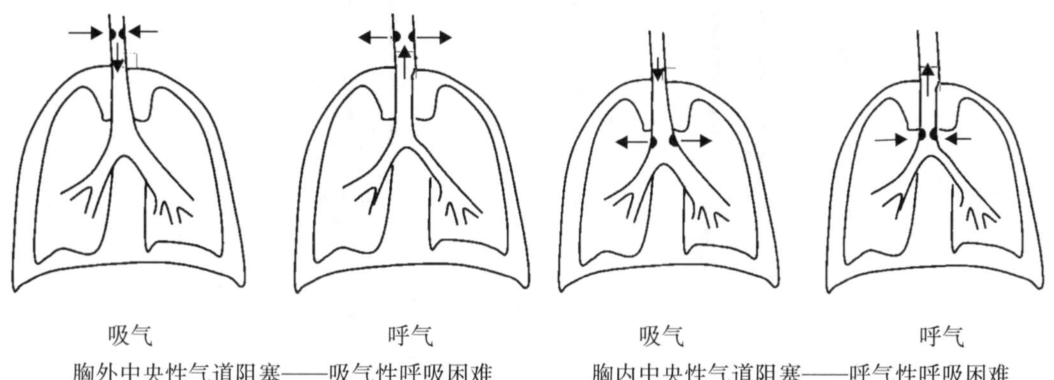

图6－2　中央性气道不同部位阻塞性呼吸困难的特征

（2）外周性气道阻塞指气管分叉处以下的气道阻塞。常见于内径小于2 mm的小支气管或细支气管发生的气道狭窄或阻塞，又称小气道阻塞。小支气管的软骨为不规则的块状，细支气管则完全无软骨支撑，管壁薄，且与周围的肺泡结构紧密相连，故在吸气与呼气时，随着胸内压的改变，其内径也随之扩大和缩小。吸气时随着肺泡的扩张，受周围弹性组织牵拉，小气道口径变大、管道伸长；呼气时小气道则缩短变窄。COPD、哮喘主要损害小气道，不仅可使管壁增厚、痉挛和顺应性降低，而且管腔也可被分泌物堵塞，肺泡壁的损坏还可降低对小气道的牵引力，因此小气道阻力大大增加。吸气时，因胸内压降低和肺泡扩张，小气道口径变大，阻塞有一定程度的缓解；呼气时则相反，小气道阻塞加重；用力呼气时，小气道甚至闭合。因此，外周性气道阻塞患者主要表现为呼气性呼吸困难。

外周性气道阻塞的患者用力呼气时可引起小气道闭合，从而导致严重的呼气性呼吸困难。其机制为：用力呼气时，胸内压和气道内压均高于大气压，气道内压力从上游的小气道至下游的中央气道逐渐下降，同时肺泡弹性回缩力使肺泡内压力大于胸内压，故在气道上必然有一部位气道内压与胸内压相等，称为等压点（equal pressure point）。用力呼气时，在等压点上游端（等压点至肺泡）的气道，气道内压大于胸内压，气道不被压缩；在等压点下游端（等压点至中央气道）的气道，气道内压小于胸内压，气道可能被受压闭合。用力呼气时，正常人的等压点位于有软骨支撑的较大气道，虽然胸内压大于气道内压，但也不会因受压而闭合。慢性支气管炎患者，炎症引起小气道充血水肿、增生、纤维化和支气管痉挛等，导致小气道狭窄变形，气道阻力增大，呼气时气流通过阻塞部位使气道内压迅速下降，使等压点上移（移向气流上游端）。

肺气肿患者由于肺泡隔中弹性纤维降解或退化，肺泡弹性回缩力下降，肺泡逐渐扩大，胸内压增高，压迫小气道，导致小气道阻塞；同时由于肺泡扩大而数量减少，使细支气管壁上肺泡的附着点减少而使牵引力减少，可引起细支气管缩小变形，阻力增加，气道狭窄。由于以上因素造成肺气肿患者胸内压增高，用力呼气时等压点上移至没有软骨支撑的小气道，引起小气道闭合而出现呼气性呼吸困难（图6－3）。

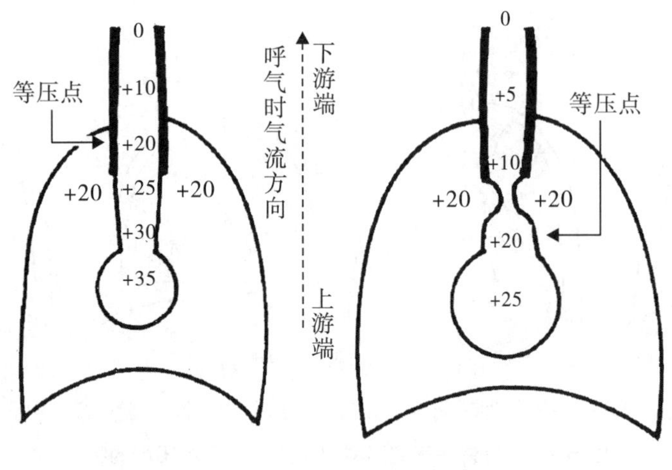

图6－3　气道等压点向气流上游端转移使气道闭合

3．肺泡通气不足时血气变化

肺泡通气不足会使 O_2 的吸入和 CO_2 的排出均减少，导致 P_AO_2 下降和 P_ACO_2 升高，使流经肺泡毛细血管的血液得不到充分的动脉化，引起 PaO_2 下降和 $PaCO_2$ 升高，最终出现Ⅱ型呼吸衰竭。

（1）单纯性肺泡通气不足。呼吸中枢受损或抑制、中央性气道阻塞等引起的肺泡通气不足为全肺单纯性通气不足，$PaCO_2$ 的增值和 PaO_2 的降值成一定比例关系，其比值相当于呼吸商（respiratory quotient，R）。呼吸商是指将一定时间内机体产生的 CO_2 量与消耗的 O_2 量的比值。正常人进食混合食物时，呼吸商为0.8左右。因此：

$$R=\frac{P_ACO_2\times V_A}{(P_iO_2-P_AO_2)\times V_A}$$

其中 P_iO_2 为吸入气氧分压（PO_2 of inspired gas），在海平面 P_iO_2 为150 mmHg；V_A 为肺泡通气量；因为 P_ACO_2 约等于 $PaCO_2$，故 $P_ACO_2\times V_A$ 为机体单位时间内产生的 CO_2 量；$(P_iO_2-P_AO_2)\times V_A$ 为机体消耗的 O_2 量。没有换气功能障碍时，$P_ACO_2=PaCO_2$，$P_AO_2\approx PaO_2$，可得：

$$PaO_2=P_iO_2-\frac{P_ACO_2}{R}$$

当 V_A 减少一半时，$PaCO_2$ 由正常的40 mmHg增加至80 mmHg，在 R 为0.8时，PaO_2 就由正常的100 mmHg降到50 mmHg，两者的变化值之比为0.8，等于呼吸商。这是单纯性肺通气不足时的血气变化特点。

在呼吸空气的条件下，P_ACO_2 与 V_A 和体内每分钟产生的二氧化碳量（VCO_2）的关系可以用下式表示：

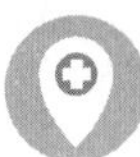

$$P_{A}CO_2 = PaCO_2 = \frac{0.863 \times VCO_2}{V_A}$$

由此可见，如果体内 CO_2 产生量不变，总肺泡的有效通气量减少将导致 $PaCO_2$ 增加，所以说 $PaCO_2$ 是反映总肺泡通气量变化的最佳指标。

（2）非单纯性肺泡通气不足。一些原因不仅引起肺通气功能障碍，往往同时引起 $\dot{V}_A/\dot{Q}$ 比例失调。例如，支气管哮喘发作时，肺泡通气量减少仅见于病变的小气道，而无病变部位的肺泡通气量常代偿性增高，引起肺泡 $\dot{V}_A/\dot{Q}$ 比例失调，CO_2 代偿性排出增多，使 PaO_2 的降低与 $PaCO_2$ 的升高不成比例，甚至可因代偿性肺泡通气量增大而引起 $PaCO_2$ 下降。

（二）肺换气功能障碍

肺换气是 O_2 和 CO_2 通过肺泡—毛细血管膜（简称呼吸膜）弥散的过程。而良好的肺泡通气、正常的呼吸膜和匹配的 $\dot{V}_A/\dot{Q}$ 比例，是正常肺换气的基本条件。因此弥散障碍（diffusion impairment）、肺泡 $\dot{V}_A/\dot{Q}$ 比值失调及真性分流（true shunt）增加，都可导致肺换气功能障碍而引起呼吸衰竭。

1. 弥散障碍

弥散障碍是指呼吸膜面积减少、呼吸膜厚度增加和弥散时间缩短引起的肺换气障碍。

（1）弥散障碍的原因和机制。

A. 呼吸膜面积减少。气体弥散速率与弥散面积成正比。正常成人有3亿～4亿个肺泡，呼吸膜面积为70～80 m^2。静息时参与换气的面积为35～40 m^2，所以肺换气面积储备量很大。只有当弥散面积减少一半以上时，才会因呼吸膜面积减少而发生换气功能障碍。呼吸膜面积减少的常见原因为：肺实变、肺不张、肺叶切除、肺水肿、肺气肿等。

B. 呼吸膜厚度增加。气体弥散速率与呼吸膜厚度成反比，呼吸膜越厚，气体弥散距离越大，需要时间越长，弥散速率越低。呼吸膜薄区是气体交换的部位，由肺泡上皮细胞、毛细血管内皮细胞及两者共有的基底膜所构成，其总厚度约0.5 μm，有的部位仅为0.2 μm，因而正常气体交换很快。肺水肿、肺泡透明膜形成、肺纤维化、肺泡毛细血管扩张或肺淤血使血浆层变厚等，可使弥散距离增大而导致弥散障碍。

C. 血液与肺泡的接触时间缩短。正常情况下，血液流经肺泡毛细血管的时间，在静息时约为0.75 s，在剧烈运动时约为0.34 s。而完成气体交换时间，O_2 只需0.25 s，CO_2 仅需0.13 s。呼吸膜面积减少或厚度增加的患者，虽然弥散速度减慢，一般在静息时仍可在正常的接触时间（0.75 s）内完成气体交换，且不发生血气异常。但是在运动负荷增加、情绪激动或感染时，会因为心排出量增加和肺血流速度加快，使血液和肺泡接触时间明显缩短，导致气体交换障碍而发生低氧血症。（图6－4）

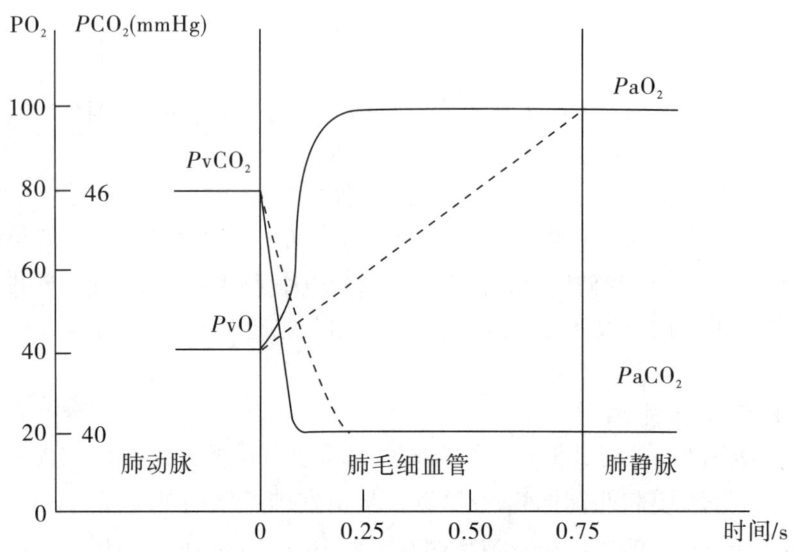

图 6－4　血液通过肺毛细血管时的血气变化

注：实线为正常人，虚线为肺泡壁增厚患者。

（2）弥散障碍时的血气变化。

肺泡壁病变加上肺血流增快只会引起 PaO_2降低，而 $PaCO_2$并不增高。这是因为 CO_2弥散速率比 O_2大 20 倍。因而，血液中的 CO_2能较快地弥散入肺泡使 $PaCO_2$与 P_AO_2取得平衡。有时，可因 PaO_2降低，通过外周化学感受器反射，引起代偿性通气过度而使 $PaCO_2$低于正常。

2．肺泡通气与$\dot{V}_A/\dot{Q}$失调

有效的肺换气不仅需要正常的肺通气及气体弥散，还需要正常的肺泡通气与$\dot{V}_A/\dot{Q}$比值协调。如果肺的总通气量和总血流量正常，但局部肺通气和（或）血流不均匀，造成$\dot{V}_A/\dot{Q}$比值失调，也可引起气体交换障碍，导致呼吸衰竭。$\dot{V}_A/\dot{Q}$比值失调是肺部疾病引起呼吸衰竭最常见和最重要的机制。

肺部疾病时，由于肺病变轻重程度与分布的不均匀，使各部分肺的$\dot{V}_A/\dot{Q}$比值不平衡，可以造成严重的通气与血流比值失调，导致换气功能障碍。常见$\dot{V}_A/\dot{Q}$比值失调的类型如图 6－5。

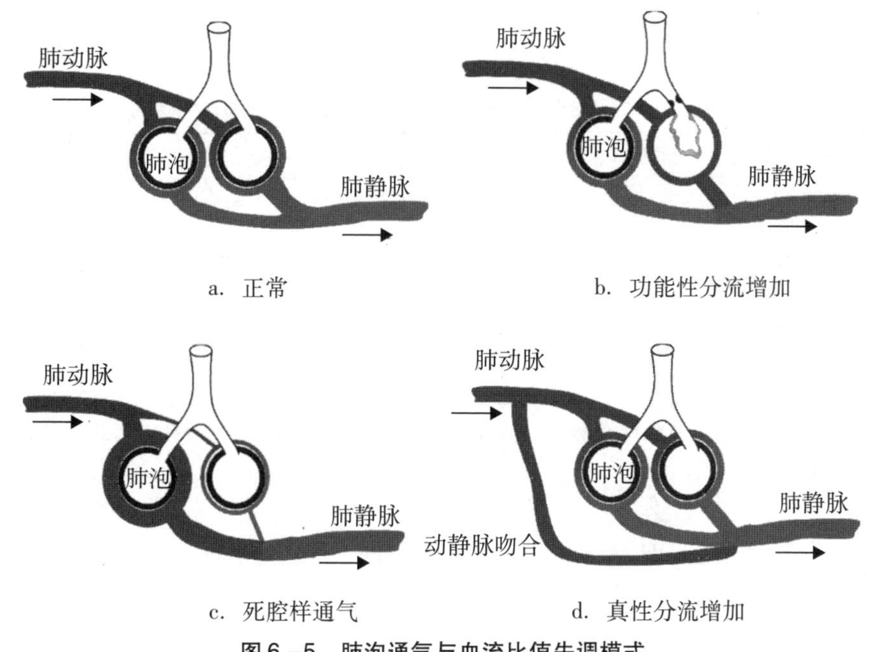

图6-5　肺泡通气与血流比值失调模式

（1）部分肺泡通气不足，导致$\dot{V}_A/\dot{Q}$比值降低。支气管哮喘、慢性支气管炎、阻塞性肺气肿等引起的阻塞性通气障碍，以及肺纤维化、肺水肿等引起限制性通气障碍，都可导致部分肺泡通气严重不足。病变中的部分肺泡通气明显减少，而血流未相应减少，甚至还可因炎性充血等使血流增多（如大叶性肺炎早期），使$\dot{V}_A/\dot{Q}$比值显著降低，以致流经这部分肺泡的血液未经充分动脉化便掺入动脉血中。这种情况类似动—静脉短路，故称功能性分流（functional shunt），又称静脉血掺杂（venous admixture）。正常成人也存在功能性分流，但仅占肺血流量的3%，而COPD严重时，功能性分流可到占肺血流量的30%～50%，从而严重影响呼吸功能。

（2）部分肺泡血流不足，导致$\dot{V}_A/\dot{Q}$比值升高。某些肺部疾病，如肺动脉分支栓塞或炎症、肺血管收缩、弥散性血管内凝血、肺毛细血管床广泛破坏等，患部肺泡血流量减少但通气量未相应减少甚至增多，导致$\dot{V}_A/\dot{Q}$比值显著升高，结果使肺泡中的气体全部或部分没有参加气体交换，这些肺泡成为无效通气的死腔，故称为死腔样通气（dead space like ventilation）。正常人的生理性死腔约占潮气量的30%，肺部疾病时可高达60%～70%。

（3）肺泡$\dot{V}_A/\dot{Q}$比值失调的血气变化。无论是部分肺泡通气不足引起的功能性分流，还是部分肺血流不足引起的死腔样通气，都引起肺换气功能障碍，主要引起PaO_2降低，而$PaCO_2$根据病情可正常或降低，严重时也可升高。

部分肺泡通气不足时，病变部位肺泡$\dot{V}_A/\dot{Q}$比值可低达0.1以下，流经此处的静脉血不能充分动脉化，其PaO_2与氧含量降低，$PaCO_2$和CO_2含量增高。这种血气变化可刺激外周化学感受器和中枢化学感受器，引起代偿性呼吸运动增强，主要是使无通气障碍（非病变肺区）或通气障碍较轻的肺泡通气量增加，以致该部分肺泡的$\dot{V}_A/\dot{Q}$比值显著升高，使流经这部分肺泡的血液PaO_2明显升高，但O_2含量增加很少，而$PaCO_2$与CO_2含量明显降低

（表6－1）。

表6－1　功能性分流时肺脏各部通气与血流比值和血气变化

指标	病变肺区	非病变肺区	全肺		
$\dot{V}_A/\dot{Q}$	<0.8	>0.8	=0.8	>0.8	<0.8
PaO_2	↓↓	↑↑	↓	↓	↓
CaO_2	↓↓	↑	↓	↓	↓
$PaCO_2$	↑↑	↓↓	N	↓	↑
$CaCO_2$	↑↑	↓↓	N	↓	↑

注：N为正常；PaO_2为动脉血氧分压；CaO_2为动脉血氧含量；PaO_2为动脉血二氧化碳分压；$CaCO_2$为动脉血二氧化碳含量。

$\dot{V}_A/\dot{Q}$比值失调引起PaO_2和$PaCO_2$变化趋势不同，原因是：①由于氧解离曲线呈S形，在$\dot{V}_A/\dot{Q}$升高区，肺泡毛细血管血PO_2在100 mmHg以上，血氧饱和度已达95%，已处于曲线上端的平坦段，此时PO_2显著增高，血氧饱和度和血氧含量增加不多；而在$\dot{V}_A/\dot{Q}$降低区，由于局部病变的缘故，即使代偿性呼吸增加也不能改善该区域的肺泡通气量，肺泡毛细血管血PO_2低于60 mmHg，处于氧解离曲线陡峭段，血PO_2和氧含量显著降低。最终来自$\dot{V}_A/\dot{Q}$增高区和降低区的血液汇合而成的动脉血的PO_2和CO_2氧含量均降低。②二氧化碳解离曲线在PCO_2在37.5～60 mmHg范围内，血液CO_2含量与PCO_2几乎呈直线关系。因而，来自$\dot{V}_A/\dot{Q}$比值增高区血PCO_2和CO_2含量均显著降低，而来自$\dot{V}_A/\dot{Q}$比值降低区血PCO_2和CO_2含量均显著增高，最终两部分汇合而成的$PaCO_2$和动脉血的CO_2含量可以正常。若代偿性通气过度，可使$PaCO_2$低于正常。如肺通气障碍的范围较大，加上代偿性通气增强不足，使总的肺泡通气量低于正常，则$PaCO_2$高于正常。

部分肺泡血流不足时，病变部位肺泡$\dot{V}_A/\dot{Q}$比值升高，可高达10以上，流经此处的血液PaO_2显著升高，但其氧含量增加却很少（由氧解离曲线特性决定），而$PaCO_2$和含量显著降低（由二氧化碳解离曲线特性决定）。肺内$\dot{V}_A/\dot{Q}$改变不是均匀一致的，因右心输出量不变，流经病变肺区血流量少了，流经非病变肺区的血流量代偿性增多，使$\dot{V}_A/\dot{Q}$比值低于正常，这部分血液不能充分动脉化，其PO_2和O_2含量均显著降低，PCO_2与CO_2含量均明显增高。最终两种血液汇合而造成的PaO_2降低，$PaCO_2$的变化则取决于病变严重程度及代偿性呼吸增强的程度，可以降低、正常或升高（表6－2）。

表6－2　死腔样通气时肺脏各部通气与血流比值和血气变化

指标	病变肺区	非病变肺区	全肺		
$\dot{V}_A/\dot{Q}$	>0.8	<0.8	=0.8	>0.8	<0.8
PaO_2	↑↑	↓↓	↓	↓	↓

（续上表）

指标	病变肺区	非病变肺区	全肺		
CaO_2	↑	↓↓	↓	↓	↓
$PaCO_2$	↓↓	↑↑	N	↓	↑
$CaCO_2$	↓↓	↑↑	N	↓	↑

注：N 为正常；PaO_2为动脉血氧分压；CaO_2为动脉血氧含量；PaO_2为动脉血二氧化碳分压；$CaCO_2$为动脉血二氧化碳含量。

（4）解剖分流增加。解剖分流（anatomic shunt）是指一部分静脉血经支气管静脉和极少的肺内动—静脉交通支直接流入肺静脉（动脉血）。在生理情况下，肺内也存在解剖分流，这些解剖分流的血流量约占心排出量的 2%～3%。支气管扩张常伴有支气管血管扩张、肺内动—静脉短路开放、COPD 时肺静脉与支气管静脉之间形成的吻合支，均可引起解剖分流增加。解剖分流也称为真性分流或真性静脉血掺杂（true venous admixture）。由真性分流增加所引起的换气障碍，其血气变化也仅有 PaO_2降低。由于功能性分流的病变肺泡仍存在少量气体交换，因此吸入纯氧 30 min 能显著提高 PaO_2；而真性分流则完全无气体交换，吸入纯氧并不能明显提高 PaO_2，所以吸入纯氧是鉴别功能性分流与真性分流的一个有效方法。在严重肺实变和肺不张时，病变肺泡完全失去通气功能，但仍有血流，流经的静脉血完全未经过肺泡气体交换而直接流入肺静脉（动脉血），这种最严重的功能分流增加类似解剖分流。

在呼吸衰竭的发病机制中，单纯的通气不足、单纯的弥散障碍、单纯的$\dot{V}_A/\dot{Q}$比值失调以及单纯的真性分流增加的情况都较少见，常见的是多种机制同时存在或相继发生作用。例如，COPD 发生呼吸衰竭的机制为：①阻塞性通气不足。炎细胞浸润、充血、水肿、黏液腺及杯状细胞增生、肉芽组织增生引起的支气管壁肿胀；气道过敏反应、炎症介质作用引起的支气管痉挛；黏液分泌增多、纤维细胞损伤引起的支气管腔堵塞；小气道阻塞、肺泡弹性回缩力降低引起的气道等压点上移。②限制性通气不足。Ⅱ型肺泡上皮细胞受损及表面活性物质消耗过多引起的肺泡表面活性物质减少；呼吸肌疲劳、营养不良、缺氧、酸中毒引起的呼吸肌肌力衰竭。③弥散功能障碍。肺泡壁损伤引起的肺泡弥散面积减少和肺泡壁炎性增厚。④$\dot{V}_A/\dot{Q}$比值失调。部分肺泡低通气引起的功能性分流增加；肺泡毛细血管床的破坏、肺血管收缩和肺血管重建引起的死腔样通气。⑤真性分流增加。动—静脉吻合支的开放等（图 6－6）。

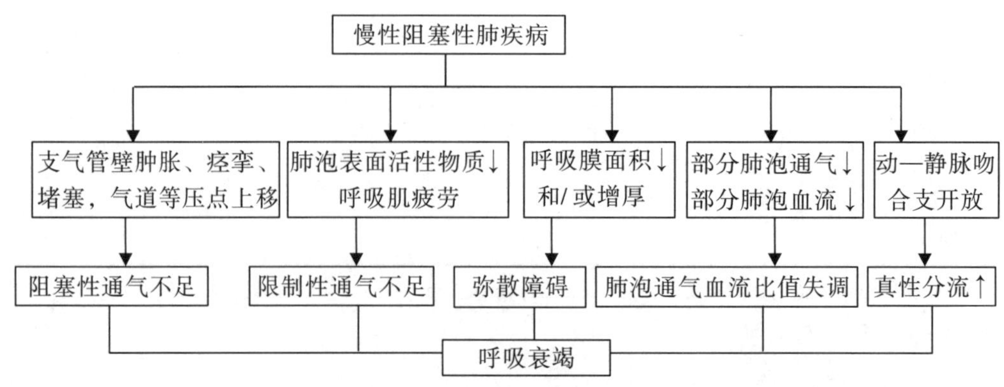

图6－6 COPD引起呼吸衰竭的机制

三、临床病理生理学联系（功能和代谢变化）

呼吸衰竭时机体的功能、代谢变化可以由其低氧血症和高碳酸血症进一步引起。根据呼吸衰竭的概念得知，呼吸衰竭时最基本的改变是 PaO_2 低于 60 mmHg，伴有或不伴有 $PaCO_2$ 高于 50 mmHg。严重的低氧血症和高碳酸血症可导致多器官系统功能障碍和全身代谢障碍，甚至死亡。

（一）细胞损伤及细胞内分子水平变化

1．细胞损伤

呼吸衰竭必定引起全身严重缺氧。在缺氧时，1 分子葡萄糖通过无氧酵解方式仅仅产生 2 分子 ATP。能量（ATP）产生不足，细胞会损伤或死亡。

（1）细胞膜损伤。缺氧可引起 ATP 产生不足及乳酸产生增多，细胞膜上 Na^+-K^+-ATP 酶功能降低，使细胞膜通透性增加，大量 Na^+ 和水移入细胞内，引起细胞水肿，甚至使细胞膜胀破。Na^+-K^+-ATP 酶功能降低，细胞内外 Na^+、K^+ 离子分布异常，可引起细胞膜静息电位及动作电位改变，影响细胞功能。缺氧及 ATP 缺乏还可影响细胞膜及肌浆网对 Ca^{2+} 转运，使细胞内 Ca^{2+} 超载，并导致细胞损伤。

（2）线粒体损伤。严重缺氧可直接引起线粒体结构损伤，进一步影响细胞氧化磷酸化反应，使 ATP 生成减少。缺氧时氧自由基过多及细胞内 Ca^{2+} 超载也可导致线粒体结构损伤及功能障碍。

（3）溶酶体损伤。缺氧引起酸中毒及细胞内 Ca^{2+} 超载，可激活磷脂酶，破坏细胞膜及细胞器膜。严重时发生溶酶体膜破裂，溶酶体内的蛋白水解酶逸出，引起周边细胞自溶。大量溶酶体酶进入血液循环，可导致远隔组织细胞损伤。

2．细胞内分子水平变化

缺氧可使磷酸果糖激酶活性增强，使糖酵解过程加强。慢性缺氧时，细胞内多种载氧蛋白（如肌红蛋白、脑红蛋白和胞红蛋白）表达增多，使组织细胞对氧的摄取及储存能力增强。缺氧可诱导上百种基因表达增强，这些基因统称为缺氧相关基因（hypoxia related gene，HRG），所编码的蛋白质涉及促进红细胞生成、血管增生、血管张力调节、糖酵解、细胞增殖、细胞凋亡及 DNA 损伤等功能。HRG 的表达受转录因子调控，其中缺氧诱导因

子-1（hypoxia inducible factors-1，HIF-1）的作用最为重要。

（二）酸碱平衡紊乱

呼吸衰竭时，可因外呼吸功能障碍引起酸碱平衡紊乱，还可因并发肾功能衰竭、感染、休克以及治疗措施（如应用人工呼吸机、利尿剂）不当等因素而出现不同类型的酸碱平衡紊乱。

1. 代谢性酸中毒

Ⅰ型和Ⅱ型呼吸衰竭时均有低氧血症。严重缺氧使无氧代谢加强，乳酸等酸性代谢产物增多，导致代谢性酸中毒。此外，呼吸衰竭时可出现功能性肾功能不全、肾小管排酸保碱功能降低；引起呼吸衰竭的原发疾病或病理过程，如感染、休克等均可因酸的产生过多导致代谢性酸中毒。以上因素引起血浆 H^+ 升高、HCO_3^- 原发性降低、pH 降低及阴离子间隙（anion gap，AG）增高，所以呼吸衰竭时的代谢性酸中毒属于 AG 增高型。

2. 呼吸性酸中毒

Ⅱ型呼吸衰竭时，大量 CO_2 潴留可引起 $PaCO_2$ 原发性升高，血浆 pH 降低，从而发生呼吸性酸中毒。低血氯的主要原因是高碳酸血症使红细胞内的 HCO_3^- 生成增多，细胞外 Cl^- 转移入红细胞与 HCO_3^- 交换；酸中毒时肾小管上皮细胞产生 NH_3 增多和 HCO_3^- 重吸收增多，导致 NH_4Cl 和 NaCl 的排出增加，血清 Cl^- 降低。

3. 呼吸性碱中毒

Ⅰ型呼吸衰竭因缺氧引起反射性肺过度通气，CO_2 排出增多，可发生呼吸性碱中毒。此时患者可出现血 K^+ 降低，血 Cl^- 增高。应用人工呼吸机方法不当，过度通气可以引起呼吸性碱中毒。

4. 代谢性碱中毒

该类中毒多为医源性。如给呼吸衰竭患者应用利尿剂或 $NaHCO_3^-$ 时，使用方法或剂量不当可以引起代谢性碱中毒。

（三）电解质平衡紊乱

代谢性酸中毒时细胞内外 K^+-H^+ 交换增加及肾小管排 K^+ 减少，可导致血钾增高。呼吸性酸中毒时细胞内外 K^+-H^+ 交换也增加也可引起高钾血症。

慢性呼吸衰竭病人可发生肺源性心脏病，病人常因心性水肿而用利尿药，进而导致低钾血症。

（四）呼吸系统变化

呼吸衰竭的原发病因是外呼吸功能严重障碍，自然存在原发病引起的临床表现。此外，外呼吸功能障碍可引起低氧血症、高碳酸血症及酸中毒，反过来又会影响呼吸功能。当一定程度的 PaO_2 降低、$PaCO_2$ 升高及 H^+ 升高时，可刺激颈动脉体和主动脉体外周化学感受器，反射性地引起呼吸运动增强，使肺通气量代偿性增加。但缺氧对呼吸中枢有直接抑制作用，当严重缺氧（PaO_2 低于 30 mmHg）时，中枢抑制作用明显大于外周反射性兴奋作用而使呼吸抑制。$PaCO_2$ 升高作用于中枢化学感受器，使呼吸中枢兴奋，引起呼吸加深加快。但当 $PaCO_2$ 超过 80 mmHg 时，则抑制呼吸中枢（引起 CO_2 麻醉），此时患者的呼吸运动主要靠适度的 PaO_2 降低对外周化学感受器的刺激得以维持。如果对Ⅱ型呼吸衰竭患者进行氧疗，吸氧浓度不宜超过30%，以避免快速纠正缺氧而出现呼吸抑制，加重高碳酸血症。严重酸中毒也会造成呼吸中枢神经元损伤，引起呼吸抑制。

引起呼吸衰竭的原发病也会引起呼吸运动的变化。例如，中枢性呼吸衰竭患者主要表现为呼吸节律异常，如潮式呼吸（陈－施呼吸，Cheyne－Stokes breathing）、抽泣样呼吸、间歇呼吸或叹气样呼吸等。临床上最常见者为陈－施呼吸，可能机制是由于呼吸中枢兴奋性降低，因而正常浓度的CO_2不能使其兴奋，呼吸运动从而减弱或暂停，导致血中CO_2浓度逐渐增加，呼吸中枢逐渐兴奋，呼吸运动逐步加强而CO_2排出增加，血中CO_2降低又使呼吸中枢抑制，如此形成周期性呼吸运动。在肺顺应性降低或呼吸肌疲劳所致的限制性通气障碍时，因牵张感受器或肺毛细血管旁感受器（J－感受器）受刺激而反射性引起呼吸变得浅而快。阻塞性通气障碍时，气道阻力增大，患者呼吸慢而深，由于阻塞部位在胸外或胸内的不同，分别表现为吸气性呼吸困难或呼气性呼吸困难。

呼吸衰竭时，常用呼吸功能指标的变化如下：

（1）气道梗阻或肺容积（lung volume）减小可引起最大呼气流量（maximum expiratory flow，MEF）减小。

（2）在COPD及急性哮喘患者，用力肺活量（forced vital capacity，FVC）和用力呼气量（forced expiratory volume，FEV）均显著降低。

（3）所有呼吸衰竭患者的PaO_2都低于60 mmHg。

（4）弥散障碍时，P_AO_2与PaO_2的差值增大。

（5）Ⅰ型呼吸衰竭患者$PaCO_2$可以正常或降低；Ⅱ型呼吸衰竭患者$PaCO_2$通常大于50 mmHg。

（五）其他系统的变化

呼吸衰竭还可引起循环系统变化——肺源性心脏病，中枢神经系统变化——肺性脑病，泌尿系统变化——肾功能损伤，消化系统变化——胃肠黏膜糜烂、坏死、出血与溃疡形成等。

四、防治原则

呼吸衰竭是呼吸功能不全的严重阶段，其基本的病理生理改变为低氧血症，伴有或不伴有高碳酸血症，以及涉及全身的一系列并发症，可直接危及生命，所以必须采取及时的、综合性的、有效的治疗措施。防治原则如下。

（一）防治原发病和去除诱因

积极防治各种可能引起呼吸衰竭的原发疾病是防治呼吸衰竭的关键。对慢性呼吸衰竭患者，原发病（如COPD、肺气肿等）引起的呼吸系统结构改变已很难逆转，肺功能储备已经严重减少，防治的重点为去除引起呼吸衰竭急性发作的诱因、去除引起呼吸负荷加重的因素，比如，积极预防急性上呼吸道感染或急性气管－支气管炎等急性呼吸道感染、避免耗氧率增加的过度体力活动等。

（二）改善肺通气

不管是对Ⅰ型还是Ⅱ型呼吸衰竭，通畅呼吸道、改善肺通气是最基本、最重要的治疗措施。特别是，Ⅱ型呼吸衰竭患者缺氧和$PaCO_2$增高是由肺泡通气量不足所致，因而增加

肺泡通气量不仅可以提升 PaO_2，还可以降低 $PaCO_2$。

治疗时，病人头部要后仰，托起下颌。用抗生素治疗呼吸道感染，清除呼吸道内异物或分泌物，雾化吸入解除支气管痉挛，必要时行气管插管或切开。原发性呼吸中枢抑制所致的限制性通气障碍患者可用呼吸中枢兴奋剂（如尼可刹米）。用人工辅助通气维持机体必需的肺通气量，同时使呼吸肌得到休息，有利于呼吸肌功能的恢复，这是治疗呼吸肌疲劳的主要方法。

（三）氧疗

呼吸衰竭必有缺氧，所以必须氧疗。氧疗是指通过增加吸入气氧浓度，提高 P_AO_2，进而提高 PaO_2 和血氧饱和度，从而纠正患者缺氧状态及由缺氧引起的一系列并发症的治疗方法。对不同类型的呼吸衰竭，要采用不同的氧疗方法。若氧疗方法不当，不仅不能改善缺氧，还可能加重 CO_2 潴留，甚至引起氧中毒。

1. Ⅰ型呼吸衰竭的氧疗方法

Ⅰ型呼吸衰竭只有缺氧而无 CO_2 潴留，可吸入较高浓度的氧（一般为 35%～50%），可以快速缓解低氧血症而不会引起 CO_2 潴留。确定吸氧浓度的原则是在保证 PaO_2 迅速上升到 60 mmHg 或外周血氧饱和度达 90% 以上的前提下，尽量降低吸氧浓度。

2. Ⅱ型呼吸衰竭的氧疗方法

对于Ⅱ型呼吸衰竭，应尽量给予低浓度（30% 左右）、低流量的氧（1～2 L/min）。使 PaO_2 达到 60 mmHg，又不引起 $PaCO_2$ 明显升高即可。提升 PaO_2 不易过高过快，以免虽然快速改善了缺氧状态，但缺氧导致的呼吸中枢的兴奋作用也同时消退，加重 CO_2 潴留，使病情进一步加重。如果氧疗时出现 $PaCO_2$ 进行性升高，则须采用人工通气促进 CO_2 排出。

如果严重肺内分流引起的呼吸衰竭，吸入纯氧也难以纠正缺氧，可采用增加外源性呼气末正压（PEEP），使肺泡开放，改善气体交换面积，提高 PaO_2 和氧饱和度，改善缺氧症状。

（四）改善内环境及支持全身重要器官的功能

注意纠正水、电解质及酸碱平衡紊乱，保护心、脑、肝和肾等其他重要器官的功能，预防与治疗严重并发症，如肺源性心脏病、肺性脑病、肾功能衰竭等。

（五）呼吸支持技术

部分呼吸衰竭患者需要使用呼吸支持技术（respiratory support）。呼吸支持技术是指恢复呼吸衰竭患者有效肺通气并改善其血液氧合的各种技术的总称，包括气管内吹气（intratracheal gas insufflation）、呼吸机辅助通气、建立人工气道、液体通气、俯卧位通气、体外膜式氧合（extracorporeal membrane oxygenation，ECMO）等技术。

气管内吹气的方法，是通过放置于气管或主支气管内的细导管连续或定时（吸气或呼气时）向气管内吹入新鲜气体的通气方法。可以达到通气或辅助通气与减少无效腔的作用。根据纠正低氧血症的需求，吹入气可以是氧气、空氧混合气或空气。大气中的氧分压为 159 mmHg，占 20.84% 容积；呼出气中的氧分压为 120 mmHg，占 15.7% 容积。对于心搏骤停、自主呼吸停止患者的现场急救，口对口人工呼吸是最简便最有效的方法。

当患者的肺功能严重受损，对常规治疗无效时，可以选用体外膜式氧合（ECMO，简称膜肺）技术。ECMO运转时，血液从静脉引出，通过膜肺吸收氧，排出CO_2。经过气体交换的血，在泵的推动下可回到静脉（V－V通路），也可回到动脉（V－A通路）。前者主要用于体外呼吸支持，后者既可用于体外呼吸支持，又可用于心脏支持。

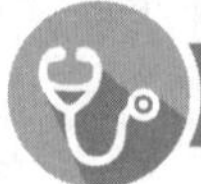

第二节 急性呼吸窘迫综合征

1967年Ashbaugh和他的同事首次描述成人呼吸窘迫综合征（adult respiratory distress syndrome，ARDS）。1994年欧美ARDS共识会议（American European Consensus Conference，AECC）重新定义为急性呼吸窘迫综合征（acute respiratory distress syndrome，ARDS）。2012年欧美医生在柏林重新定义ARDS（称为柏林定义，Berlin definition），按低氧血症的程度可将ARDS分为3类：轻度（PaO_2/FiO_2 201～300 mmHg）、中度（PaO_2/FiO_2 101～200 mmHg）、重度（$PaO_2/FiO_2 \leqslant 100$ mmHg）。

一、概念

急性呼吸窘迫综合征（ARDS）是指由非心源性肺水肿引起的急性呼吸衰竭综合征。ARDS以进行性呼吸困难及顽固性低氧血症为临床特征，以弥散性肺泡—毛细血管膜（呼吸膜）病变的急性肺损伤（acute lung injury，ALI）为主要病理特征。ARDS的死亡率为25%～40%。

二、病因

临床上引起ARDS的病因很多。凡能导致呼吸膜损伤的因素，均可成为ARDS的病因。最常见的病因是细菌性和病毒性肺炎，如第四章讨论到的大叶性肺炎、SARS及COVID-19。其他常见的病因有非肺源性引起的败血症、严重外伤、吸入胃内容物等。少见的病因是胰腺炎和药物反应等。

三、发病机制

ARDS的发生机制相当复杂，主要涉及以下几方面。

（一）急性肺损伤的发病机制

1. 炎症反应失控

微生物感染引起肺部局部的、可控的炎症反应，有利于提高免疫功能及清除病原体，促进疾病痊愈。但是，局部性或全身性炎症反应失控，是引起急性肺损伤最主要的病理生理改变。致病微生物产物或细胞损伤相关的内源性分子与肺上皮和肺泡巨噬细胞上的Toll样受体（Toll-like receptors）或PAMP受体（pathogen associated molecular pattern receptor）结合，可激活固有免疫系统。免疫系统激活后将会产生大量的活性氧、白细胞蛋白酶、趋化因子和细胞因子（如TNF-α、INF-γ、IL-1、IL-6、IL-8、IL-12等）。氧自由基通过脂质过氧化、蛋白质交联和DNA断裂，引起组织细胞损伤；细胞因子风暴（cytokine storm）进一步导致肺损伤恶化。总之，有效的免疫激活是防御病原体的力量。但是，过度或失控

的免疫激活、过量的内源性分子泛滥，将会导致急性肺泡损伤。

2. 肺内皮－上皮屏障破坏

炎症反应使肺血管内皮和肺泡上皮通透性增加，从而破坏了肺内皮－上皮屏障（endothelial-epithelial barriers），即气血屏障破坏，这是急性肺损伤的另一个主要病理生理特征。在健康肺中，内皮稳定是由血管内皮钙黏蛋白（VE-cadherin）介导的，VE-cadherin是一种内皮特异性黏附连接蛋白，它对于维持肺微血管中内皮屏障的完整性是必需的。在肺急性损伤期间，肺中凝血酶、TNF-α、血管内皮生长因子（VEGF）和白细胞信号分子等浓度增加，破坏了VE-cadherin结合的稳定性，引起内皮通透性增加和肺泡液的积累，导致严重肺水肿。综上所述，炎症反应导致肺血管内皮和肺泡上皮通透性增加，从而引起肺水肿的形成。

3. 吸烟、环境和遗传因素的作用

近年研究发现，吸烟、环境因素（如空气污染）及遗传因素可以增加ARDS发生的敏感性及严重性。

（二）ARDS引起呼吸衰竭的发生机制

ARDS主要的病理改变是肺脏发生严重的炎症、淤血及水肿，有局部肺不张、肺实变和微血栓形成。ARDS引起急性呼吸衰竭，机制如下：

1. 弥散障碍

由于肺泡—毛细血管膜的损伤及炎症介质的作用，使肺泡上皮和毛细血管内皮通透性增高，引起肺间质和肺泡水肿，肺透明膜形成，导致弥散功能障碍。

2. 肺泡通气与血流比值失调

（1）功能性分流。炎症介质（如白三烯）引起支气管痉挛，以及炎性分泌物和水肿液堵塞小气道，均可引起气道阻力增加。肺泡Ⅱ型上皮细胞受损使表面活性物质生产减少、水肿液稀释或破坏肺泡表面活性物质，使肺的顺应性降低。这些因素都可以导致部分肺泡通气减少，流经这些肺泡的静脉血未能充分氧合，引起功能性分流增加。

（2）死腔样通气。肺微血管发生微血栓，以及炎症介质引起的肺血管痉挛，使部分肺泡无血流灌注或少灌注，但还有通气，导致死腔样通气增加。

3. 真性分流增加

流经肺不张或实变的肺泡部分的血流，无气体交换，形成真性分流；在某些活性物质的作用下，肺内动静脉吻合支大量开放，解剖分流增加。由于存在真性分流的明显增加，造成了顽固性的低氧血症，因此单纯吸氧不能改善缺氧，即使纯氧也不能纠正，需要应用体外膜式氧合（ECMO）。

4. 通气障碍

该症发生主要是限制性通气不足，因肺间质与肺泡水肿、肺表面活性物质减少及后期的肺纤维化，导致肺顺应性降低；还因为阻塞性通气不足，因气道内有水肿液或炎症分泌、气道痉挛或气道上皮细胞坏死脱落，引起气道阻塞及内径变小。

四、临床病理生理学联系（功能和代谢变化）

ARDS 早期的主要表现是在原发病的基础上，突然发生进行性呼吸困难和呼吸频率加快。早期或轻、中度 ARDS，血气变化主要表现为 PaO_2降低与 $PaCO_2$下降，通常为Ⅰ型呼吸衰竭；重度 ARDS 的晚期，因肺部病变广泛，肺总通气量减少，引起 $PaCO_2$升高，可导致Ⅱ型呼吸衰竭。

在 ARDS 患者，部分合并其他器官结构损伤和功能障碍，发生多器官功能障碍综合征（MODS）。

五、防治原则

ARDS 是一种需要在严密监护下进行综合治疗的急性呼吸系统危重症。治疗原则是保护性肺通气，改善氧合功能，纠正缺氧，保护器官功能，防止并发症和治疗原发病。

（1）积极防治原发病。如控制感染、抗休克、创伤处理和 DIC 的防治等；必要时连续监测 PaO_2有助于 ARDS 的早期发现。

（2）纠正缺氧。根据病情可采用面罩给氧、无创正压通气或有创机械通气，使 $PaO_2 \geqslant 60$ mmHg 或 $SaO_2 \geqslant 90\%$；出现顽固性的低氧血症，需要应用体外膜式氧合（ECMO）。

（3）纠正水、电解质和酸碱平衡紊乱，控制肺水肿。

（4）加强监护和支持重要器官功能，在重症监护病房中动态监测肺、脑、心、肝、肾、血气等，适时适当地调整治疗方案。

（5）其他治疗。糖皮质激素、表面活性物质替代治疗等也有一定的价值。

小　结

呼吸系统病理生理学主要讨论呼吸系统的功能代谢变化及其发病机制。本章重点讨论呼吸功能不全和急性呼吸窘迫综合征。在吸入气氧浓度（FiO_2）为 21% 及静息状态下或体力活动时，因各种疾病引起外呼吸功能障碍导致 PaO_2低于正常，伴有或不伴有 $PaCO_2$高于正常，并出现一系列临床表现的综合征，称为呼吸功能不全。若呼吸功能不全导致 PaO_2低于 60 mmHg，伴有或不伴有 $PaCO_2$高于 50 mmHg，则称为呼吸衰竭。呼吸衰竭是呼吸功能不全的严重阶段。当吸入气的氧浓度（FiO_2）不是 21% 时，可采用氧合指数（oxygeneration index，OI）或呼吸衰竭指数（respiratory failure index，RFI）$\leqslant 300$ 作为呼吸衰竭的诊断指标。根据不同分型方法，呼吸衰竭可分为Ⅰ型和Ⅱ型、急性和慢性、中枢性和外周性，以及通气功能障碍型和换气功能障碍型呼吸衰竭。Ⅰ型呼吸衰竭只有缺氧而无 CO_2潴留，故又称为低氧血症型呼吸衰竭。Ⅱ型呼吸衰竭既有缺氧又伴有 CO_2潴留，故又称为高碳酸血症型呼吸衰竭。COPD 引起慢性呼吸衰竭，ARDS 引起急性呼吸衰竭。呼吸衰竭的原因和发病机制包括通气障碍和换气障碍。通气障碍又分为限制性和阻塞性通气不足。换气障碍又分为弥散障碍和肺泡通气与血流比值失调。临床上，同一病人可能同时存在多种发病机制。呼吸衰竭时最基本的改变是 PaO_2降低，伴有或不伴有 $PaCO_2$升高。严重的低氧血症和高碳酸血症可导致全身性代谢障碍和多器官系统功能障碍，甚至死亡。呼吸衰竭必有缺氧，所以必须氧疗。对不同类型的呼吸衰竭，要采用不同的氧疗方法。

急性呼吸窘迫综合征（ARDS）是指由非心源性肺水肿引起的急性呼吸衰竭综合征。ARDS以进行性呼吸困难及顽固性低氧血症为临床特征，以弥散性肺泡-毛细血管膜（呼吸膜）病变的急性肺损伤（acute lung injury，ALI）为主要病理特征。ARDS最常见的病因是细菌性和病毒性肺炎，比如大叶性肺炎、SARS及COVID-19等。

（郑奕迎　陈世民　王华东）

参考文献

[1] 汪思应，潘频华. 呼吸功能不全［M］. //肖献忠. 病理生理学. 4版. 北京：高等教育出版社，2020：202-216.

[2] 周新文. 肺功能不全［M］. //王建枝，钱睿哲. 病理生理学. 9版. 北京：人民卫生出版社，2018：213-224.

[3] DHONT S, DEROM E, VAN B E, et al. The pathophysiology of "happy" hypoxemia in COVID-19 [J]. Respiratory research, 2020, 21 (1): 198.

[4] GHAZALY M M H, ABU FADDAN N H, RAAFAT D M, et al. Acute viral bronchiolitis as a cause of pediatric acute respiratory distress syndrome [J]. European journal of pediatrics, 2021, 180 (4): 1229-1234.

[5] HUPPERT L A, MATTHAY M A, WARE L B. Pathogenesis of Acute Respiratory Distress Syndrom [J]. Seminars in respiratory and critical care medicine, 2019, 40 (1): 31-39.

[6] REZAEIAN A H, WANG Y H, LIN H K. DNA damage players are linked to HIF-1α/hypoxia signaling [J]. Cell cycle, 2017, 16 (8): 725-726.

[7] SWEENEY R M, MCAULEY D F. Acute respiratory distress syndrome [J]. Lancet, 2016, 388 (10058): 2416-2430.

[8] THOMPSON B T, CHAMBERS R C, LIU K D. Acute respiratory distress syndrome [J]. New English journal of medcine, 2017, 377 (6): 562-572.

[9] WILLIAMS G W, BERG N K, RESKALLAH A, et al. Acute respiratory distress syndrome [J]. Anesthesiology, 2021, 134 (2): 270-282.

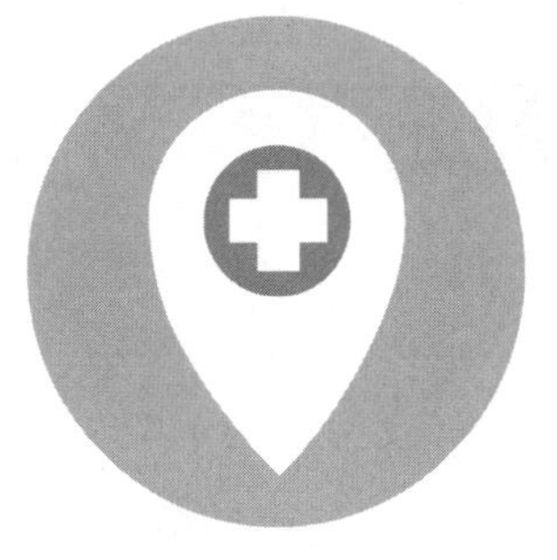

第七章 呼吸系统与其他系统的相互作用

人体是一个整体，各器官系统各司其职，但又紧密联系。呼吸系统与其他系统之间，特别是它与循环、神经、免疫、血液和消化等系统之间的关系非常密切。在进行器官系统模块课程建设时，可将传统的系统解剖学、生理学及病理生理学等学科体系拆成以器官系统为核心的体系，但不应忽视不同系统之间的相互作用。本章拟以呼吸系统为核心，从生理学及病理生理学方面阐述呼吸系统与其他系统之间的相互作用，帮助读者建立起立体的、辩证的高级思维模式，使所学知识融会贯通。

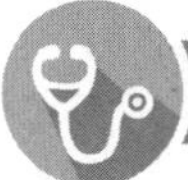

第一节　呼吸系统与循环系统的相互作用

一、生理功能的相互联系

肺脏和心脏都位于胸腔内，紧密相连。呼吸中枢和循环中枢同处于脑干内，它们的兴奋性或抑制性活动可互相影响。外周化学感受器既可调节呼吸中枢，又可调节循环中枢。完整的呼吸过程包含外呼吸、气体在血液中的运输及内呼吸。循环系统包括体循环和肺循环。可见，呼吸系统与循环系统在结构和功能上都包含着对方的一部分，相互融合。呼吸膜是由Ⅰ型肺泡上皮细胞及肺泡毛细血管内皮细胞等构成。正常的肺换气需要肺泡通气与血流的比值（$\dot{V}_A/\dot{Q}$）合适。

若没有循环系统合作，从空气中摄取的 O_2 就不能从肺脏运输到全身各组织细胞，组织代谢产生的 CO_2 也不能从周围组织转运到肺脏并排出体外。同样，若没有呼吸系统合作，血液循环就会发生低氧血症及高碳酸血症。

剧烈运动时，往往是呼吸和心跳同时加快加强。呼吸运动增强可刺激肺牵张感受器，反射性兴奋交感神经，使心率加快。一定程度的 PaO_2 降低、$PaCO_2$ 升高及 H^+ 升高，可通过外周化学感受器引起呼吸中枢及循环中枢兴奋。$PaCO_2$ 升高及 H^+ 升高还可通过中枢化学感受器刺激呼吸中枢兴奋，而 PaO_2 降低对呼吸中枢和循环中枢的直接作用都是抑制。

二、病理变化的相互影响

如果发生呼吸功能不全，循环功能也将受到牵连。比如，COPD 常可引起肺功脉高压（pulmonary hypertension，PH）和慢性肺源性心脏病（chronic pulmonary heart disease，CPHD）；急性大面积肺栓塞可引起急性肺源性心脏病（acute pulmonary heart disease，APHD）；胸内压异常增高对心脏功能的影响不仅影响外呼吸，还可阻碍静脉和淋巴回流；COVID-19 不仅造成严重肺损伤，还引起心血管结构和功能异常改变；急性左心衰竭则可导致急性肺淤血水肿及呼吸功能不全；在慢性呼吸衰竭的情况下，肺叶切除术将加速右心衰发展；肺脏疾病是决定心血管疾病结局的危险因素。

（一）慢性肺源性心脏病

1. 概念

慢性肺源性心脏病，简称慢性肺心病（chronic cor pulmonale），是指由慢性肺疾病、慢性胸廓疾病及肺血管疾病引起的肺循环阻力增加、肺动脉高压、右心室肥大甚至发生右心衰

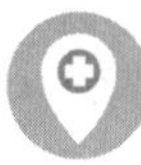

竭的一种心脏病。在中国，由于 COPD 发病率较高，肺心病也是常见病。在诊断肺心病之前，必须排除先天性心脏病和风湿性心脏病等原因引起的心脏病。

肺血管阻力（pulmonary vascular resistance，PVR）是指血液通过肺血管时需要克服的阻力，它和平均肺动脉压与肺动脉楔压（pulmonary arterial wedge pressure，PAWP）之差成正比，与心输出量（cardiac output，CO）成反比。即：PVR =（mPAP - PAWP）/CO。PVR 和 PVR 指数（pulmonary vascular resistance index，PVRI）具有指导肺动脉高压治疗的意义。

肺动脉高压（pulmonary hypertension，PH）是指平均肺动脉血压（mean pulmonary arterial pressure，mPAP）≥25 mmHg。在休息状态下，mPAP 正常值为（14.0 ± 3.3）mmHg。PH 分为 5 种类型，与肺心病相关的类型主要是第一型动脉性肺动脉高压（pulmonary arterial hypertension，PAH）和第三型慢性肺疾病和（或）缺氧引起的肺动脉高压（PH due to chronic lung disease and/or hypoxia，PH-CLD）。

动脉性肺动脉高压（PAH）是 PH 的一个主要亚型，指各种原因直接引起肺动脉血管本身结构改变的一类肺动脉高压。对于 PAH，除了要求 mPAP≥25 mmHg，还需要满足 PAWP≤15 mmHg、PVR≥3 伍德单位（Wood Units，WU）。

慢性肺疾病和（或）缺氧引起的肺动脉高压（PH-CLD），常由 COPD、间质性肺疾病、睡眠呼吸障碍、其他限制性与阻塞性通气障碍并存的肺部疾病等引起。

2018 年第六次世界肺动脉高压研讨会对 PH 定义做了重大改变，将 mPAP 阈值从≥25 mmHg降至 >20 mmHg，PVR≥3 伍德单位不变。新的标准是基于科学的方法，最近的研究表明 mPAP >20 mmHg 的升高与死亡率的持续增加有关，并与肺血管疾病进展的风险增加有关。

2. 病因

任何引起肺循环阻力增加和肺动脉高压的因素都可以增加右心负荷而成为肺心病的病因。

（1）支气管和肺疾病。慢性阻塞性肺疾病是 CPHD 最常见的原因，占 80%～90%。其次为支气管哮喘、支气管扩张症、重症肺结核、肺尘埃沉着症、结节病、间质性肺疾病、药物相关性肺疾病等，可引起肺动脉高压。

（2）胸壁疾病。严重胸廓病变、脊柱弯曲、脊柱结核、类风湿关节炎、胸膜纤维化和胸廓成形术后造成的胸廓畸形，以及神经肌肉疾病如脊髓灰质炎，均可引起胸廓活动受限、肺受压及支气管树变形，导致肺功能受损及肺动脉高压。

（3）肺血管疾病。广泛且反复发生的肺小动脉栓塞、肺小动脉炎、原发性肺血管疾病、特发性肺动脉高压等均可减少肺血管床面积而导致肺动脉高压。

（4）其他。如上气道疾病（如阻塞性睡眠呼吸暂停）、损害肺部的自身免疫性疾病（如硬皮病）、囊性纤维化和肥胖低通气综合征也可导高原病致肺动脉高压。

3. 发病机制

上述病因引起肺心病（右心衰竭）的发病机制不尽相同，但其共同点是肺动脉高压及右心室后负荷增加。

（1）肺动脉高压。肺动脉高压（PH）是多种慢性胸肺疾病导致慢性肺心病的共同发病环节及先决条件。早期PH，肺血管的改变以功能性痉挛为主，是可逆的；晚期PH，肺血管的改变多为器质性重塑，较难逆转。肺动脉高压发生机制如下。

A. 肺血管痉挛。引起肺血管痉挛（收缩）的机制包括：①各种慢性肺疾病发展到一定阶段，可出现肺泡气氧分压（P_AO_2）降低，缺氧引起局部肺血管收缩和支气管舒张，以调节$\dot{V}_A/\dot{Q}$比值，保证肺静脉血的氧合作用，这是机体的一种代偿性改变。缺氧是PH形成的最重要因素。②高碳酸血症和酸中毒（H^+浓度升高）增加了肺血管对缺氧的敏感性，使肺血管收缩更为显著（注：此时体循环血管扩张）。③缺氧和高碳酸血症通过外周化学感受器反射，引起交感神经兴奋及儿茶酚胺释放增多，使肺血管收缩。④缺氧和炎症刺激、血管内皮细胞损伤或激活，使多种缩血管体液因素如内皮素、5-羟色胺、血管紧张素Ⅱ、白三烯、血栓素、前列腺素F_{2a}等产生增多和/或灭活减少，引起肺血管收缩。⑤连接蛋白介导信号转导引起肺血管收缩。上述多种因素都可引起肺血管收缩、肺血管阻力增加，最后导致PH-CLD。此阶段肺血管的主要改变是收缩（痉挛），属于功能性改变，若得到及时有效治疗，PH是可以逆转的。

B. 肺血管重塑（pulmonary vascular remodeling）。肺动脉内皮细胞（PAECs）、肺动脉平滑肌细胞（PASMCs）和肺动脉成纤维细胞（PAFs）均参与肺血管重构过程。肺动脉中层（主要由PASMCs组成）增厚，内膜层也可增厚，内膜PAECs无序增生，形成丛状病变。

肺血管重塑的发生机制包括：①长期缺氧及酸中毒的作用。若肺部长期缺氧及H^+浓度升高，则引起肺部无肌型细动脉壁肌化，肌型小动脉壁中膜平滑肌增生、肥大，血管内膜下出现纵行肌束。②免疫反应作用。免疫细胞和血管间质细胞之间通过直接接触和/或它们产生细胞外/扩散因子，如细胞因子、趋化因子和生长因子的作用。包括B细胞-肥大细胞轴、内皮介导的成纤维细胞激活和随后的M2巨噬细胞极化、抗内皮细胞抗体和IL-6在血管细胞上的多功能作用，导致血管重塑、肺血管阻力增加，最终导致PAH。

C. 慢性缺氧。慢性缺氧可引起循环血液中红细胞生成增多，血液黏滞性增高，血流阻力加大，肺血管阻力增加，而致PH。

D. 其他机制。①肺小动脉炎，导致血管壁增厚、管腔狭窄及肺血管阻力增加。②严重的肺气肿时，肺泡壁毛细血管床受压、破坏，使肺血管阻力增加。③肺血管内血栓形成和机化。④原发性肺血管疾病。⑤部分肺间质疾病。这些因素使肺血管器质性改变及肺血管阻力不断增加，造成不易逆转的PAH。

总之，肺动脉高压引起右心后负荷增加是肺心病最主要的发病机制。

（2）心肌受损。呼吸衰竭时，低氧血症、高碳酸血症以及由此引起的酸中毒和高血钾，均可直接损害心肌，降低心肌舒缩功能。

（3）心室舒缩活动受限。呼吸困难时，用力吸气可使胸内压异常降低，限制心室收缩；而用力呼气则使胸内压异常升高，妨碍心脏的舒张。

慢性肺心病主要发生右心室肥厚及右心衰竭。但是，也有少数病人出现左心肥厚。当出现严重缺氧、高碳酸血症、酸中毒和高血钾时，也可发生左心衰竭。

4. 形态及功能代谢变化

肺心病起病缓慢，从原发病（如慢性支气管炎）发展到慢性肺心病的过程需要6～10

年，或更长时间。慢性肺心病的形态及功能变化主要发生在肺脏及心脏，再由此引起其他器官功能变化。

（1）形态变化。①肺部病变。除了原发性肺部病变外，肺心病最主要的变化是肺细小动脉的改变，表现为肺血管收缩和重塑；还可发生肺小动脉炎、血栓形成与机化、肺泡壁毛细血管量显著减少等病变。②心脏病变。心脏体积增大、重量增加，右心室肥大，心尖钝圆；右心室在心脏的构成比增加，通常以肺动脉瓣下 2 cm 处右心室壁厚度超过 5 mm 作为病理诊断肺心病的标准。光镜下，可见心肌细胞数量没有增加，但心肌细胞体积增大、增宽，核增大、着色深；部分病人可因心肌缺氧而导致肌萎缩、肌浆溶解、横纹消失，以及间质水肿和胶原纤维增生等现象。

（2）功能代谢变化。①呼吸功能不全。表现为低氧血症、代谢性酸中毒，伴有或不伴有高碳酸血症（呼吸性酸中毒），并以这些改变为基础，进一步引起电解质平衡紊乱及全身其他器官系统功能障碍。②右心功能不全。右心排血量降低，体循环静脉回流受阻，导致体循环淤血体征，表现为心性水肿、肝淤血肿大、胃肠淤血及消化功能不良、肾缺血引起少尿等。

在肺动脉高压合并心功能不全病人，脑钠尿肽（brain natriuretic peptide，BNP）及 BNP 的 N 末端激素原（N-terminal prohormone of BNP）在血中浓度升高，已被广泛用于常规临床检验。这两种标志物与心肌功能不全相关，具有帮助预后诊断、随访及风险评分的意义。

5. 防治原则

（1）原发病的防治。治疗慢性支气管炎、支气管哮喘等原发病，控制感染，预防急性呼吸道感染等诱因。

（2）呼吸衰竭的防治。使用支气管舒张药和祛痰药以及吸痰，通畅呼吸道，改善通气。合理氧疗以纠正缺氧，促进 CO_2 排出以纠正 CO_2 潴留，积极纠正酸碱失衡及电解质紊乱；必要时使用呼吸兴奋剂及人工辅助呼吸。

（3）降低肺动脉高压。使用血管扩张剂来改善预后。

（4）右心功能衰竭的防治。慢性肺心病的心力衰竭经过氧疗、控制呼吸道感染、改善呼吸功能等措施，纠正低氧血症、高碳酸血症和酸中毒后，心力衰竭症状可减轻或消失。当患者尿量增多、水肿消退，则不需要常规使用利尿剂和强心剂。只有对病情较重或上述治疗无效者，可酌情选用利尿剂或强心剂。

（5）并发症的防治。如防治酸碱平衡及水电解质平衡紊乱、心律失常、肺性脑病等。

（二）急性肺源性心脏病

1. 概念

急性肺源性心脏病（Acute pulmonary heart disease，APHD）主要表现为急性右心衰竭，其常见的原因是急性肺栓塞（acute pulmonary embolism，APE）。

2018 年全球有 10 万人死于 APE，70% 的 APE 病人在发病后 1 h 内死亡。最常见的高危因素是深静脉血栓形成（deep vein thrombosis，DVT）病史。恶性肿瘤、严重创伤、外科手术、下肢骨折、关节置换及脊柱损伤等都是静脉血栓栓塞的高危因素。非血栓栓塞包括羊水栓塞、空气栓塞、脂肪栓塞等。

2. 发病机制

急性肺栓塞引起急性右心衰竭的发病机制如下。

(1) 急性右心室压力负荷过大。急性压力负荷过大引起的右心室衰竭是严重 APE 患者死亡的主要原因。当30%～50%的肺动脉床横截面积被血栓阻塞时，肺动脉血压（Pulmonary artery pressure，PAP）将明显增加。栓塞肺区域的解剖阻塞及缺氧引起的血管收缩，可引起肺血管阻力（PVR）突然增高，导致右心室扩张、右心室压力和容积增加、右心室收缩时间延长。

由于左右心室直接相互作用（DVI）因素影响，左心室收缩时间延长至舒张早期可导致室间隔向左弯曲，发生右束支传导阻滞，可加重心室活动的不同步。在舒张早期左室充盈受阻，这可能导致心输出量（CO）减少，并导致全身低血压和血流动力学不稳定。

(2) 神经体液及细胞因素的作用。APE 引起过度的神经体液活化，血栓素 A_2（thromboxane A_2，TXA_2）和 5－羟色胺（serotonin）使肺血管收缩、PVR 增高。在 48 h 内死亡的 APE 患者的右心室心肌中发现大量的炎症细胞浸润，这可能是因为 APE 引起的应激反应导致高水平的肾上腺素释放，引起应激性心肌炎。

(3) 心肌缺血缺氧。在 APE 急性期，由于全身性低血压导致冠状动脉驱动压力减小，对超负荷的右心室供血减少，右心室发生缺血缺氧。心肌氧气供给和需求的不平衡很可能是导致心肌细胞受损的重要因素。

急性肺栓塞还可引起急性呼吸衰竭，其主要发病机制是肺血流动力学紊乱及通气/血流（$\dot{V}_A/\dot{Q}$）比值失调。肺动脉阻塞区肺泡毛细血管血流减少，而非肺血管阻塞区毛细血管床血流过多，分别导致 $\dot{V}_A/\dot{Q}$ 比值升高或减少，从而引起严重低氧血症。此外，由于 APE 引起右心房和左心房之间压力梯度的倒置，约有 1/3 患者通过未闭卵圆孔发生右向左分流，可导致严重的低氧血症。

3. 防治原则

(1) 防治深静脉血栓形成：抗凝治疗及给术后卧床病人使用间歇脉冲加压抗栓系统，促进血液循环，降低凝血作用。

(2) 肺动脉再灌注：采用置管溶栓术（catheter-directed thrombolysis，CDT）、外科肺动脉栓子切除术（surgical pulmonary embolectomy，SPE）或全身性溶栓术（systemic thrombolysis）。

(3) 维护心肺功能：必要时使用体外膜式氧合（extracorporeal membrane oxygenation，ECMO）。

(4) 对高危病人植入腔静脉过滤器（Vena cava filters）。

(5) 加强病人随访，及时调整凝血与抗凝血平衡。

（三）胸内压异常增高对心脏功能的影响

当胸内压异常增高时，可通过以下机制影响心脏功能。

1. 心脏受外部力约束（external constraint to the heart）

胸内压升高会约束心脏扩张，使舒张期心室充盈血量减少，引起心排血量减少。正常情况下，由于呼气吸气时胸内压波动，吸气时胸内压下降使右心室回心血量稍多于呼气时。

2. 静脉回流（venous return）减少

当采用正压通气（positive pressure ventilation，PPV）时，胸内压明显升高，可以减小胸腹腔静脉压梯度，导致静脉回心血量减少。

3. 左右心室直接相互作用（direct ventricular interaction，DVI）

DVI 就是指左右心室跨室间隔直接发生相互作用，可发生于心动周期的收缩期和舒张期。由于心包是不可膨胀的，任何一侧心室充盈压的变化都会引起另一侧心室心输出量的改变。急性肺栓塞引起肺血管阻力突然增加导致右心室扩张，右心室压力和容积明显增加，可因 DVI 影响左心室功能。

4. 左心室后负荷（left ventricular afterload）改变

关于胸内压升高引起左心室后负荷增高还是降低，目前仍有争议。若胸内压升高压迫主动脉，将引起左心室后负荷增高，导致心输出量减少。但反对意见认为，胸内压升高将使血液从胸主动脉转移至腹主动脉，引起左心室后负荷降低。

5. 纵隔移位

张力性气胸时，胸内压不断增加，将纵隔推向健侧，心脏及胸腔大血管受压变形，使心功能降低。

（四）COVID-19 对心血管的影响

COVID-19 的病原体是严重急性呼吸综合征冠状病毒 2（SARS-CoV-2）。SARS-CoV-2 通过血管紧张素转换酶 2（ACE2）进入靶细胞并引发感染。血管内皮细胞（vascular endothelial cells，VECs）和心脏周细胞（cardiac pericytes）有丰富的 ACE2 表达，这些细胞成为 SARS-CoV-2 感染的直接靶点。COVID-19 除了引起 ARDS 外，还可导致心血管多种病理改变。因此，COVID-19 被看作是一种血管疾病。

在生理情况下，血管内皮细胞通过调节免疫能力、炎症平衡、紧密连接屏障、血流动力学稳定以及凝血与抗凝血的最佳平衡来维持健康状态。在由 SARS-CoV-2 引起的 COVID-19 中，血管内皮细胞的多种功能严重失调及严重损伤，成为各种严重并发症的发病机制。

COVID-19 病人发生心血管系统损伤的可能机制是：

（1）COVID-19 病原体 SARS-CoV-2 直接感染并损伤心肌。

（2）通过 SARS-CoV-2 RNA 识别并激活 Toll 样受体（TLR），激活固有免疫细胞及免疫系统，引起细胞因子风暴及严重炎症反应，对 VECs 及心肌造成损害。

（3）损伤或激活的 VECs 通过诱导促炎基因表达、吸引免疫细胞、促进炎症细胞向受伤或感染组织募集、增加内皮通透性导致血管渗漏等，加强心肌局部炎症反应，加重心肌损伤。

（4）应激引起儿茶酚胺增多及自身氧化，产生活性氧（reactive oxygen species，ROS）增加；应激还可引起白细胞增多及细胞因子释放增多，导致 VECs 及心肌损伤加剧。

（5）损伤或激活的 VECs 表达更多的组织因子（tissue factor，TF）及纤溶酶原激活物抑制剂 -1（plasminogen activator inhibitor，PAI-1），引起广泛的微血栓形成。冠状动脉微血管血栓形成将导致心肌缺血缺氧及损伤。

（6）因 SARS-CoV-2 引起 ARDS，从而引起全身严重缺氧及酸中毒，导致 VECs 及心肌损伤。

（五）急性左心衰竭对肺功能的影响

严重心肌梗死、心肌炎及心肌中毒引起心肌细胞广泛变性、坏死，可引起急性左心衰竭，进而导致心排血量降低及急性肺循环淤血、水肿。严重的肺淤血、水肿可引起气体弥散障碍和$\dot{V}_A/\dot{Q}$比值失调；部分病人因水肿液堵塞呼吸道，可发生通气障碍，导致呼吸衰竭。病人表现为呼吸费力、急促，咳嗽、咳出粉红色泡沫液体。根据左心衰竭及呼吸困难的严重程度不同，病人可出现劳力性呼吸困难、夜间阵发性呼吸困难或端坐呼吸。

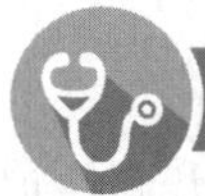

第二节　呼吸系统与神经系统的相互作用

一、生理功能的相互联系

呼吸中枢神经元广泛分布于中枢神经系统各级水平，包括大脑皮层、间脑、脑桥、延髓和脊髓等。主要的呼吸中枢位于低位脑干（脑桥和延髓）。延髓背侧呼吸组（DRG）是控制呼吸的基础，产生基础的呼吸节律。延髓还有咳嗽、喷嚏等呼吸反射的基本中枢。脑桥呼吸组（PRG）主要控制呼吸的速度和深度。脊髓有呼吸运动的初级中枢。膈肌的运动受膈神经支配，膈神经传递的信号来自脑干呼吸中枢；其他呼吸肌也受相应的神经支配。呼吸运动受外周化学感受器及中枢化学感受器的反射性调节。大脑皮层还可随意控制呼吸运动。

此外，呼吸道上皮细胞还分布有感觉神经末梢，可接受理化因素刺激并传入中枢，诱发防御性呼吸反射（如咳嗽、喷嚏）。气道平滑肌还受交感和副交感传出神经支配，前者使气道平滑肌舒张、管径扩大；后者使气道平滑肌收缩、管径缩小。肺血管平滑肌也受交感传出神经支配，兴奋时使肺血管收缩，肺血流量减少，肺血管阻力增加。交感神经兴奋使气道口径扩大的同时，使肺血管收缩，从而调整肺泡通气/血流（$\dot{V}_A/\dot{Q}$）比值。

二、病理变化的相互影响

（一）肺性脑病

当呼吸功能不全时，神经系统的活动将会受到严重影响。例如，因通气障碍而引起的缺氧、CO_2过多和酸中毒等可影响呼吸中枢活动，导致呼吸频率和幅度的变化。严重的呼吸功能不全可直接引起中枢神经系统功能紊乱，发生肺性脑病（pulmonary encephalopathy）。病人可出现头痛、烦躁、抽搐，甚至有嗜睡和昏迷症状。在肺性脑病发病机制中，低氧血症和高碳酸血症常协同作用，但一般认为在Ⅱ型呼吸衰竭患者肺性脑病的发病机制中高碳酸血症的作用大于缺氧的作用。

COVID-19 不仅可引起 ARDS，还可引起脑病和脑炎等中枢神经系统并发症。

肺性脑病发病机制与高碳酸血症、酸中毒和缺氧引起的脑水肿、脑细胞功能障碍有关。详述如下：

1. 高碳酸血症、酸中毒和缺氧对脑血管的作用

（1）脑血管扩张：高碳酸血症、酸中毒和缺氧均可引起脑血管扩张，脑血流增多。$PaCO_2$升高 10 mmHg 约可使脑血流量增加 50%。脑血管扩张及脑血流量增加，使脑内毛细血管流体静压增高，引起脑水肿。

（2）脑血管通透性增高：缺氧和酸中毒可损伤血管内皮细胞使其通透性增高，导致脑水肿。

（3）脑微血栓形成：缺氧和酸中毒引起脑血管内皮细胞损伤，可激活凝血系统，导致脑内微血栓形成。

2. 高碳酸血症、酸中毒和缺氧对脑细胞的作用

（1）脑细胞损伤及功能抑制。正常脑脊液 pH（7.33～7.40）较血液低，缓冲作用也较弱。高碳酸血症时，由于 CO_2是脂溶性的，容易通过血脑屏障，而血脑屏障对 HCO_3^- 及 H^+的通透性较低，血液中 HCO_3^- 不易进入脑脊液，使脑脊液的 pH 比血液的更低。当脑脊液 pH 低于 7.25 时，脑电波变慢，pH 低于 6.8 时脑电活动完全停止。酸中毒使神经细胞内的谷氨酸脱羧酶活性增强，使 γ－氨基丁酸生成增多，导致中枢抑制。酸中毒还可增强磷脂酶活性，使溶酶体酶释放，引起脑细胞及组织损伤。

（2）脑细胞 ATP 生成减少。缺氧使脑细胞 ATP 生成减少，细胞膜 Na^+-K^+泵功能障碍，引起大量钠、水从细胞外移入细胞内，导致脑细胞肿胀。不管是脑细胞外还是脑细胞内液体过多，都是脑水肿。脑水肿使脑容积增大、颅内压增高，反过来压迫脑血管，进一步加重脑缺血缺氧，形成恶性循环。严重的脑水肿可导致脑疝形成，使呼吸中枢和循环中枢受压迫，可发生呼吸心跳停止。

（二）神经系统损伤或呼吸中枢抑制对肺损伤及呼吸功能的影响

当中枢神经系统损伤或呼吸中枢功能抑制时，就会发生呼吸运动障碍。例如，颅脑损伤、脑出血、颅内感染、颅内占位性病变或麻醉药、镇静药过量等可抑制呼吸中枢的活动，严重时可导致呼吸骤停而危及生命。有研究发现，20%～30% 的创伤性脑损伤（traumatic brain injury，TBI）患者会发生急性肺损伤（acute lung injury，ALI）。存在神经—呼吸—炎症体轴（Neural-Respiratory-Inflammasome Axis），脑损伤后会引起全身性炎症，从而引起肺损伤。将血清来源的细胞外囊泡（extracellular vesicle，EV）与人肺微血管内皮细胞（lung human microvascular endothelial cells，HMVEC-L）共培养，可激活炎症小体，导致内皮细胞焦亡（Pyroptosis）。证明细胞外囊泡（EV）介导的炎性小体（inflammasome）在 TBI 诱导的肺损伤中起着重要作用。

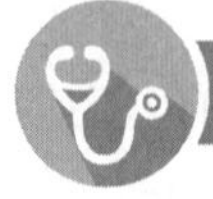

第三节 呼吸系统与免疫系统的相互作用

一、生理功能的相互联系

呼吸系统是一个开放的系统，一个成年人每天吸入 8000～12000 L 气体，故存在吸入致病微生物及粉尘的风险。为了捍卫呼吸系统的正常结构及功能，呼吸系统必须有强大的免疫防御功能，通过固有免疫（innate immune）和适应性免疫（adaptive immune）共同抵御有害因素侵袭。

（一）呼吸系统固有免疫

固有免疫是与生俱来的，可以非特异性地防御各种病原微生物入侵，所以固有免疫也称为天然免疫或非特异性免疫。固有免疫一般在感染早期执行功能，免疫应答相当迅速，免疫反应没有特异性及记忆性。呼吸系统固有免疫包括气道黏膜上皮和黏膜下层的屏障功能、固有免疫细胞及固有免疫分子等，是呼吸系统抵御感染的第一道防线。

有效的固有免疫系统保护肺部免受吸入的病原体和毒物的伤害，但是，它也会导致急性和慢性炎症性肺病。哮喘和 COPD 中代谢紊乱可能导致固有免疫功能失调。

1．呼吸系统黏膜上皮细胞（实质细胞）的作用

（1）黏膜上皮细胞的屏障功能。气道黏膜上皮和黏膜下层具有屏障功能，包括：①物理屏障：通过调节屏障紧密性，阻止潜在有害物质穿透黏膜上皮；②化学屏障：通过分泌黏液和抗菌剂（antimicrobials）等抑菌化学物质，抵御病原体入侵；③微生物屏障：咽喉部正常存在的甲型链球菌能抑制致病性肺炎链球菌生长。

（2）黏膜上皮细胞的免疫调节功能。气道黏膜上皮是关键的免疫界面，上皮细胞和浸润的免疫细胞之间存在复杂的广泛的对话。上皮细胞可通过分泌细胞因子、趋化因子、生长因子和炎症介质，募集免疫细胞来调节免疫和炎症反应。气道黏膜和肺泡上皮细胞最先接触病原体或颗粒物质，具有通过各种受体家族感知病原体的能力，是天然免疫感知的第一线及固有免疫防御的根本。这些受体包括多种模式识别受体（pattern recognition receptors，PRRs）家族，如 Toll 样受体（Toll-like receptors，TLR）、RIG-I 样受体（RIG-I-like receptors，RLR）、蛋白酶激活受体（protease-activated receptors，PAR）、Nod 样受体（Nod-like receptors，NLR）、C 型凝集素受体（C-type lectin receptors）以及苦味和甜味受体。呼吸系统上皮细胞还具有调节体液平衡、代谢和清除吸入异物的功能。肺泡巨噬细胞和肺上皮细胞之间的对话是维持肺稳态所必需的。

2．肺细胞外基质的作用

肺的细胞外基质（extracellular matrix，ECM）包括间质和基底膜。ECM 中的多功能蛋白聚糖（versican）、透明质酸（hyaluronan）和基质金属蛋白酶 10（Matrix metalloproteinase 10，MMP10）在一系列肺部疾病中合成增加，参与调节免疫反应及炎症反应。在肺部炎症中，白细胞与 ECM 组分相互作用控制着白细胞的滞留、积累、增殖、迁移、分化和激活。多功能蛋白聚糖可间接通过透明质酸，或直接通过免疫和非免疫细胞表面的 CD_{44}、P－选

择素糖蛋白配体-1（P-selectin glycoprotein ligand-1，PSGL-1）和 Toll 样受体（TLRs），与炎症细胞之间发生相互作用。这些相互作用激活了促炎细胞因子如 TNF-α、IL-6 和 NF-κB 的合成和分泌，并通过各自信号通路调节免疫反应及炎症反应。多功能蛋白聚糖还可通过与调节炎症的各种生长因子和细胞因子的相互作用，影响炎症过程。MMP10 在损伤和感染的肺泡巨噬细胞中被诱导合成增多并发挥调节巨噬细胞的表型及其降解胶原细胞外基质成分的能力。

3. 呼吸系统固有免疫细胞的作用

呼吸系统固有免疫细胞主要包括肺泡巨噬细胞（alveolar macrophages，AM）、中性粒细胞（Neutrophils）、树突状细胞（dendritic cells，DC）、自然杀伤细胞（natural killer cells，NK）和固有淋巴样细胞（innate lymphoid cells，ILC）等。

病原微生物穿过呼吸道黏膜屏障后，可被巨噬细胞和外周血中的中性粒细胞吞噬清除，可以活化补体的旁路途径，增强吞噬细胞防御能力。同时，这些病原体因其表面存在病原体相关分子模式（pathogen-associated molecular pattern，PAMP），而被固有免疫细胞表达的模式识别受体识别，导致固有免疫细胞的活化。活化的固有免疫细胞一方面分泌多种促炎细胞因子，包括干扰素（interferon，IFN）、IL-6、肿瘤坏死因子（tumor necrosis factor，TNF）等，诱导炎症发生；另一方面对抗原进行加工，并且将加工后的抗原提呈给 T 淋巴细胞，启动适应性免疫应答。

（1）肺泡巨噬细胞（AM）。AM 位于肺泡腔腔面，是具有吞噬和抗原提呈功能、帮助协调肺部免疫反应启动的关键细胞。在健康条件下，AM 是支气管肺泡灌洗液中最丰富的细胞组分；而在急性或慢性呼吸道炎症时，中性粒细胞或淋巴细胞增多，超过 AM 数量。

（2）中性粒细胞。中性粒细胞是白细胞亚群中最丰富的一种，它在血液中巡逻寻找潜在的损伤及刺激物，如病原体相关分子模式分子（PAMP）和损伤相关分子模式分子（damage-associated molecular pattern，DAMP）、趋化因子、细胞因子和脂质介质，这些物质可诱导中性粒细胞快速招募到肺部的炎症部位。中性粒细胞的主要作用是杀灭和清除病原体。炎症气道内中性粒细胞激活的一个标志是细胞外释放蛋白酶和氧化酶（如中性粒细胞弹性蛋白酶和髓过氧化物酶）。

（3）树突状细胞（DC）。DC 分布在所有淋巴组织和许多其他器官中，尤其在上皮组织中。DC 是一种高度特殊化的细胞群，能够产生与 MHC 表面蛋白质结合的多肽。DC 是最典型的和功能强大的抗原提呈细胞（antigen presenting cell，APC），是调节 T 淋巴细胞激活最重要的免疫细胞。

这些细胞不仅可识别吸入的抗原并启动免疫反应，而且可识别耐受原（无害抗原，harmless Ags）而发挥调节免疫反应的作用，产生外周 T 淋巴细胞免疫耐受（peripheral tolerance）。DC 诱导外周免疫耐受主要有三种机制：①激活调节性 T 淋巴细胞（Treg）；②诱导抗原特异性 T 淋巴细胞的无反应性；③负反馈调节。

DC 这种特性可以预防过度免疫反应，以防止过度炎症和随后的内脏和肺等器官损坏。

（4）自然杀伤细胞（NK）。NK 主要分布于骨髓、外周血、肝、脾、肺和淋巴结。NK 细胞不同于 T、B 淋巴细胞，是一类无须预先致敏就能非特异性杀伤肿瘤细胞和病毒感染细胞的淋巴细胞。NK 细胞有不同亚型，功能和表型的不同取决于其局部微环境。

NK 被认为是宿主抗肿瘤和抗病毒感染的第一道防线，介入肺部多种疾病，如肺癌、COPD、哮喘和肺部感染等。NK 细胞表面有激活性和抑制性受体，通过这两类受体活性的平衡来调制 NK 的功能。异常细胞（包括癌细胞和病毒感染细胞）可以激活 NK。此外，IL-12、IL-15、IL-18 和Ⅰ型 IFN 等细胞因子，以及 TLR 配体都是 NK 细胞功能的强大激活剂。活化的 NK 主要通过细胞毒性和细胞因子的产生在各种环境中发挥作用。

（5）固有淋巴细胞（ILC）。这些细胞是一组异质性固有免疫细胞，属于淋巴系，但缺乏抗原特异性受体，它与标准的 T 淋巴细胞和 B 淋巴细胞不同。ILC 参与黏膜屏障稳态的维持、炎症调节、组织重塑和病原体清除等。在组织内的炎症、自身免疫、过敏和纤维化中也发挥致病作用。

固有淋巴细胞分为 ILC1、IIC2 及 IIC3 3 型。Ⅰ型（ILC1）包括 NK 细胞，属于能够分泌 IFN-γ、TNF 及 T-box 转录因子的 Th1 细胞。在组织中，IIC1 细胞主要存在于肝脏、胸腺、子宫、皮肤、次级淋巴组织、脾脏、肠道和肺。Ⅱ型（ILC2）是 Th2 细胞，主要存在于小鼠和人的健康皮肤、脂肪组织和肺，参与组织炎症、重塑和纤维化。Ⅲ型包含自然细胞毒性受体阳性（NCR^+）的 ILC3 细胞和 NCR^- 淋巴组织诱导者（lymphoid tissue inducer, LTi）细胞。近年来研究发现，ILC3 细胞通过产生 IL-17 和 IL-22，在肺部感染时的黏膜保护和修复过程中发挥关键作用。

4．呼吸系统固有免疫分子的作用

呼吸系统上皮细胞和浸润的免疫细胞之间存在复杂的相互作用，共同参与分泌固有的免疫蛋白分子，如防御素（defensins）、黏蛋白（mucins）、凝集素（collectins）或补体（complements）等，参与免疫调节作用。

气道黏蛋白可以通过抑制人中性粒细胞的氧化爆发（oxidative burst），使氧自由基产生减少，或通过显著抑制非氧化杀菌作用（如中性粒细胞颗粒提取物、溶菌酶、阳离子多肽和人 β 防御素 -2），使细菌逃避中性粒细胞的杀伤。

（二）呼吸系统适应性免疫

如果呼吸系统固有免疫应答不能完全清除入侵机体的病原微生物的威胁，那么固有免疫系统将启动适应性免疫（adaptive immune）应答，同时在一定程度上调控适应性免疫应答的强度。固有免疫对适应性免疫有调控的作用。

适应性免疫应答是在固有免疫应答之后发挥效应的，在病原体最终清除和预防再感染中起主导作用，其执行者主要是 T 淋巴细胞及 B 淋巴细胞。由于 T、B 淋巴细胞在遇到抗原之前并没有相应活化的功能，只有在被抗原活化后才具有免疫功能，因而又称为获得性免疫（acquired immunity）。又因 T、B 细胞识别抗原具有特异性，所以适应性免疫也称为特异性免疫（specific immunity）。根据应答的成分和功能，适应性免疫应答可分为细胞免疫（cellular inmunity）和体液免疫（humoral immunity）两种类型。

1．细胞免疫

细胞免疫主要由 T 淋巴细胞介导。T 淋巴细胞主要有以下 5 种亚型。

（1）杀伤性 T 淋巴细胞（细胞毒性 T 淋巴细胞，$CD8^+$）。这种细胞可识别感染因子，在与宿主细胞结合后释放抗原。杀伤性 T 淋巴细胞能够识别不同的细胞类型和病原体并与其发生相互作用。T 淋巴细胞受体结合外来抗原，将细胞毒素释放至受感染的细胞内，实

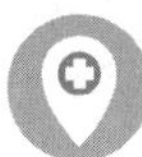

施杀伤细胞及清除病毒的作用。

（2）辅助性T淋巴细胞（Th细胞，$CD4^+$）。Th细胞识别并结合致病抗原，导致细胞因子的释放，进而将信号传导至免疫系统的其余部分，启动免疫应答。Th细胞分为多种亚型，包括Th1和Th2细胞。Th1细胞可结合具有吞噬功能的巨噬细胞和树突状细胞。Th2细胞结合及激活B淋巴细胞，产生抗体，从而保证对特定细菌或病毒感染产生终生免疫力。

（3）调节性T淋巴细胞（Treg细胞，$CD4^+$、$CD25^+$、$Foxp3^+$、$CD127^+$）。保持免疫系统的可控性，一旦发生了免疫反应，这类细胞将被激活，抑制免疫反应强度，从而防止过度免疫反应。正常运作的Treg细胞对预防自身免疫病至关重要。

（4）肺组织驻留记忆T淋巴细胞（lung tissue resident memory T cells，TRM）。最近在小鼠模型和人类样本中的研究表明，肺TRM具有抵御吸入病原体及维持组织稳态的作用，并可能在监测肿瘤和持续病毒方面发挥重要作用。肺TRM有双刃性，还可促进病理性炎症、诱导慢性炎症改变、导致某些类型哮喘的发病。

（5）黏膜相关恒定T细胞（Mucosal-Associated Invariant T Cells，MAIT）。是一组固有的T淋巴细胞，在人类血液和黏膜组织（如肠和肺）中含量很高。这些细胞主要表达T细胞受体（T-cell receptor，TCR）α链。活化的MAIT细胞分泌高水平的IFN-γ、TNF-α、IL-17、细胞毒/细胞溶解穿孔素和颗粒酶A、B和K。肺部MAIT细胞可通过多种机制对细菌感染产生保护作用，包括巨噬细胞激活、单核细胞向树突状细胞分化，以及固有免疫和适应性免疫的桥接作用。同样，MAIT细胞可能在宿主对病毒感染的反应中也发挥重要作用。

IL-17在COPD和哮喘发病机制中起作用，并在病毒及细菌感染急性加重中起作用。

2. 体液免疫

体液免疫主要由B淋巴细胞和抗体介导。

B淋巴细胞可直接识别抗原，在$CD4^+$T细胞的辅助作用下，分化为浆细胞并分泌特异性抗体。抗体主要负责清除感染的细菌以及中和细菌的外毒素。抗体通过中和作用、激活补体和抗体依赖的细胞介导的细胞毒作用（antibody-dependent cell-mediated cytotoxicity，ADCC），发挥免疫防御功能。

二、病理变化的相互影响

（一）免疫功能异常导致呼吸系统疾病

全身或肺部的免疫功能低下或亢进都可能导致呼吸系统疾病的发生，如呼吸道感染、哮喘、肺炎、肺部肿瘤等。另外，一些全身性免疫性疾病，如人类免疫缺陷病毒（human immunodeficiency virus，HIV）感染引起的获得性免疫缺陷综合征（acquired immunodeficiency syndrome，AIDS，即艾滋病）、系统性红斑狼疮（systemic lupus erythematosus，SLE）、类风湿性关节炎、硬皮病等，亦可造成呼吸系统损伤，影响呼吸功能。反复发作的肺炎、气管炎、慢性气管炎、特发性支气管扩张、需要长期使用抗生素治疗的呼吸系统感染等，都要怀疑原发性免疫功能缺陷（primary immunodeficiency diseases，PID）。

1. 艾滋病（AIDS）对呼吸系统的影响

艾滋病（AIDS）为获得性免疫缺陷综合征。HIV感染者常常并发肺结核、慢性阻塞性肺病、肺癌、哮喘和肺动脉高压。

抗逆转录病毒疗法（anti-retroviral therapy，ART）可以改善 HIV 感染者的寿命，但艾滋病病人肺部慢性疾病的发病率仍增加。若艾滋病病人没有获得 ART，肺部病变多为致死的急性机会性感染；若获得 ART，肺部病变多转变为慢性肺部疾病。

慢性免疫激活和抑制可导致固有免疫损伤，以及 T 淋巴细胞和 B 淋巴细胞功能的进行性丧失，并伴有异常的细胞因子和趋化因子反应。HIV 可在人类免疫缺陷病毒感染者（people living with HIV，PLWH）的肺中检测到，对细胞免疫功能有深远的影响。HIV 相关的肺损伤和疾病可能继发于多种机制，包括肺和全身炎症反应、病毒在肺中的持久性、烟雾引起的氧化应激、微生物易位，以及肺和肠道微生物组的改变。PLWH 感染 COVID-19 和严重疾病表现的风险增加。

2. 系统性红斑狼疮（SLE）对呼吸系统的影响

SLE 是一种以产生致病性自身抗体和免疫复合物为特征的自身免疫性风湿性疾病，可影响几乎全身任何器官。肺受累是普遍的，在 50% ～ 70% 的 SLE 患者中可见肺部病变。SLE 诊断后 10 年，12% 的患者会发生永久性肺部损伤。

细菌性感染是狼疮肺部损伤最常见的原因，也是最重要的死亡原因之一。当肺损伤与 SLE 活动相关时，被认为是原发性的；当其他原因参与时，被认为是继发性的。

SLE 的肺部并发症比较广泛，包括胸膜疾病、间质性肺疾病（ILD）、血管炎、肺栓塞、肺动脉高压、大气道疾病、肺收缩综合征和感染、急性狼疮肺炎或弥漫性肺泡出血等。尽管 SLE 合并肺部病变很常见，但需要注意其中一些肺损伤可能与免疫抑制剂如硫唑嘌呤、氨甲蝶呤和环磷酰胺等药物的使用有关。

（二）呼吸系统疾病导致免疫功能异常

1. 慢性阻塞性肺疾病（COPD）对免疫功能的影响

COPD 主要与吸烟有关。在吸烟者和 COPD 患者，Th1 和 Th17 细胞百分比显著增加可能是维持慢性肺部炎症的原因。COPD 患者的小气道中 B 细胞数量增加。香烟烟雾激活巨噬细胞、树突状细胞和气道上皮细胞，这些细胞释放介质，招募和激活 $CD8^+$ T 淋巴细胞（$CD8^+$ Tc 细胞）和中性粒细胞。巨噬细胞、树突状细胞和淋巴细胞之间相互作用，触发细胞介导和抗体介导的慢性炎症和下气道重塑，并导致不可逆通气障碍。

2. COVID-19 对免疫功能的影响

COVID-19 的病原体是 SARS-CoV-2。COVID-19 不仅可影响固有免疫，也可影响适应性免疫。

（1）对固有免疫的影响。当 SARS-CoV-2 病毒感染目标细胞时，通过与细胞内模式识别受体（PRRs）中的任何一个，如与 Toll 样受体（TLRs）结合，激活固有免疫细胞。在 PRRs 激活后，分子信号级联反应，最终导致下游转录因子如干扰素调节因子（interferon regulatory factors，IRFs）和核因子 - κB（NF-κB）的激活。这些转录因子通过诱导Ⅰ型和Ⅲ型干扰素（IFN-I 和 IFN-Ⅲ）、干扰素刺激基因（ISGs）以及细胞因子和趋化因子的转录激活，触发细胞的初始抗病毒防御。

（2）对适应性免疫的影响。淋巴细胞（特别是 $CD4^+$ 和 $CD8^+$ T 细胞）绝对数量急剧减少是严重 COVID-19 的常见特征，这种损耗与 COVID-19 的严重程度和死亡率相关。T 淋

巴细胞缺陷可能参与了 COVID-19 临床重症患者的持续病毒释放和多器官功能障碍的发病机制。SARS-CoV-2 诱导的细胞死亡也可能导致 T 淋巴细胞减少。COVID-19 患者还存在 NK 细胞减少或耗尽、抑制性 CD94-NK 2 型 A（CD94-NK group 2 member A，CD94-NKG2A）受体异源二聚体表达增加。令人感兴趣的是，恢复期患者 $CD8^+$ T 细胞和 NK 细胞数量明显恢复，CD94-NKG2A 受体表达减少。这些发现表明，SARS-CoV-2 感染引起的炎症细胞因子水平升高，可能引起 T 淋巴细胞和 NK 细胞耗竭，导致这些免疫细胞随后无法攻击被感染的细胞。

与 T 淋巴细胞相比，很少有研究 SARS-CoV-2 对 B 细胞影响的报道。迄今为止，关于 B 淋巴细胞在 COVID-19 中功能的研究主要集中在针对 SARS-CoV-2 的特异性抗体的生成上。在一项对 285 名 COVID-19 患者的研究中，针对核衣壳和刺突蛋白的 IgG 和 IgM 血清转阳同时或相继发生，抗体滴度在血清转阳后 6 d 内达到平台期。发病 19 d 内，100% 的患者 IgG 阳性。

在 COVID-19 重症患者中，IgA 和 IgG 的相对水平也明显高于病情较轻的患者，这表明 IgA 和 IgG 可能在促进 ADCC 和 COVID-19 病情加重方面具有协同作用。

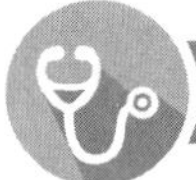

第四节　呼吸系统与血液系统的相互作用

一、生理功能的相互联系

血液细胞代谢需要的 O_2 来自呼吸系统。在完整的呼吸过程中，中间呼吸（intermediate respiratory）就是指 O_2 和 CO_2 在血液中的运输。O_2 和 CO_2 在血液中的运输主要通过物理溶解和化学结合两种形式，其中，化学结合方式是最主要的。O_2 的化学结合是指 O_2 与红细胞内的血红蛋白（Hemoglobin，Hb）结合，形成氧合血红蛋白（HbO_2）。CO_2 的化学结合是指 CO_2 与血浆化学物质或红细胞内的 Hb 结合，形成碳酸、碳酸氢盐和氨基甲酰血红蛋白（HHbNHCOOH 或 $HbCO_2$）等。因此，Hb 的含量、结构或功能出现异常，都将影响血液对 O_2 和 CO_2 的运输。

二、病理变化的相互影响

（一）呼吸衰竭对血液系统的影响

呼吸衰竭必有缺氧，缺氧诱导因子（hypoxia-inducible factors，HIF）通过诱导细胞型特异性基因表达变化，导致肾脏和肝脏中促红细胞生成素（EPO）的产生增加，增强铁的摄取和利用、调整骨髓微环境、促进红细胞祖细胞的成熟和增殖，从而使红细胞的产量增加。

红细胞数增多可以提高血液运输 O_2 和 CO_2 的能力，具有代偿作用。但红细胞数增多也会增加血液的黏滞性，使血管阻力增大。缺氧引起酸中毒及 2，3 二磷酸甘油酸（2，3-DPG）增多，可使 Hb 与 O_2 的亲和力降低及氧解离曲线右移。

（二）血液系统异常对呼吸功能的影响

严重失血和贫血使 Hb 含量减少；一氧化碳中毒、高铁血红蛋白血症及酸中毒等因素使 Hb 与 O_2的亲和力降低、氧解离曲线右移，都会使流经肺毛细血管的血液不能摄取足够的 O_2，导致血液性缺氧。严重碱中毒或遗传性 Hb 结构异常时，Hb 与 O_2的亲和力异常增高，氧解离曲线左移，使流经组织毛细血管的血液不容易释放 O_2，导致组织细胞缺氧。此外，Hb 含量减少，Hb 结合 CO_2的量也会减少，造成 CO_2运输障碍。

血容量异常或血液凝固功能障碍也可影响呼吸功能。例如，血容量过高容易引起肺水肿；血液凝固功能异常增高可引起下肢深静脉血栓形成，血栓脱落后造成肺动脉栓塞。而血液凝固功能异常降低则容易引起肺出血，出现咳血。此外，PO_2降低、PCO_2升高和 H^+升高时，可通过化学感受性反射使呼吸中枢兴奋，呼吸加深加快。

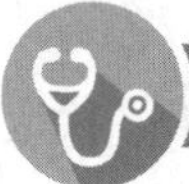

第五节　呼吸系统与泌尿系统的相互作用

一、生理功能的相互联系

泌尿系统组织细胞代谢所需要的 O_2由呼吸系统提供，产生的 CO_2也要由呼吸系统排出体外。肾脏周皮细胞（pericytes）是合成促红细胞素（EPO）的主要细胞，EPO 刺激骨髓造血功能，增强血液携带 O_2和 CO_2的功能。

二、病理变化的相互影响

（一）呼吸衰竭对肾功能的影响

呼吸衰竭引起缺氧，某些病人还伴有高碳酸血症，通过外周化学感受器反射交感神经兴奋，使肾血管收缩，导致肾血流量严重减少。轻者发生少尿，尿中出现少量蛋白、白细胞、红细胞及管型等；严重时可出现代谢性酸中毒、高钾血症以及氮质血症等急性肾衰竭的表现。若呼吸衰竭合并肺源性心脏病，肾缺血时间较短或病情较轻，肾结构无明显改变，只要外呼吸功能和心功能好转，肾血流量及肾功能就能较快地恢复正常，此时为功能性肾功能衰竭。若患者肾缺血时间较长且严重，或合并有弥散性血管内凝血（DIC）或休克，则有可能引起器质性肾功能衰竭。

ARDS 患者因炎症反应及细胞因子释放过多，会显著增加发生急性肾损伤（acute kidney injury，AKI）的风险。

（二）COVID-19 对肾功能的影响

肺脏是感染 SARS-CoV-2 的主要部位，也是 COVID-19 中第一个受影响的器官。然而，在严重的病例中，持续的病毒脱落和免疫反应的过度激活大大增加了全身多器官功能衰竭的风险。在 COVID-19 影响的器官中，肾脏是 COVID-19 并发症的主要部位之一，肾功能异常是重症监护室中 COVID-19 患者死亡的重要危险因素。

早期报告显示，COVID-19 感染患者的 AKI 发生率较低（3%～9%）。然而，最近的报道显示肾脏异常的发生率较高。一项针对 710 名 COVID-19 连续住院患者的研究发现，

44%的患者有蛋白尿和血尿，26.7%的患者在入院时有血尿。血清肌酐和尿素氮升高的患病率分别为15.5%和14.1%。肾脏损伤的机制包括直接或间接损害机制两方面。肾脏受累主要表现为蛋白尿和AKI。AKI是COVID-19患者住院死亡的独立危险因素。

SARS-CoV-2引起肾脏损伤的发病机制是多方面的，详述如下：

（1）SARS-CoV-2可以直接感染肾足细胞和近端肾小管细胞，并通过血管紧张素转换酶2（ACE2）途径导致急性肾小管坏死、肾小球囊包膜蛋白渗漏、塌陷性肾小球病和线粒体损害。

（2）SARS-CoV-2驱动的免疫反应失调包括细胞因子风暴、巨噬细胞激活综合征和淋巴细胞减少，间接引起AKI。补体系统的激活可能加重肾损伤。

（3）SARS-CoV-2引起血管内皮细胞损伤、血液高凝、横纹肌溶解和脓毒症也是引起AKI的可能机制。

（4）SARS-CoV-2引起ARDS，通过低氧血症引起肾脏发生缺氧性损伤。

（三）肾功能衰竭对呼吸功能的影响

急性肾损伤后发生呼吸衰竭，主要源于炎症反应及细胞因子释放过多、肺组织细胞凋亡，以及缺血再灌注损伤。

尿毒症是急性和慢性肾功能衰竭最严重的阶段，可影响全身各系统功能代谢，并出现一系列临床综合征。由于尿毒症时全身性代谢严重紊乱及内源性毒物的作用，呼吸系统常发生严重病变及功能障碍。发生机制如下：

1. 炎症反应、氧化应激的作用

AKI引起肺损伤的机制包括炎症反应、氧化应激、全身免疫介质的增加和肺血管通透性增加，导致肺水肿等并发症发生。氧化应激和活性氧（ROS）增加是AKI患者发生多器官功能障碍的主要机制。AKI患者血清TNF-α、IL-6、IL-8及不对称二甲基精氨酸（asymmetric dimethyl arginine，ADMA）增多也是导致肺损伤的重要机制之一。

2. p－甲苯基硫酸盐及硫酸吲哚酚的作用

p－甲苯基硫酸盐（p-Cresyl sulfate，PCS）及硫酸吲哚酚（Indoxyl Sulfate，IS）是两种典型的蛋白质结合的尿毒症毒素，在慢性肾脏疾病（chronic kidney disease，CKD）患者体内积聚。PCS通过触发细胞内ROS、激活下游PG通路、细胞死亡、招募白细胞释放ROS和多种化学引诱剂来诱导尿毒性肺损伤（uremic lung injury，ULI）。对于肺泡内细胞反应，ROS可能是PCS暴露后的第二信使分子，触发下游炎症信号级联，加速肺泡细胞死亡。对于肺泡外细胞反应，ROS和炎症细胞因子有助于肺泡—毛细血管损伤和蛋白性液体渗漏。PCS和非特异性抗氧化剂可能是CKD-ULI的易感因素，从而成为预防CKD-ULI的治疗靶点。

硫酸吲哚酚是具有比较广谱作用的尿毒症毒素，可诱导氧化应激，引起内皮细胞损伤及心血管系统损伤，促进促炎性巨噬细胞激活，引发肠屏障损伤及肺损伤等。

3. 酸中毒的作用

肾功能障碍常常引起代谢性酸中毒。轻、中度酸中毒时通过H^+刺激外周化学感受器，反射性引起呼吸加深加快，可出现深大呼吸（kussmaul呼吸）；但是，严重酸中毒则直接引起呼吸中枢抑制，出现潮式呼吸或不规则呼吸。

4. 尿毒症肺部并发症包括肺水肿、纤维素性胸膜炎或肺钙化病变

肺水肿的发生与心力衰竭、酸中毒、代谢毒性物质使肺毛细血管通透性增高、低蛋白血症、水钠潴留等有关。纤维素性胸膜炎是尿素刺激引起的炎症。肺钙化则是磷酸钙在肺组织内沉积所致。肺水肿、纤维素性胸膜炎或肺钙化病变使肺和胸廓的顺应性降低，严重时可发生限制性通气不足。

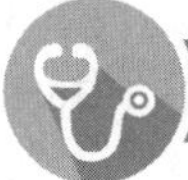

第六节　呼吸系统与消化系统的相互作用

一、生理功能的相互联系

呼吸系统给消化器官提供氧气，而消化系统则给呼吸器官提供营养物质。

二、病理变化的相互影响

（一）呼吸衰竭对胃肠道的影响

呼吸衰竭时，因缺氧引起交感神经兴奋，胃肠道血管强烈收缩、血流减少，使胃肠黏膜的屏障功能降低，可出现胃肠黏膜糜烂、坏死、出血与溃疡形成等病变。此外，CO_2潴留可增强胃壁细胞碳酸酐酶活性，使胃酸分泌增多，加重胃黏膜损伤。

（二）胃肠道疾病对呼吸功能的影响

严重腹泻引起代谢性酸中毒，可因血浆 H^+ 增多，通过刺激外周化学感受器引起呼吸加深加快。严重呕吐引起代谢性碱中毒，可因 H^+ 减少，通过外周化学感受器反射引起呼吸减慢减弱。呕吐腹泻引起低钾血症，将会使呼吸肌的兴奋性及收缩性减弱。

小　结

呼吸系统与循环、神经、免疫、血液和消化等系统的关系非常密切。本章以呼吸系统为核心，从生理学及病理生理学方面阐述呼吸系统与其他系统之间的相互作用，帮助读者建立起立体的、辩证的高级思维模式，使所学知识融会贯通。

呼吸系统与循环系统在结构和功能上都包含着对方一部分，相互融合。完整的呼吸过程包含外呼吸、气体在血液中的运输及内呼吸。循环系统包括体循环和肺循环。如果发生呼吸功能不全，循环功能也将受到牵连。比如，COPD 常可引起肺功脉高压和慢性肺源性心脏病。急性大面积肺栓塞可引起急性肺源性心脏病，而急性左心衰竭则可导致急性肺淤血、水肿及呼吸功能不全。

呼吸中枢调节呼吸的节律、速度和深度。呼吸肌收缩受神经支配。呼吸运动受外周化学感受器及中枢化学感受器等反射性调节。大脑皮层还可随意控制呼吸运动。严重的呼吸功能不全可直接引起中枢神经系统功能紊乱，发生肺性脑病。当中枢神经系统损伤或呼吸中枢功能抑制时，可引起呼吸运动障碍。例如，颅脑损伤、脑出血、颅内感染、颅内占位性病变或麻醉药、镇静药过量等可抑制呼吸中枢的活动，严重时可导致呼吸骤停而危及生命。

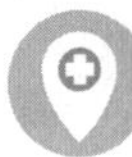

由于呼吸系统是一个开放的系统，存在吸入致病微生物及粉尘的风险，故必须有强大的免疫防御功能。呼吸系统固有免疫包括屏障功能、固有免疫细胞及固有免疫分子，它是呼吸系统抵御感染的第一道防线。呼吸系统适应性免疫应答是在固有免疫应答之后发挥效应的，在病原体最终清除和预防再感染中起主导作用，其执行者主要是 T、B 淋巴细胞。全身或肺部的免疫功能低下或亢进都可能导致呼吸系统疾病的发生，如呼吸道感染、哮喘、肺炎、肺部肿瘤等。另外，一些全身性免疫性疾病，如 HIV 感染、系统性红斑狼疮、类风湿性关节炎、硬皮病等，亦可造成呼吸系统损伤，影响呼吸功能。在 COPD，免疫细胞如巨噬细胞、树突状细胞和淋巴细胞之间相互作用，触发细胞介导和抗体介导的慢性炎症和下气道重塑，并导致不可逆通气障碍。

在完整的呼吸过程中，中间呼吸就是指 O_2 和 CO_2 在血液中的运输。Hb 的含量、结构或功能出现异常，都将影响血液对 O_2 和 CO_2 的运输。慢性呼吸衰竭引起慢性缺氧，可导致肾脏和肝脏中促红细胞生成素（EPO）的产生增加，增强铁的摄取和利用，调整骨髓微环境，促进红细胞祖细胞的成熟和增殖，从而使红细胞的产量增加。血容量过高容易引起肺水肿。血液凝固功能异常增高可引起下肢深静脉血栓形成，血栓脱落后可造成肺动脉栓塞。血液凝固功能异常降低则容易引起肺出血，出现咳血。

泌尿系统组织细胞代谢所需要的 O_2 由呼吸系统提供，产生的 CO_2 也要由呼吸系统排出体外。肾脏周皮细胞是 EPO 的主要细胞，EPO 刺激骨髓造血功能，增强血液携带氧和二氧化碳的能力。呼吸衰竭引起缺氧，某些病人还伴有高碳酸血症，通过外周化学感受器反射交感神经兴奋，使肾血管收缩，导致肾血流量严重减少。轻者发生少尿，尿中出现少量蛋白、白细胞、红细胞管型等；严重时可出现代谢性酸中毒、高钾血症以及氮质血症等急性肾衰竭的表现。急性肾损伤后可发生呼吸衰竭，主要源于炎症反应及细胞因子释放过多、肺组织细胞凋亡，以及缺血再灌注损伤。

呼吸系统给消化器官提供氧气，而消化系统则给呼吸器官提供营养物质。呼吸衰竭时，因缺氧引起交感神经兴奋，胃肠道血管强烈收缩、血流减少，使胃肠黏膜的屏障功能降低，可出现胃肠黏膜糜烂、坏死、出血与溃疡形成等病变。此外，CO_2 潴留可增强胃壁细胞碳酸酐酶活性，使胃酸分泌增多，加重胃黏膜损伤。严重腹泻引起代谢性酸中毒，可引起呼吸加深加快。严重呕吐引起代谢性碱中毒，可引起呼吸减慢减弱。呕吐、腹泻引起低钾血症，将会使呼吸肌的兴奋性及收缩性减弱。

（陈思润　陈世民）

参考文献

［1］高钰琪，陈建．缺氧［M］//肖献忠．病理生理学.4 版．北京：高等教育出版社.2018：64－74.

［2］郭雪君，王娅兰，李娜萍．呼吸系统疾病的病理学变化［M］//郑煜，陈霞．呼吸系统．北京：人民卫生出版社，2015：154－158.

［3］汪思应，潘频华．呼吸功能不全［M］//肖献忠．病理生理学.4 版．北京：高等教育出版社，2020：202－216.

［4］周新文．肺功能不全［M］//王建枝．病理生理学．9 版．北京：人民卫生出版社，2018：213 - 225.

［5］ARDAIN A，MARAKALALA M J，LESLIE A. Tissue-resident innate immunity in the lung［J］. Immunology，2020，159（3）：245 - 256.

［6］BISSONNETTE E Y，LAUZON - JOSET J F，DEBLEY J S， et al. Cross-talk between alveolar macrophages and lung epithelial cells is essential to maintain lung homeostasis［J］. Front Immunology，2020；11.

［7］CAO W，HSIEH E，LI T. Optimizing treatment for adults with HIV/AIDS in China：successes over two decades and remaining challenges［J］. Current HIV/AIDS reports，2020，17（1）：26 - 34.

［8］CARAMORI G，CASOLARI P，BARCZYK A， et al. COPD immunopathology［J］. Seminars in immunopathology，2016，38（4）：497 - 515.

［9］CATHERINE M G，PIETER S H. Innate immunity of the lung［J］. Journal of innate immunity，2020，12（1）：1 - 3.

［10］CONG J，WEI H. Natural killer cells in the lungs［J］. Frontiers in immunology，2019，10：1416.

［11］CRIBBS S K，CROTHERS K，MORRIS A. Pathogenesis of HIV - related lung disease：immunity，infection，and inflammation［J］. Physiological reviews，2020，100（2）：603 - 632.

［12］DOMENECH P，PEREZ T，SALDARINI A， et al. Kidney-lung pathophysiological crosstalk：its characteristics and importance［J］. International urology and nephrology，2017，49（7）：1211 - 1215.

［13］FORFIA P R，VAIDYA A，and WIEGERS S E. Pulmonary heart disease：the heart-lung interaction and its impact on patient phenotypes［J］. Pulmonary circulation，2013，3（1）：5 - 19.

［14］FUKUDA I，DAITOKU K. Surgical embolectomy for acute pulmonary thromboembolism［J］. Annals of vascular diseases，2017，10：107 - 114.

［15］GAO H，LIU S. Role of uremic toxin indoxyl sulfate in the progression of cardiovascular disease［J］. Life Sciences，2017，185：23 - 29.

［16］GINGO M R，MORRIS A. Pathogenesis of HIV and the lung［J］. Current HIV/AIDS reports，2013，10（1）：42 - 50.

［17］GREENBERG A，PEMMASANI G，YANDRAPALLI S， et al. Cardiovascular and cerebrovascular complications with COVID-19［J］. Cardiology in review，2021，29（3）：143 - 149.

［18］HAFIANE A. SARS-CoV-2 and the cardiovascular system［J］. Clinica Chimica acta，2020，510：311 - 316.

［19］HAMADA Y，GETAHUN H，TADESSE B T， et al. HIV-associated tuberculosis［J］. International journal of STD & AIDS，2021，32（9）：780 - 790.

［20］HANNAH J R，D'CRUZ D P. Pulmonary complications of systemic lupus erythematosus［J］. Seminars in respiratory and critical care medicine，2019，40（2）：227 - 234.

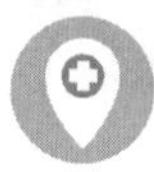

［21］ HARTL D, TIROUVANZIAM R, LAVAL J, et al. Innate immunity of the lung: from basic mechanisms to translational medicine ［J］. Journal of innate immunity, 2018, 10 (5 - 6): 487 - 501.

［22］ HTET M, NALLY J E, MARTIN P E, et al. New insights into pulmonary hypertension: a role for connexin-mediated signalling ［J］. International journal of molecular sciences, 2021, 23 (1): 379.

［23］ HUANG Y, ZHOU J, WANG S, et al. Indoxyl sulfate induces intestinal barrier injury through IRF1 - DRP1 axis - mediated mitophagy impairment ［J］. Theranostics, 2020, 10 (16): 7384 - 7400

［24］ JOANNIDIS M, FORNI L G, KLEIN S J, et al. Lung - kidney interactions in critically ill patients: consensus report of the Acute Disease Quality Initiative (ADQI) 21 Workgroup ［J］. Intensive care medicine, 2020, 46 (4): 654 - 672.

［25］ JOHN E. hall, michael e. hall. Guyton and Hall textbook of medical physiology ［M］. 14th ed. Amsterdam: Elsevier, Inc, 2020 .

［26］ KELLUM J A, van till jwo, MULLIGAN G. Targeting acute kidney injury in COVID - 19 ［J］. Nephrol Dial Transplant, 2020, 35 (10): 1652 - 1662.

［27］ KERR N A, DE RIVERO VACCARI J P, DIETRICH W D, et al. Neural - respiratory inflammasome axis in traumatic brain injury ［J］. Experimental neurology, 2020, 323.

［28］ KERR N A, de rivero vaccari jp, UMLAND O, et al. Human lung cell pyroptosis following traumatic brain injury ［J］. Cells, 2019, 8 (1): 69.

［29］ LANO G, BURTEY S, SALLÉE M. Indoxyl sulfate, a uremic endotheliotoxin ［J］. Toxins (Basel), 2020, 12 (4): 229.

［30］ LARA - PRADO J I, PAZOS - PÉREZ F, MÉNDEZ - LANDA C E, et al. Acute kidney injury and organ dysfunction: what is the role of uremic toxins ? ［J］. Toxins (Basel), 2021, 13 (8): 551.

［31］ LEVARGE B, WRIGHT C, RODRIGUEZ - LOPEZ J. Surgical management of acute and chronic pulmonary embolism ［J］. Clinical chest medicine, 2018, 39: 659 - 667.

［32］ LICHA C R M, MCCURDY CM, MALDONADO S M, et al. Current management of acute pulmonary embolism ［J］. Annals of thoracic and cardiovascular surgery, 2020, 26 (2): 65 - 71.

［33］ Liu LM. Cardiac dysfunction. In: Wang JZ. Pathophysiology ［M］. 北京：人民卫生出版社，2020：289

［34］ MAALIKI N, VERDECIA J, FASEN M, et al. Accelerated right heart failure due to lung resection in the setting of chronic respiratory failure ［J］. J Cardiol Cases, 2021, 25 (1): 42 - 45.

［35］ MAHMOOD S S, PINSKY M R. Heart - lung interactions during mechanical ventilation: the basics ［J］. The annals of translational medicine, 2018, 6 (18): 349.

［36］ MANDRAS S A, MEHTA H S, VAIDYA A. Pulmonary hypertension: a brief guide for clinicians [J]. Mayo clinic proceedings, 2020, 95 (9): 1978 – 1988.

[37] MORGAN A D, ZAKERI R, QUINT J K. Defining the relationship between COPD and CVD: what are the implications for clinical practice? [J]. Therapeutic advances in respiratory disease, 2018, 12.

[38] NAICKER S, YANG C W, HWANG S J, et al. The novel coronavirus 2019 epidemic and kidneys [J]. Kidney international, 2020, 97 (5): 824 – 828.

[39] O'DWYER D N, GURCZYNSKI S J, MOORE B B. Pulmonary immunity and extracellular matrix interactions [J]. Matrix biology, 2018, 73: 122 – 134.

[40] PETERS M, PETERS K, BUFE A. Regulation of lung immunity by dendritic cells: Implications for asthma, chronic obstructive pulmonary disease and infectious disease [J]. Innate Immunity, 2019, 25 (6): 326 – 336.

[41] PINSKY M R. Cardiopulmonary interactions: physiologic basis and clinical applications [J]. Annals of the American thoracic society, 2018, 15 (11): 45 – 48.

[42] QIN C, ZHOU L, HU Z, et al. Dysregulation of immune response in patients withcoronavirus 2019 (COVID-19) in Wuhan, China [J]. Clinical infectious diseases, 2020, 71 (15): 762 – 768.

[43] SAKAO S. Chronic obstructive pulmonary disease and the early stage of cor pulmonale: a perspective in treatment with pulmonary arterial hypertension – approved drugs [J]. Respir Investig, 2019, 57 (4): 325 – 329.

[44] SIGEL K, MAKINSON A, THALER J. Lung cancer in persons with HIV [J]. Current opinion in HIV and AIDS, 2017, 12 (1): 31 – 38.

[45] SNYDER M E, FARBER D L. Human lung tissue resident memory T cells in health and Disease [J]. Current opinion in immunology, 2019, 59: 101 – 108.

[46] TIAN F, SONG W, WANG L, et al. NT – pro BNP in AECOPD – PH: old biomarker, new insights-based on a large retrospective case-controlled study [J]. Respir Res, 2021, 22 (1): 321.

[47] VERHOEFF K, MITCHELL J R. Cardiopulmonary physiology: why theheart and lungs are inextricably linked [J]. Advances in physiology education, 2017, 41 (3): 348 – 353.

[48] YANG D, GUO X, HUANG T, et al. The role of group 3 innate lymphoid cells in lung infection and immunity [J]. Frontiers in cellular infection microbiology, 2021, 11: 586471.

[49] ZHENG M, GAO Y, WANG G, et al. Functional exhaustion of antiviral lymphocytes in COVID-19 patients [J]. Cell and molecular immunology, 2020, 17 (5): 533 – 535.

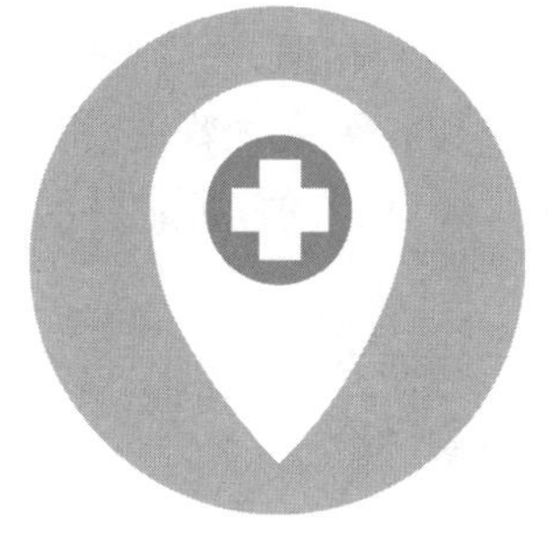

第八章 | 呼吸系统药理学

呼吸系统疾病包括感染性疾病、变态反应性疾病、环境因素引起的职业病以及肿瘤等。这些疾病具有一定的器官系统特性，治疗药物也相应有一定特性。

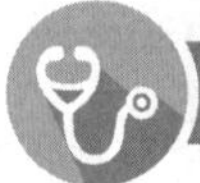

第一节　治疗呼吸系统感染常用药

呼吸道感染是指上呼吸道或下呼吸道的感染。上呼吸道感染是指鼻、咽和喉的感染，包括普通感冒（鼻炎）、咽炎/扁桃体炎、喉炎；因鼻窦及中耳与鼻腔相通，故常将急性鼻窦炎和急性中耳炎列入呼吸道感染疾病。下呼吸道感染是指气管和各级支气管的感染，包括急性气管炎、急性支气管炎、细支气管炎和肺炎。造成呼吸系统感染的病原体主要是细菌、病毒、支原体、衣原体和真菌等。

目前，抗呼吸系统感染药物主要是通过抑制或杀灭病原微生物而发挥作用。抗感染和抗炎是两个不同概念，关于控制感染引起炎症反应的药物不在本章讨论。

一、概述

根据药物作用靶标不同，治疗呼吸系统感染药物可分为抗菌药（antibacterial drug）、抗结核病药（antituberculosis drugs）、抗真菌药（antifungal drug）、抗病毒药（antiviral drug）和抗阿米巴病药（drugs used in the chemotherapy of amebiasis）5 类。

（1）抗菌药又分 β－内酰胺类、氨基苷类、大环内酯类、林可霉素类和多肽类、四环素类和氯霉素类等抗生素，以及人工合成抗菌药（包括喹诺酮类、磺胺类）等。

（2）抗结核病药包括异烟肼、链霉素、利福平、乙胺丁醇和吡嗪酰胺等。

（3）抗真菌药包括抗生素类和唑类等。

（4）抗病毒药包括干扰素、利巴韦林、奥司他韦、扎那米韦、金刚烷胺和金刚乙胺等。

（5）抗阿米巴病药则包括甲硝唑、替硝唑、二氯尼特、氯喹等。

不同药物对病原体的作用机制不同，合理的联合用药可以增强抑制或杀灭病原体的作用。药物与病原体相互作用，药物杀灭病原体，而病原体对药物产生耐药。药物在杀灭病原体的同时，对机体也可产生不良反应。

二、抗菌药

（一）抗菌药总论

1．抗菌药物的常用术语

（1）抗菌药（antibacterial drug）是指对细菌有抑制和杀灭作用的药物，包括天然抗生素和人工合成抗菌药物。

（2）抗生素（antibiotics）是微生物（包括真菌、细菌、放线菌属）的产物，具有能抑制或杀灭其他微生物的作用。由微生物产生的抗生素为天然品，比如，青霉素是由青霉菌产生，它启动了抗生素的历史车轮；通过对天然抗生素进行结构改造可得到部分人工合成抗生素。

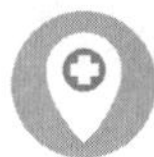

（3）抗菌谱（antibacterial spectrum）指抗菌药物的抗菌范围。广谱抗菌药是指对多种细菌有抗菌作用的药物，如某些氟喹诺酮类等。窄谱抗菌药是指仅对一种或极少细菌有抗菌作用的药物，如抗结核分枝杆菌的药物异烟肼。

（4）抑菌药（bacteriostatic drug）是指只能抑制细菌生长繁殖，但无杀灭细菌作用的抗菌药物，如四环素类、磺胺类等。

（5）杀菌药（bactericidal drug）是指可以杀灭细菌的抗菌药物，如头孢菌素类、氨基苷类等。

（6）最低抑菌浓度（minimum inhibitory concentration，MIC）是指在体外培养细菌 18～24 h 后，药物可抑制培养基中细菌生长的最低浓度。

（7）最低杀菌浓度（minimum bactericidal concentration，MBC）是指药物能有效杀灭培养基中细菌、使细菌数减少 99.9% 的最低浓度。

（8）抗生素后效应（post antibiotic effect，PAE）是指细菌与抗生素接触后细菌生长受抑制，而当抗生素浓度下降到低于 MIC 后，细菌生长繁殖仍受到抑制的效应。

（9）首次接触效应（first expose effect）是指抗菌药物在初次接触细菌时具有强大的抗菌效应，当再次接触或连续接触时却不再出现强大的抗菌效应，而需间隔一段时间后才会再次出现强大的抗菌效应的现象。氨基苷类抗生素具有首次接触效应。

2．抗菌药物的作用机制

抗菌药物的抑菌或杀菌作用是通过干扰细菌的生化代谢过程、破坏细菌的结构及影响细菌的功能，从而抑制细菌的生长和繁殖，最终将细菌杀灭。根据对细菌结构和功能的干扰环节不同，抗菌药物的作用机制分以下几种，如图 8－1 所示。

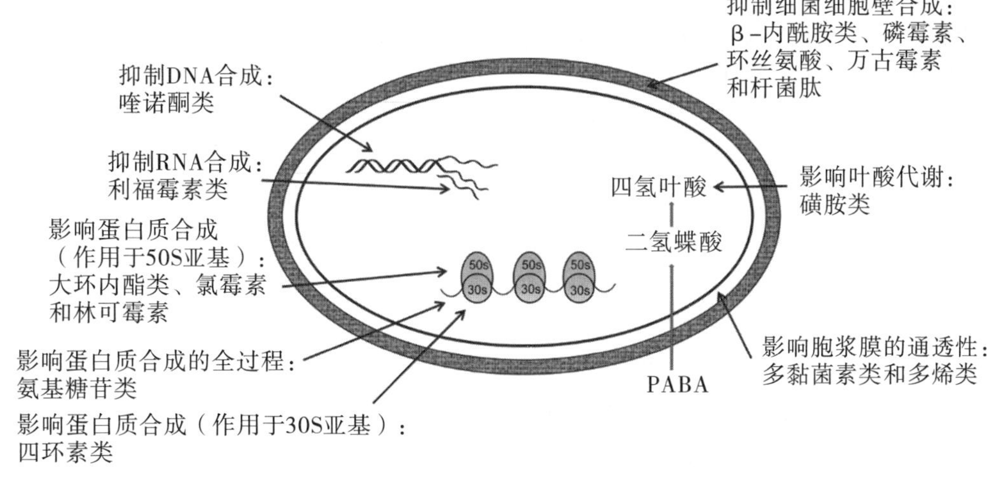

图 8－1　抗菌药作用机制示意

（1）抑制细菌细胞壁合成，导致细菌细胞壁缺损，致使细菌因水分渗入引起膨胀、变形，最后细菌破裂溶解而死亡。β－内酰胺类、磷霉素、环丝氨酸、万古霉素和杆菌肽等药物均通过这种机制发挥作用。

（2）影响胞浆膜的通透性。多黏菌素类和多烯类抗生素均能使胞浆膜通透性增加，导致菌体内的蛋白质、核苷酸、氨基酸、糖和盐类等细胞内容物外漏，从而使细菌或真菌死亡。

（3）抑制细菌蛋白质的合成。氨基苷类影响蛋白质合成的整个过程，四环素类与核糖体 30S 亚基结合，大环内酯类、氯霉素和林可霉素抗生素与细菌核糖体 50S 亚基结合，从而抑制蛋白质合成。

（4）影响核酸和叶酸代谢。喹诺酮类药物抑制 DNA 回旋酶，阻碍细菌 DNA 的复制；利福平能抑制 DNA 依赖的 RNA 多聚酶，抑制 mRNA 合成；磺胺类与甲氧苄啶（TMP）可分别抑制二氢蝶酸合酶与二氢叶酸还原酶，影响叶酸代谢。

3. 细菌耐药性

细菌耐药性（bacterial resistance）指病原菌对抗生素的敏感降低。细菌耐药性分为固有耐药性（intrinsic resistance）和获得性耐药性（acquired resistance）两种。固有耐药性又称天然耐药性，由细菌染色体基因决定而代代相传的耐药性，如肠道革兰氏阴性（G^-）杆菌、铜绿假单胞菌、厌氧菌分别对青霉素 G、氨苄西林、氨基苷类抗生素的耐药。获得性耐药性是指细菌在接触抗生素后，主要由质粒（plasmid）介导，改变代谢途径，使自身不被抗菌药物杀灭的耐药性，如金黄色葡萄球菌对青霉素 G 的耐药。

细菌耐药的机制：

（1）产生灭活酶。这是细菌耐药的最重要机制之一，灭活酶包括能改变药物结构的水解酶和合成酶（钝化酶）两种。如 β－内酰胺酶为水解酶，可水解 β－内酰胺类抗生素的 β－内酰胺环；合成酶如乙酰化酶、磷酸化酶、核苷化酶等可将相应的化学基团结合到氨基苷类药物上，这些结构发生改变的药物将失去抗菌活性。

（2）降低菌体内抗菌药物的水平。细菌通过降低外膜通透性，抑制药物进入菌体，或增强药物主动外排系统（active efflux system）活性，促进菌体内药物外流，使药物在菌体内的浓度降低而失去抗菌作用。

（3）靶位结构改变：包括降低靶蛋白与抗菌药物的亲和力、增加靶蛋白的数量、产生新的靶蛋白，靶蛋白的改变使细菌对药物不再敏感。

4. 抗菌药物的合理应用

（1）尽早确定病原体。应尽早分离、鉴定出病原菌种类，并进行药敏试验，以选用适当的抗菌药物。

（2）根据适应证和药物特点选择用药。由于不同抗菌药物具有不同的抗菌谱、抗菌活性和体内过程，因此应按临床适应证结合药物特点正确选用抗菌药物。

（3）合理的给药方案。应根据药物的药动学特点、致病菌、感染部位、感染严重程度和患者的生理、病理情况来制订合理的给药方案。

（4）抗菌药物的联合应用。联合用药的指征：①不明原因的严重感染，免疫缺陷者并发严重感染。②单一抗菌药物不能控制的严重、混合感染，如需氧菌和厌氧菌混合感染所致的肠穿孔后腹膜炎、感染性心内膜炎；治疗败血症、肺炎、脑膜炎等严重感染时，单独应用氨基苷类可能失败，需合用广谱半合成青霉素等其他抗 G^- 杆菌的抗菌药。③需长期用药，且单一用药时，致病菌易产生耐药性的感染如结核病。④降低毒性反应，如两性霉

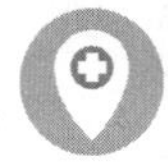

素 B 与氟胞嘧啶联合治疗隐球菌引起的脑膜炎时，可适当减少前者的剂量，从而降低其毒性反应。

联合用药可能产生的效果：在体外或动物实验中，两种抗菌药联合应用可产生相加、协同、无关和拮抗 4 种效果。抗菌药物依其作用性质可分为四大类：①繁殖期杀菌药：如青霉素类、头孢菌素类等；②静止期杀菌药：如氨基苷类、多黏菌素类等；③快速抑菌药：如四环素类、大环内酯类等；④慢速抑菌药：如磺胺类等。一般认为③＋④具有相加作用，①＋②可产生协同作用，①＋④无关或有相加作用，而①＋③则为拮抗作用。用药时应避免①＋③联合使用。

（5）肝肾功能减退患者抗菌药物的应用。①肝功能减退患者抗菌药物的选用及剂量调整需要考虑肝功能减退对药物代谢的影响；②肾功能减退患者应尽量避免使用肾毒性较大且主要经肾脏排泄的抗菌药物。

（二）β－内酰胺类抗生素

1. 青霉素类

青霉素类（penicillins）包括青霉菌产生的天然青霉素和半合成青霉素两大类。其中，天然青霉素的药物为青霉素 G 和青霉素 V，天然青霉素的特点是：抗菌谱窄、不耐酸（青霉素 G）、不耐酶。故合成了具有耐酶、广谱等特点的半合成青霉素类。半合成青霉素包括耐酶青霉素（甲氧西林、苯唑西林、氯唑西林、双氯西林）、广谱青霉素（氨苄西林、阿莫西林）、抗铜绿假单胞菌青霉素（羧苄西林、哌拉西林）和抗 G^- 杆菌青霉素类。

【抗菌作用】

青霉素类主要通过与敏感菌的 PBPs 结合，抑制细菌细胞壁的黏肽合成而产生抗菌作用。

根据抗菌谱和抗菌作用特点，本类药物可分为：

（1）窄谱青霉素类：对革兰氏阳性（G^+）球菌（如溶血性链球菌、草绿色链球菌、肺炎链球菌、敏感的金黄色葡萄球菌等）、G^+ 杆菌（如破伤风梭菌、炭疽杆菌、白喉棒状杆菌、产气荚膜梭菌、乳酸杆菌等）、G^- 球菌（如脑膜炎奈瑟菌、敏感的淋病奈瑟菌等）、G^- 杆菌（流感杆菌及百日咳鲍特菌等）以及各种致病螺旋体、多数放线菌等均有强大抗菌活性；对真菌、病毒、原虫、立克次体等无效。分枝杆菌、支原体、衣原体、奴卡菌属等均对本类药物耐药。

（2）耐酶青霉素类：耐青霉素酶、耐酸，抗菌谱同青霉素 G，但抗菌活性较青霉素 G 低。对耐青霉素 G 的金黄色葡萄球菌有抗菌作用，但耐甲氧西林金黄色葡萄球菌（methicillin resisitant staphylococcus，MRSA）对本类药物耐药。

（3）广谱青霉素类：对 G^+ 菌、G^- 菌均有杀菌作用，疗效与青霉素 G 相当。氨苄西林的抗菌作用与青霉素相似，对 G^+ 杆菌、G^+ 球菌、螺旋体的抗菌活性不及青霉素 G，对粪链球菌的活性则较强。此外，对沙门菌属、流感杆菌、志贺菌属、大肠埃希菌以及某些肠杆菌科细菌也有良好的抗菌作用。阿莫西林抗菌谱和抗菌活性与氨苄西林相似，但杀菌作用较强。匹氨西林为氨苄西林的前体药物，在体内水解出氨苄西林而发挥作用。

（4）抗铜绿假单胞菌广谱青霉素类：为广谱抗生素，抗菌谱和氨苄西林相似，但对 G^- 杆菌特别是铜绿假单胞菌有强大的抗菌作用。

（5）抗 G^- 杆菌青霉素类：对 G^- 杆菌抗菌作用强，对 G^+ 菌作用弱，对铜绿假单胞菌无抗菌活性。

【临床应用】

（1）窄谱青霉素类。青霉素 G 首选用于治疗上述 G^+ 球菌及杆菌、G^- 球菌和螺旋体所引起的感染。G^+ 球菌所致的感染有败血症、肺炎、脑膜炎、咽炎、扁桃体炎、中耳炎、猩红热、丹毒、心内膜炎等；G^+ 杆菌引起的感染有破伤风、气性坏疽、炭疽、白喉等；G^- 球菌引起的感染有流行性脑脊髓膜炎、淋病等，以及梅毒、回归热、钩端螺旋体病、放线菌病等。

普鲁卡因青霉素与苄星青霉素均为长效制剂，但血药浓度都很低，仅适用于敏感细菌所致的轻症感染或用于预防感染。

青霉素 V 对酸稳定，可口服。主要用于敏感 G^+ 球菌引起的轻症感染、恢复期的巩固治疗及预防感染复发。

（2）耐酶青霉素类。本类药物主要用于除 MRSA 外的产青霉素酶的葡萄球菌感染如败血症、脑膜炎、呼吸道感染、软组织感染等，也可用于溶血性链球菌或肺炎链球菌与耐青霉素葡萄球菌的混合感染。

（3）广谱青霉素类。适用于敏感细菌所致的呼吸道感染、尿路感染、伤寒、胃肠道感染、皮肤软组织感染、脑膜炎、败血症、心内膜炎等。阿莫西林还可用于治疗慢性活动性胃炎和消化性溃疡。

（4）抗铜绿假单胞菌广谱青霉素类。适用于肠杆菌科细菌及铜绿假单胞菌所致的呼吸道感染、尿路感染、胆道感染、腹腔感染、皮肤软组织感染等。

【不良反应及防治】

常见荨麻疹、药疹等皮肤过敏反应和血清病样反应，严重者可致过敏性休克，发生率为 0.4/万 ～1.0/万，死亡率约 0.1/万。过敏性休克的主要防治措施有：详细询问过敏史并进行皮试，皮试阳性者禁用；用药期前准备好急救药品及抢救设施，如肾上腺素注射液、氢化可的松等药物及呼吸机；注射液应现用现配；避免在饥饿时用药；用药后观察 30 min；过敏性休克抢救时，应立即皮下或肌内注射肾上腺素 0.5 ～1.0 mg，严重者应稀释后缓慢静注或滴注，同时给予吸氧、应用升压药、肾上腺皮质激素等抗休克治疗。

其他：青霉素类均可引起间质性肾炎、中性粒细胞减少，偶见血小板减少；青霉素 G 在治疗梅毒、钩端螺旋体病时可出现赫氏反应，大剂量静滴青霉素类钠盐或钾盐可能导致水、电解质紊乱，高钠血症，低钾血症；鞘内注射和全身大剂量应用青霉素类可引起肌阵挛和抽搐（青霉素脑病）；长期大剂量使用青霉素类特别是广谱青霉素类药物可引起二重感染。

2. 头孢菌素类

根据抗菌谱、抗菌强度、对 β－内酰胺酶的稳定性以及肾毒性大小的不同，头孢菌素可分为 4 代。第一代头孢菌素：常用的注射剂有头孢唑林、头孢噻吩、头孢拉定等，口服制剂有头孢拉定、头孢氨苄和头孢羟氨苄等。第二代头孢菌素：注射剂有头孢呋辛、头孢替安等，口服制剂有头孢克洛、头孢呋辛酯和头孢丙烯等。第三代头孢菌素：注射品种有头孢噻肟、头孢曲松、头孢他啶、头孢哌酮等，口服品种有头孢克肟和头孢泊肟酯等。第

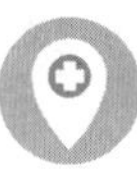

四代头孢菌素有头孢匹罗、头孢吡肟、头孢利定等。

【抗菌作用与临床应用】

头孢菌素类的作用机制同青霉素类，能与敏感菌的 PBPs 结合，干扰细菌细胞壁的合成。此外，还可通过促进细菌自溶酶的作用杀菌。

第一代头孢菌素主要作用于需氧 G^+ 球菌，仅对少数 G^- 杆菌有一定抗菌活性，对β－内酰胺酶不稳定。主要用于治疗甲氧西林敏感葡萄球菌、溶血性链球菌和肺炎链球菌所致的上、下呼吸道感染，皮肤软组织感染，尿路感染，败血症，心内膜炎，等等。

第二代头孢菌素对 G^+ 球菌的活性略弱于第一代，对厌氧菌亦有一定的作用，对 G^- 菌则强于第一代，但对铜绿假单胞菌无效；对β－内酰胺酶较稳定。主要用于治疗敏感菌所致的呼吸道感染、尿路感染、皮肤软组织感染、败血症、骨关节感染和腹腔、盆腔感染。

第三代头孢菌素对 G^+ 菌的作用不及第一、第二代，对肠杆菌类、铜绿假单胞菌等 G^- 菌和厌氧菌具有较强的抗菌作用，对β－内酰胺酶有较高的稳定性。适用于敏感 G^- 杆菌所致的严重感染，如下呼吸道感染、败血症、腹腔感染、肾盂肾炎和复杂性尿路感染、盆腔炎性疾病、骨关节感染、复杂性皮肤软组织感染、中枢神经系统感染等。头孢他啶、头孢哌酮可有效控制铜绿假单胞菌的严重感染。

第四代头孢菌素对 G^+ 球菌及产酶葡萄球菌的活性强于第三代而弱于第一代，对铜绿假单胞菌的抗菌作用与头孢他啶相似，对β－内酰胺酶高度稳定。用于对第三代头孢菌素耐药的细菌如产气肠杆菌、阴沟肠杆菌、沙雷菌属等引起的感染。

【不良反应】

毒性较低，不良反应较少。较常见的不良反应有腹泻及皮疹、药热、血清病等过敏反应，罕见过敏性休克，5% ～10% 的青霉素过敏患者对头孢菌素类过敏。用药前须详细询问患者过敏史，对有青霉素过敏性休克史及对任何一种头孢菌素类抗生素有过敏史者禁用本类药物，防治措施同青霉素类。第一代头孢菌素肾毒性强，避免与其他肾毒性药物如氨基苷类合用。第三、四代头孢菌素偶见二重感染。头孢孟多、头孢替坦及头孢哌酮等可引起血中凝血酶原降低导致出血倾向。头孢菌素类药物与乙醇合用可产生“双硫仑样反应”。

3. 其他β－内酰胺类

（1）单环β－内酰胺类：本类药物有氨曲南、卡芦莫南等，氨曲南对肠杆菌科细菌和铜绿假单胞菌有良好抗菌活性，对 G^+ 菌、厌氧菌作用弱，对多数β－内酰胺酶稳定。适用于 G^- 杆菌和铜绿假单胞菌所致感染，尤其是对常用药物耐药菌株所致的各种感染。

（2）碳青霉烯类：包括亚胺培南/西司他丁、美罗培南和帕尼培南/倍他米隆。亚胺培南在体内易被肾小管上皮细胞的脱氢肽酶水解失活，临床所用的制剂为亚胺培南与该酶的抑制剂西司他丁的复方制剂。本品抗菌谱广、抗菌活性强且耐酶，对需氧 G^+ 菌、G^- 菌、厌氧菌和 MRSA 有强的抗菌活性。主要用于多重耐药的需氧 G^- 杆菌所致严重感染和严重需氧、厌氧菌混合感染。

（3）β－内酰胺酶抑制剂和β－内酰胺类复方制剂：β－内酰胺酶抑制剂如克拉维酸、舒巴坦和他唑巴坦均可与细菌产生的β－内酰胺酶进行不可逆结合从而使酶失活，保护与其合用的β－内酰胺类抗生素免遭酶水解破坏，增强β－内酰胺类抗生素的抗菌作用。临床上将具有相似药代动力学特征的β－内酰胺类与酶抑制剂制成复方制剂，如阿莫西林/克拉维酸、氨苄西林/舒巴坦、替卡西林/克拉维酸、头孢哌酮/舒巴坦和哌拉西林/他唑巴坦等。

（三）氨基苷类抗生素

氨基苷类抗生素包括天然来源的链霉素、庆大霉素、妥布霉素、卡那霉素、大观霉素和半合成的阿米卡星、奈替米星、异帕米星等。

【抗菌作用与临床应用】

氨基苷类抗生素对需氧 G^- 杆菌有强大的抗菌活性，如大肠埃希菌、克雷伯菌属、肠杆菌属、变形杆菌属、志贺氏菌属、枸橼酸菌属等；对沙雷菌属、沙门菌属、产碱杆菌属、摩拉菌属、不动杆菌属、布鲁菌属、嗜血杆菌属及分枝杆菌属等亦有一定活性；对淋病奈瑟球菌、脑膜炎球菌等 G^- 球菌作用差。链球菌、肠球菌、厌氧菌对本类药物耐药。此外，链霉素、卡那霉素对结核分枝杆菌亦有强大作用。氨基苷类抗生素在碱性环境中抗菌活性增强，PAE 明显，作用持续时间与浓度呈正相关。

氨基苷类抗生素作用机制是其与细菌 30S 核糖体亚基结合（图 8－2），干扰包括起始复合物的形成、肽链延伸和终止阶段的蛋白质合成的整个过程。

本类药物主要用于敏感需氧 G^- 杆菌所致的全身感染，与广谱半合成青霉素、第三代头孢菌素或氟喹诺酮类合用用于治疗败血症、肺炎等严重感染；链霉素、卡那霉素还可用于结核病的治疗。

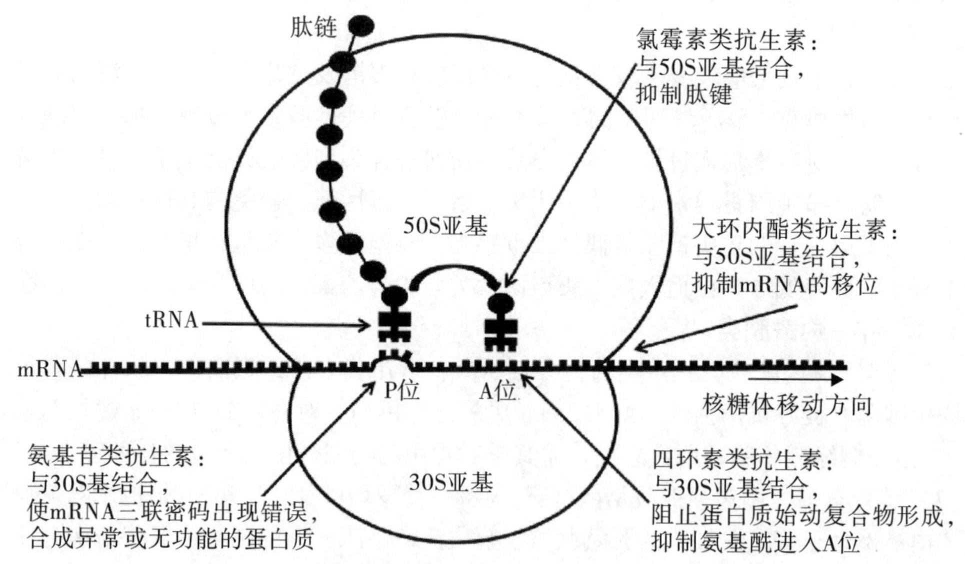

图 8－2　氨基苷类抗生素抑制蛋白质合成作用机制示意

【不良反应及防治】

具有耳毒性和肾毒性。前庭功能损伤的耳毒性多见于链霉素、庆大霉素、妥布霉素；而耳蜗听神经损害多见于新霉素、卡那霉素、阿米卡星。肾毒性因损害近曲小管上皮细胞，引起蛋白尿、管型尿、氮质血症及无尿等。应避免与具有耳毒性和肾毒性的药物合用。氨基苷类抗生素还可因与 Ca^{2+} 竞争抑制乙酰胆碱释放，产生神经肌肉阻滞作用，引起

血压下降和呼吸抑制。

（四）大环内酯类抗生素

常用的大环内酯类抗生素包括红霉素、麦迪霉素、螺旋霉素、乙酰螺旋霉素、交沙霉素等的第一代药物和包括克拉霉素、罗红霉素、阿奇霉素等的第二代药物以及第三代药物泰利霉素。

【抗菌作用与临床应用】

本类药物为抑菌剂，但在高浓度时有杀菌作用。其抗菌机制是与细菌核蛋白体的 50S 亚基结合，抑制转肽作用和 mRNA 的移位，从而阻碍蛋白质合成。

第一代药物红霉素主要作用于 G^+ 菌及某些 G^- 菌如奈瑟菌、嗜血杆菌、白喉棒状杆菌等，并对嗜肺军团菌、弯曲菌、支原体、衣原体、螺旋体、立克次体等有抗菌活性。对产 β－内酰胺酶的葡萄球菌和 MRSA 也有一定的抗菌活性；对病毒、真菌和酵母菌无效。第二代的抗菌谱与红霉素基本相同，但阿奇霉素对流感杆菌及某些 G^- 菌的活性有所增强。第三代药物泰利霉素对耐大环内酯类的肺炎链球菌有抗菌活性。

（五）四环素类抗生素

四环素类抗生素包括天然四环素类的四环素、金霉素、土霉素等和半合成四环素类的多西环素、美他环素和米诺环素等。

【抗菌作用与临床应用】

四环素类抗生素具有广谱抗菌作用，抗菌谱包括多种 G^+ 菌和 G^- 菌、立克次体、支原体、衣原体、螺旋体、放线菌、多种厌氧菌及某些原虫等。目前，由于细菌耐药性的产生以及抗菌活性弱于其他抗生素，如对 G^+ 菌不如 $β^-$ 内酰胺类、对革兰氏阴性菌不如氨基苷类，因此，对 G^+ 菌和 G^- 菌引起的感染，本类药物仅作为次选药。

首选用于立克次体引起的感染如斑疹伤寒、恙虫病、Q 热等以及鼠疫、腹股沟肉芽肿、霍乱、布鲁菌病等的治疗；对于衣原体感染如沙眼、鹦鹉热等和螺旋体感染如回归热等，首选本类药物或青霉素类；对于支原体感染如支原体肺炎、泌尿生殖系统感染等，首选本类药物或大环内酯类。多西环素是本类药物的首选药。

四环素类抗生素与细菌核糖体 30S 亚基结合，阻止蛋白质始动复合物形成，并抑制氨基酰进入 A 位而抑制蛋白质合成。此外，还可以提高细菌胞膜通透性，导致胞内重要物质的外漏，抑制细菌 DNA 复制。

【不良反应】

常见胃肠道反应，可引起恶心、呕吐、腹泻及上腹痛等症状。可引起 8 岁以下儿童骨骼生长抑制、牙着色及牙釉质发育不良等，故 8 岁以下儿童禁用。长期应用、大剂量应用或孕妇应用可致肝毒性甚至死亡，故肝功能不全者及孕妇哺乳期妇女不宜使用。偶见药热、皮疹等过敏反应；老幼和体质衰弱、抵抗力低下、合用糖皮质激素或抗肿瘤药的患者长期应用可致二重感染。

（六）氯霉素类抗生素

【药理作用与机制】

氯霉素类抗生素为广谱抑菌药，但对流感嗜血杆菌、脑膜炎奈瑟菌和肺炎链球菌在低浓度时有强大杀菌作用。对 G^- 菌的作用强于 G^+ 菌。对螺旋体、支原体、衣原体、立克次体等亦有抑制作用。本类药物与核糖体 50S 亚基上的肽酰基转移酶可逆结合，阻止 P 位上肽链的末端羧基与 A 位上的氨基酰 tRNA 的氨基反应，从而抑制蛋白质合成。

【临床应用】

由于对造血系统的严重毒性反应，本类药物仅限于严重全身性感染患者：①氨苄西林耐药流感嗜血杆菌、脑膜炎球菌及肺炎链球菌所致的脑膜炎。与青霉素合用于需氧菌与厌氧菌混合感染引起的耳源性脑脓肿。②伤寒。成人伤寒沙门菌感染的治疗以氟喹诺酮类或第三代头孢菌素为首选，氯霉素仍可用于敏感伤寒沙门菌所致伤寒的治疗。③厌氧菌感染。氯霉素对脆弱拟杆菌具较强抗菌活性，可与其他抗菌药物联合用于需氧菌与厌氧菌所致的腹腔和盆腔感染。④斑疹伤寒、恙虫病和 Q 热等立克次体感染。⑤敏感菌引起的眼内感染、全眼球感染、沙眼和结膜炎。

【不良反应】

（1）造血系统的毒性：①与剂量或疗程有关的可逆性血细胞减少，表现为贫血、白细胞减少、血小板减少；②与剂量无关的再生障碍性贫血，少见，但死亡率高。

（2）灰婴综合征。表现为呼吸困难、皮肤苍白、发绀、呕吐、腹胀、循环衰竭，严重者于 2 ～ 3 d 内死亡。

（3）其他。口服用药出现胃肠道反应，二重感染、溶血性贫血，偶可引起可逆性视神经炎，偶见皮疹、药物热、过敏反应等。

（七）其他抗生素类

（1）林可霉素类。该类包括林可霉素和克林霉素，两者的抗菌谱相同且与大环内酯类相似，但克林霉素的抗菌活性比林可霉素强 4 ～ 8 倍，作用机制与红霉素相同。细菌对二者具有完全交叉耐药。两药对各类厌氧菌有强大抗菌作用。两者对金葡菌、表葡菌、溶血性链球菌、肺炎球菌、草绿色链球菌均具有极强抗菌活性。脑膜炎球菌、淋球菌、肠球菌和肠杆菌科细菌则通常对其耐药。

本类药物是治疗金黄色葡萄球菌所致的急、慢性骨髓炎和关节炎的首选药。林可霉素主要适用于敏感肺炎链球菌及甲氧西林敏感金葡菌所致的各种感染。克林霉素适用于厌氧菌、肺炎链球菌、其他链球菌属（肠球菌属除外）及敏感金葡菌所致的下呼吸道感染和皮肤软组织感染；并常与其他抗菌药物联合用于腹腔感染及盆腔感染。

林可霉素的胃肠道反应多见，有时可引起伪膜性肠炎。克林霉素则较少引起胃肠道反应。两药偶见皮疹、药热、血清氨基转移酶增高、中性粒细胞减少、血小板减少等不良反应。

（2）万古霉素类。该类药物包括万古霉素、去甲万古霉素和替考拉宁，其抗菌作用、抗菌谱、适应证与不良反应都基本相同。对 G^+ 菌特别是 MRSA 和耐甲氧西林表皮葡萄球菌（methicillin resistant staphylococcus epidermidis，MRSE）有强大抗菌活性，对难辨梭状芽孢杆菌亦有良好作用。本品为繁殖期快速杀菌剂，与细菌细胞壁合成前体肽聚糖结合，抑制细胞壁的合成。

临床上用于治疗严重 G^+ 菌所致的感染，特别是 MRSA、MRSE 和肠球菌引起的感染，如败血症、心内膜炎、骨髓炎、呼吸道感染等。也可用于对 β - 内酰胺类过敏患者的严重葡萄球菌感染。可口服治疗难辨梭状芽孢杆菌引起的伪膜性肠炎和消化道感染的。

万古霉素和去甲万古霉素毒性较强，替考拉宁较弱。较常见者有静注部位静脉炎、皮

疹、畏寒、发热反应。快速静注万古霉素可引起皮肤发红、荨麻疹、心动过速、低血压等，称为“红人综合征”。尚有耳毒性和肾毒性，应避免与有耳毒性和肾毒性的药物合用。

（八）人工合成抗菌药

1. 喹诺酮类药物

临床上常用氟喹诺酮类，包括诺氟沙星、依诺沙星、环丙沙星、氧氟沙星、左氧氟沙星、氟罗沙星、洛美沙星、司氟沙星、加替沙星、莫西沙星等。

【抗菌作用与临床应用】

广谱杀菌药，对 G^- 菌如大肠杆菌、铜绿假单胞菌、产气杆菌、志贺氏菌、沙门菌属、变形杆菌属、流感杆菌、奈瑟菌属等具有强大的抗菌作用，对金黄色葡萄球菌、肺炎链球菌、化脓溶血性链球菌等 G^+ 菌亦有良好作用，对衣原体、支原体、军团菌及某些厌氧菌也有较强的抗菌活性；部分品种（如氧氟沙星）对结核杆菌、螺旋体有效。作用机制主要是抑制 DNA 回旋酶，阻碍 DNA 合成，导致细菌死亡（图 8－3）。适用于：①泌尿生殖系统感染，临床上环丙沙星、氧氟沙星、加替沙星与 β －内酰胺类同为治疗泌尿生殖系统感染的首选药，用于单纯性淋病奈瑟菌性尿道炎、宫颈炎，环丙沙星还可首选用于铜绿假单胞菌性尿道炎的治疗。氟喹诺酮类对于敏感菌引起的前列腺炎亦有较好的疗效。②呼吸道感染，左氧氟沙星、加替沙星或莫西沙星与万古霉素合用首选用于治疗对青霉素高度耐药的肺炎链球菌感染。氟喹诺酮类可替代大环内酯类用于支原体肺炎、衣原体肺炎、嗜肺军团菌所致的军团病。③伤寒和其他沙门菌属感染，志贺菌属肠道感染。④腹腔、胆道感染及盆腔感染，需与甲硝唑等抗厌氧菌药物合用。⑤敏感菌引起的皮肤软组织感染和眼、耳、鼻、喉部感染及创面感染等。

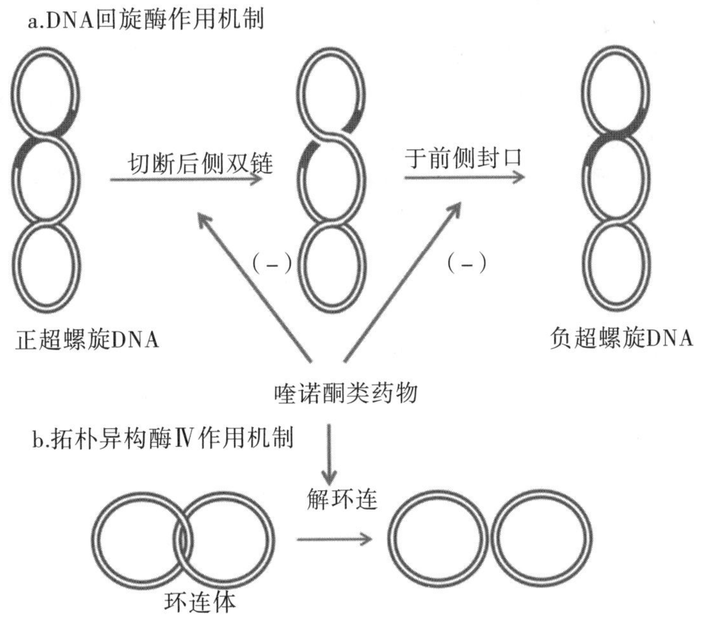

图 8－3 喹诺酮类药物作用机制示意

【不良反应】

主要为消化道反应，少数出现中枢神经系统毒性反应，如头昏、头痛、失眠、焦虑、抽搐、癫痫发作等；少数患者可发生皮肤反应、光敏反应等；可致幼龄动物软骨损伤。其他如肝肾功能异常、跟腱炎、心脏毒性和眼毒性等，停药后可恢复。为防止和减少不良反应的发生，使用时应注意：①对喹诺酮类药物过敏的患者禁用；②18 岁以下未成年患者、孕妇和哺乳期妇女避免使用本类药物；③不宜用于有癫痫或其他中枢神经系统基础疾病的患者；④避免与茶碱或非甾体类抗炎药合用；⑤肾功能减退患者应用本类药物时，需根据肾功能减退程度减量用药，以防发生因药物在体内蓄积而引起的抽搐等中枢神经系统严重不良反应；⑥使用具光敏反应药物如环丙沙星、氟罗沙星、洛美沙星、司氟沙星等的患者应避免日照，药物亦应避光保存和使用。

2. 磺胺类药物及甲氧苄啶

根据药代动力学特点和临床用途的不同，磺胺类药物分为三大类：①用于全身性感染的磺胺药，包括短效类（$t_{1/2}<10$ h）如磺胺异噁唑（sulfafurazole，SIZ）和磺胺二甲嘧啶（sulfadimidine），中效类（$t_{1/2}$为 10～24 h）如磺胺甲噁唑（sulfamethoxazole，SMZ）和磺胺嘧啶（sulfadiazine，SD），以及长效类（$t_{1/2}>24$ h）如磺胺间甲氧嘧啶（sulfamonomethoxine，SMM）和磺胺多辛（sulfadoxine）等；②用于肠道感染的磺胺药，如柳氮磺吡啶（SASP）；③外用磺胺药，如磺胺嘧啶银（sulfadiazine silver，SD-Ag）、磺胺米隆（sulfamylon，SML）和磺胺醋酰（sulfacetamide，SA）。

【抗菌作用与临床应用】

磺胺类为广谱抑菌药，对大多数 G^+菌和 G^-菌均有良好的抗菌作用。其中最敏感的有溶血性链球菌、肺炎球菌、脑膜炎奈瑟菌、淋病奈瑟菌、流感嗜血杆菌和鼠疫耶氏菌；其次是大肠埃希菌、变形杆菌属、志贺菌属、沙门菌属、布鲁菌属等。对其他病原微生物如沙眼衣原体、疟原虫、卡氏肺孢子虫、弓形虫滋养体和放线菌等也有抑制作用，但对病毒、支原体、立克次体和螺旋体无效。磺胺嘧啶银和磺胺米隆对铜绿假单胞菌也有效。

近年来细菌对磺胺类药物的耐药菌株明显增多，使其应用显著减少。甲氧苄啶（TMP）对许多 G^+球菌和多数 G^-杆菌有良好抗菌作用，对脑膜炎球菌作用不明显，对铜绿假单胞菌无效。磺胺类与 TMP 联合时有协同作用，可显著增强磺胺类的作用，并对部分细菌出现杀菌作用。作用机制为：磺胺类的基本结构与对氨基苯甲酸（PABA）相似，可与之竞争二氢蝶酸合酶，使 PABA 不能合成二氢叶酸；TMP 则可抑制二氢叶酸还原酶，使二氢叶酸不能还原成四氢叶酸，从而干扰细菌的叶酸代谢，抑制细菌的生长繁殖（图 8－4）。

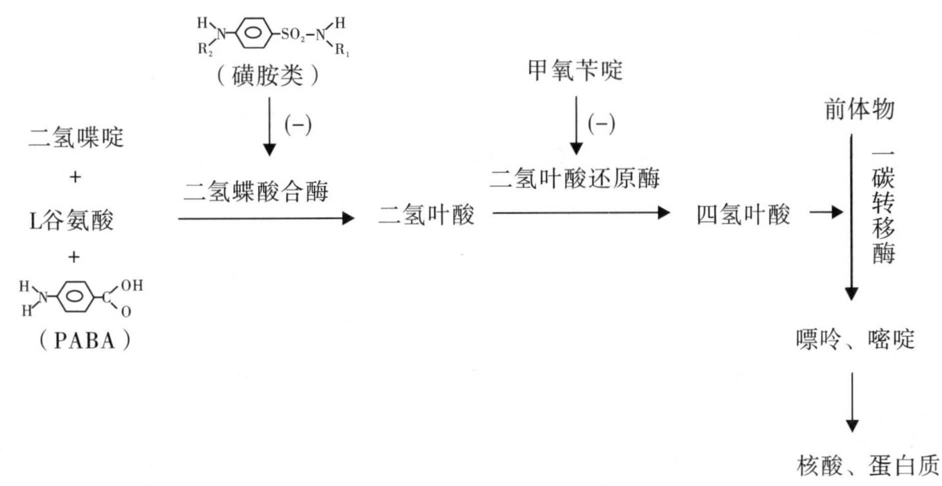

图 8－4　磺胺类药物作用机制示意

SD 首选用于普通型流行性脑脊髓膜炎，还有诺卡菌属引起的肺、脑感染的治疗以及流行性脑脊髓膜炎预防。TMP 可单独用于治疗单纯性尿路感染，但单用易产生耐药性。SMZ 主要与 TMP 按 5∶1 合用，称复方新诺明（SMZ_{CO}），用于治疗敏感细菌所致的泌尿系统感染、菌痢、霍乱、伤寒、中耳炎、肺孢子肺炎、诺卡菌病等。

SASP 适用于溃疡性结肠炎的治疗。SD-Ag 主要用于预防或治疗Ⅱ、Ⅲ度烧伤或烫伤伴铜绿假单胞菌引起的创面感染。SML 适用于烧伤或大面积创伤后的铜绿假单胞菌感染。磺胺醋酰钠则适用于治疗角膜炎、结膜炎和沙眼等。

【不良反应】

该类药物不良反应较多。磺胺类和 TMP 均可引起皮疹、药热等过敏反应，偶见剥脱性皮炎和多形性红斑等。本类药物间有交叉过敏反应。磺胺类可致泌尿系统损害，引起血尿、结晶尿及肾功能减退。故应用磺胺药时应同服碳酸氢钠，并多饮水，定期检查尿常规，肝肾功能减退者应避免使用该类药物。可致粒细胞减少、血小板减少及再生障碍性贫血，用药期间应定期检查血常规；可致肝脏损害甚至肝坏死，用药期间需定期测定肝功能，肝病患者应避免使用；可引起脑性核黄疸，因此禁用于新生儿及 2 月龄以下婴儿。其他如恶心、呕吐、头痛、头晕及乏力等较轻微症状，无须停药。

3．硝基呋喃类药物

临床上常用的有呋喃妥因、呋喃唑酮和呋喃西林。抗菌谱广，对许多需氧 G^+ 菌及 G^- 菌均有抗菌作用，但对铜绿假单胞菌无效；不易引起耐药性。呋喃妥因口服后血药浓度低、尿药浓度较高，因此不宜用于全身性感染而适用于泌尿道感染，且在酸性尿中抗菌活性增强。呋喃唑酮口服后难吸收，主要用于治疗肠炎、菌痢、霍乱等肠道感染性疾病，还可用于幽门螺杆菌感染的消化性溃疡的治疗。呋喃西林仅局部外用于伤口、创面、皮肤感染等。大剂量、长疗程应用本类药物及肾功能损害患者可能发生头痛、肌痛、眼球震颤、周围神经炎等不良反应；缺乏葡萄糖－6－磷酸脱氢酶者应用呋喃妥因可发生溶血性贫血。新生儿、肝肾功能不全者及对本类药物过敏者禁用。

4. 硝基咪唑类

本类药物包括甲硝唑、替硝唑和奥硝唑等。药物抗菌作用相似，对各种 G^+ 菌和 G^- 厌氧菌及脆弱类杆菌均有良好作用，还具有抗破伤风梭菌、抗滴虫和抗溶组织内阿米巴原虫的作用。主要用于各种厌氧菌感染和肠道及肠外阿米巴病；对需氧菌无效，因此用于治疗需氧菌和厌氧菌引起的混合感染时，应联合其他有效抗菌药物。

三、抗结核病药

结核病是由结核分枝杆菌引起的慢性传染病，可累及全身多个脏器，以肺结核最为常见。根据 2020 年全国法定传染病疫情概况，报告肺结核（tuberculosis）居发病数第二位，居死亡数前三位。

抗结核药物分为一线抗结核药和二线抗结核药。一线抗结核药是指具有较强的抗结核疗效和较低的毒性的药物，为抗结核的常规首选药，包括异烟肼、利福平、吡嗪酰胺、乙胺丁醇和链霉素等。二线抗结核药是指抗结核疗效低或毒性高，或两者兼有的药物，主要用于对一线抗结核药产生耐药性或不能耐受的患者，包括乙硫异烟胺、丙硫异烟胺、环丝氨酸、特立齐酮、对氨基水杨酸、利福布汀、氨硫脲、卷曲霉素、卡那霉素、阿米卡星、氧氟沙星、左氧氟沙星、莫西沙星和环丙沙星等。

（一）常用抗结核病药

1. 异烟肼

【药理作用与机制】

异烟肼（isoniazid，INH）对快速繁殖的结核分枝杆菌有迅速杀灭作用，而对静止的结核分枝杆菌仅产生抑制作用；对细胞外和细胞内的结核分枝杆菌均有作用，在酸性或碱性介质中活性相同。

INH 的主要作用机制是抑制结核分枝杆菌细胞壁中独特的脂肪酸成分——分枝菌酸的合成。因此，INH 仅对分枝杆菌有作用。

单用易产生耐药性，但停药一段时间后多可恢复对药物的敏感性。

【体内过程】

INH 口服完全吸收，可渗透全身组织、结核腔、胎盘、脑膜。约 10% 的药物与蛋白质结合，在肝脏中广泛代谢，24 h 内 75%～95% 的 INH 主要以乙酰异烟肼和异烟酸的形式经尿排泄。

INH 由多种 N-acetyltransferase-2（NAT2）等位基因编码的肝芳胺 NAT2 代谢。患者 INH 代谢分两个表型：慢速型和快速型乙酰化者。INH 诱导的周围神经炎常见于慢速乙酰化者。

【临床应用】

用于各型肺结核的进展期、溶解播散期、吸收好转期。除早期轻症肺结核治疗或预防用药时单独使用，须与其他抗结核药联合用药，以免耐药性产生。

【不良反应】

（1）神经系统毒性：外周神经炎表现为感觉异常、麻木、精神障碍、偶有抽搐，同时使用维生素 B6 可预防。

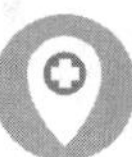

（2）肝脏毒性：常见转氨酶升高。严重的肝损害发生率约0.1%。20岁以下的患者很少发生肝损害，但肝损害发病率随年龄增加而增加；与利福平合用可使总风险增加约3%。大多数肝炎病例在治疗开始后4～8周出现。

（3）其他：皮疹、粒细胞减少、血小板减少、口干、胃脘痛、高铁血红蛋白血症、耳鸣和尿潴留。

【药物相互作用】

氢氧化铝抑制INH吸收。INH通过抑制CYP2C19和CYP3A4来延缓苯妥英、卡马西平、地西泮、茶碱和华法林的代谢，升高血药浓度。对氨基水杨酸能抑制INH代谢，延长其$t_{1/2}$。

2. 利福霉素

利福霉素（rifamycins）是一种大环类抗生素，包括利福平（rifampin）、利福喷汀（rifapentine）和利福布汀（rifabutin），是治疗分枝杆菌疾病的重要的大环类抗生素。

3. 利福平

利福平（rifampin）是从地中海链霉菌中提取的利福霉素B的半合成衍生物。

【药理作用与机制】

利福平在0.06～0.25 mg/L浓度下可抑制许多结核分枝杆菌临床分离株的生长。利福平对麻风分枝杆菌也有杀菌作用。

利福平可抑制大多数G^+菌和许多G^-微生物的生长，如大肠杆菌、假单胞菌、吲哚阳性和吲哚阴性的变形杆菌和克雷伯氏杆菌。利福平对金黄色葡萄球菌和凝固酶阴性葡萄球菌有很强的抗菌活性。该药物对脑膜炎奈瑟菌和流感嗜血杆菌也有很高的活性。利福平可在细胞培养和动物模型中抑制军团菌的生长。

利福平与DNA依赖性的RNA聚合酶的β亚基（*rpoB*）结合形成稳定的酶复合物，抑制RNA合成。

利福平的耐药机制：①*rpoB*基因突变，降低其对药物的亲和力；②外排泵的诱导和突变。除利福平同系物外，与其他抗结核药物均无交叉耐药性。

【体内过程】

口服吸收良好（生物利用度约70%），但食物会减少其吸收，因此建议空腹服用。体内分布广泛，能穿透细胞内，进入结核腔、干酪样肿块和胎盘。在肝脏中被代谢成具有活性的去乙酰化代谢物，主要通过胆汁排泄，部分通过尿液排泄。利福平及其去乙酰化代谢物可肠肝循环。利福平的$t_{1/2}$为2～5 h。利福平及其代谢物均为橘红色，用药会使泪液、唾液、痰、汗液、尿液、粪便等呈橘红色，为避免患者恐慌，应事先告知。

【临床应用】

与其他抗结核药联合用于各型结核病的治疗，不单用，以免产生耐药性。也可用于治疗某些非典型性分枝杆菌感染、麻风病和耐药金黄色葡萄球菌严重感染。由于胆汁中浓度高，也可用于严重的胆道感染。作为预防用药用于不能服用INH，或对INH耐药而对利福平敏感菌株引起的活动性结核患者的密切接触者。

【不良反应】

肝炎是主要的不良反应，通常发生在已有肝病的患者中，且与剂量有关。发展成黄疸者需停药，停药可恢复。间隙用药常见以下轻的反应，不需停药。皮肤综合征：脸红、瘙痒和皮疹（特别是面部和头皮）、眼睛发红和流泪；流感综合征：发冷、发烧、头痛、不适和骨痛；腹部综合征：恶心、呕吐、腹部绞痛伴或不伴腹泻。

【药物相作用】

利福平是一种肝微粒体酶诱导剂，能增加多种 CYP_{450}同工酶的活性。因此，提高自身和许多药物的代谢，如华法林、口服避孕药、皮质类固醇、磺酰脲类药物、类固醇、HIV 蛋白酶抑制剂、非核苷类逆转录酶抑制剂、茶碱、美托洛尔、氟康唑、酮康唑、克拉霉素、苯妥英等的新陈代谢。

4. 乙胺丁醇

盐酸乙胺丁醇（ethambutol）是一种水溶性化合物，对热稳定。

【药理作用与机制】

乙胺丁醇对结核分枝杆菌有抗菌作用。乙胺丁醇可抑制阿拉伯糖基转移酶（*embAB* 基因编码）Ⅲ参与阿拉伯半乳聚糖的生物合成，从而干扰细菌细胞壁中菌酸的掺入。

乙胺丁醇的耐药性发展缓慢，与 *embB* 基因突变降低了乙胺丁醇与靶酶的亲和力有关。乙胺丁醇与其他抗结核药没有交叉耐药性。

【体内过程】

乙胺丁醇的口服生物利用度约为 80%；分布广泛，血浆蛋白结合率 10%～40%，$t_{1/2}$ 为 3～4 h。约 80% 的药物以原型经肾排泄。因此，在肾功能衰竭时，即使是接受血液透析的患者，也应以 15～25 mg/kg 的剂量每周服用 3 次取代每天服用。

【临床应用】

该药主要用于各型结核病的治疗，特别是链霉素和 INH 治疗无效者。由于毒性小、耐药性产生慢，目前已取代对氨基水杨酸成为一线药。

【不良反应】

该药很少产生严重的不良反应。约 1% 的患者视力下降，0.5% 的患者出现皮疹，0.3% 的患者出现药物热。其他副作用有瘙痒、关节痛、肠胃不适、腹痛、头痛、头晕、精神错乱、定向障碍和可产生幻觉。乙胺丁醇减少尿酸的肾脏排泄可使约 50% 的患者血中尿酸浓度升高。最重要的副作用是视神经炎，导致视力下降和红绿辨别能力丧失，具有剂量和时间依赖性，停药可恢复。

5. 链霉素

链霉素（streptomycin）是第一个临床上有效的抗结核病药，但疗效不及 INH 或利福平；穿入细胞能力差，仅作用于细胞外杆菌；能穿透结核腔，但不能透过血脑屏障，在酸性介质中作用较差。单用易产生耐药性，多数患者出现复发。由于需要肌内注射和较低的安全范围（具耳毒性和肾毒性，特别是对老年人和肾功能受损者），链霉素仅作为其他一线抗结核药物的替代或补充，且疗程不超过 2 周。

6. 吡嗪酰胺

吡嗪酰胺（pyrazinamide）是烟酰胺的合成吡嗪类似物。在酸性环境中抗菌作用强。

【药理作用与机制】

该药具有良好的杀菌活性。吡嗪酰胺可缩短治疗时间，降低复发风险。吡嗪酰胺的作

用机制尚不清楚，但与 INH 一样，在分枝杆菌细胞内被 *pncA* 基因编码的酶（吡嗪酰胺酶）转化为活性代谢物吡嗪酸。吡嗪酸在酸性介质中累积，通过与另一种脂肪酸合成酶相互作用而抑制分枝菌酸的合成。吡嗪酸也会破坏细菌的细胞膜及其转运功能。单独使用易产生耐药性，*pncA* 基因易突变。

【体内过程】

吡嗪酰胺口服易吸收，分布广泛，在脑脊液中有良好的穿透力，因此在脑膜结核中有很高的应用价值，大部分经肝脏代谢、肾脏排泄；血浆 $t_{1/2}$ 为 6 ～ 10 h。

【临床应用】

该药与其他抗结核药合用于结核病的治疗。

【不良反应】

该药具有肝毒性，肝病患者禁用。抑制肾脏中尿酸的分泌，诱发痛风。其他不良反应包括腹痛、关节痛、脸红、皮疹、发烧和糖尿病。

7．对氨基水杨酸

【药理作用与机制】

对氨基水杨酸（para-aminosalicylic acid，PAS）是结核分枝杆菌的抑菌剂。在体外，大多数结核分枝杆菌对 1 mg/L 浓度的对氨基水杨酸敏感。对氨基水杨酸对其他细菌没有抗菌活性。对氨基水杨酸是一种与 PABA 结构类似的物质，PABA 是二氢蝶酸合酶的底物。因此，PAS 被认为是一种竞争性的二氢蝶酸合酶抑制剂。

【体内过程】

口服完全吸收，除脑脊液外分布于全身。约 50% 的 PAS 被乙酰化，与 INH 竞争乙酰化作用，延长其 $t_{1/2}$；通过肾小球滤过和肾小管分泌迅速排泄，$t_{1/2}$ 短，约 1 h。

【临床应用】

该药属二线抗结核药，主要与 INH 和链霉素等合用以增强疗效、延缓耐药性的产生。与利福平合用，可明显抑制后者的吸收，因此两者不宜同时服用，必要时可静脉滴注途径给药。因 PAS 疗效低、不良反应多，现已被利福平和乙胺丁醇取代。

【不良反应】

该药不良反应发生率约为 10%～30%。频繁的厌食、恶心和上腹痛等胃肠道反应，常常限制患者的依从性。过敏反应发生率 5%～10%，表现为皮疹、发热、嗜酸性粒细胞增多和其他血液学异常。

8．乙硫异烟胺

乙硫异烟胺（ethionamide）是一种疗效中等的抗结核药，对胞外和胞内杆菌均有作用。乙硫异烟胺是异烟酸的衍生物，治疗结核病的疗效弱于 INH 和链霉素，而与 PAS 相仿。不良反应较多、单用耐药性产生快，故仅限于合用其他抗结核药用于一线药物无效或不能耐受其他抗结核药的患者，以增强疗效和避免耐药性的产生。

9．卷曲霉素

卷曲霉素（capreomycin）是一种抗结核分枝杆菌多肽类抗生素。抗结核分枝杆菌的活性、不良反应与氨基苷类相似，不能与其他损伤第八对脑神经的药物同时使用。单用易产生耐药性，与卡那霉素和新霉素有交叉耐药性。

（二）抗结核病药应用的基本原则

肺结核化学药物治疗的原则是早期、规律、全程、适量、联合。整个治疗方案分强化和巩固两个阶段。

1. 早期用药

早期对所有检出和确诊患者均应立即给予化学治疗。早期化学治疗有利于迅速发挥早期杀菌作用，促使病变吸收和减少传染性。

2. 长期规律用药和足量用药

严格遵照医嘱要求规律用药，不漏服、不停药，以避免耐药性的产生。长期全疗程用药，保证完成规定的治疗期是提高治愈率和减少复发率的重要措施。

严格遵照适当的药物剂量要求用药，药物剂量过低不能达到有效的血药浓度，影响疗效和易产生耐药性，剂量过大易发生药物毒副反应。

3. 联合用药

联合用药指同时采用多种抗结核药物治疗，可提高疗效，同时通过交叉杀菌作用减少或防止耐药性的产生。

四、抗病毒药

病毒感染性疾病种类很多，多数病毒具有感染某一器官组织的特异性。比如，肝炎病毒主要损害肝脏，脑炎病毒主要损害脑组织。最近，COVID-19 病毒肆虐全球，因此病毒感染仍然是威胁人类健康常见的、危险的疾病。

由于病毒在宿主细胞内感染和扩增，抗病毒药的研发面临极大困难。抗病毒药远远不如抗菌药多，也不如抗菌药有效。目前有 5 种药物被批准用于治疗和预防流感病毒感染：金刚烷胺、金刚乙胺、奥司他韦、扎那米韦和拉米韦。耐药性的产生是由于药物过度使用所致。耐药性的发展和耐药病毒的传播是流感化疗和化学预防所面临的主要挑战。

临床上部分呼吸系统感染性疾病是由病毒引起的，如由流感病毒引起的急性呼吸道传染病（流感），由冠状病毒引发的严重急性呼吸综合征（又称传染性非典型肺炎，简称 SARS），由新型冠状病毒引起的疾病 COVID-19 等。流感病毒包括人流感病毒和动物流感病毒，人流感病毒分为 A（甲）、B（乙）、C（丙）3 种类型，动物流感病毒包括禽流感病毒、猪流感病毒等。

病毒是由核酸和蛋白质外衣壳组成的。在病毒的增殖过程中，衣壳可以吸附于宿主细胞表面受体并穿入细胞引起细胞的感染。由于大多数病毒缺乏酶系统，必须利用宿主的酶系统才能繁殖，所以作为抗病毒药（antiviral drug），阻止病毒增殖过程的某一环节如病毒的吸附、侵入、脱壳、生物合成及组装、装配与释放的某个阶段，均可起到防治病毒性疾病的作用。由于病毒在繁殖的过程中容易发生变异，因此难以研究和筛选出仅选择性地作用于病毒却不影响宿主的药物，这也是抗病毒药物疗效不尽人意的主要原因之一。目前，常用于呼吸系统疾病的抗病毒药有利巴韦林、奥司他韦、扎那米韦、干扰素、金刚烷胺和金刚乙胺等。

（一）抗病毒药的作用机制

病毒进入体内的增殖过程大体可以分为 5 个阶段，即吸附、侵入、脱壳、病毒成分的

合成、装配与释放。根据作用于病毒繁殖的不同阶段，抗病毒药的作用如下：

1. 阻止吸附

病毒的附着是病毒在宿主细胞中增殖的第一个环节。在这一时期，特异性的免疫球蛋白和各种病毒疫苗在体内诱导产生相应抗体，阻止病毒表面位点与宿主细胞的特异部位结合，因而起到预防病毒感染宿主细胞的作用。

2. 阻止侵入及脱壳

病毒必须穿入宿主细胞并脱去蛋白衣壳后，其核酸才能发出指令作用。有些药物，如金刚烷胺可特异性阻止流行性感冒病毒的穿入及脱壳，预防流感。

3. 抑制生物合成

病毒复制需要依赖宿主细胞提供原料，才能合成病毒核酸及蛋白质，如利巴韦林等能抑制单磷酸次黄嘌呤核苷合成，从而阻碍病毒核酸的合成。

4. 影响组装、装配与释放

奥司他韦可通过抑制神经氨酸酶的活性，抑制病毒从被感染的细胞中释放。

5. 增强宿主细胞的抗病毒能力

干扰素等药物可刺激被感染细胞产生抗病毒蛋白，抑制病毒的增殖。

（二）常用的抗病毒药

1. 利巴韦林

【药理作用与机制】

利巴韦林（ribavirin）为嘌呤核苷同系物，具有广谱抗病毒活性，包括对A型和B型流感、呼吸道合胞体病毒以及许多其他DNA和双链RNA病毒的抗病毒活性。其胞内产生的单磷酸和三磷酸衍生物可抑制GTP和病毒RNA的合成。

【体内过程】

口服利巴韦林的生物利用度约为50%。以多指数的方式进行部分代谢和消除，每日给药会使药物蓄积于体内，停药数月后仍有残留，$t_{1/2}>10$ d。

【临床应用】

口服或静脉注射利巴韦林用于严重A型和B型流感和免疫抑制的麻疹患者以及疱疹病毒感染、急性肝炎，但不作为治疗这些疾病的一线药物。气雾剂给药用于婴儿和儿童，特别是那些有先天性心脏病、早产患者呼吸道合胞病毒引起的支气管炎。

【不良反应】

该药最主要毒性反应为贫血、骨髓抑制、溶血、中枢神经系统和胃肠道症状，也有致畸毒性。气雾剂可导致黏膜刺激和支气管痉挛。

2. 干扰素

【药理作用与机制】

干扰素（interferons，IFNs）是宿主细胞在应对病毒感染和包括双链RNA和某些细胞因子（TNFα、IL-1、IL-2）等其他刺激下产生的低分子量糖蛋白细胞因子，有非特异性的抗病毒、免疫调节和抗增殖作用。干扰素与特定的细胞表面受体结合，影响病毒的渗透、病毒mRNA的合成、病毒颗粒的组装及其释放等多个病毒发展步骤，其中，直接或间接抑制病毒蛋白的合成是其常见作用。干扰素受体是一种JAK-STAT酪氨酸蛋白激酶受体，其作用是使细胞蛋白磷酸化。这些细胞随后迁移到细胞核，并诱导干扰素诱导的蛋白质转录，从而发挥抗病毒作用。

此外，IFNs 与免疫系统的其他部分存在复杂的相互作用，因此 IFNs 可以通过发挥直接抗病毒作用或通过改变免疫系统对感染的反应来改善病毒感染。例如，IFNs 诱导的 MHC 抗原的表达可能通过增强细胞毒性 T 淋巴细胞的溶解作用而促进 IFNs 的抗病毒作用。相反，IFNs 可能介导一些与病毒感染相关的全身症状，并在某些病毒性疾病中促进免疫介导的组织损伤。

【临床应用】

可以用于急性病毒感染性疾病，如流感及其他上呼吸道感染性疾病。

【不良反应】

常见类似流感的症状如疲劳、疼痛、不适、发烧、头晕、厌食、恶心、味觉和视觉障碍。剂量限制性毒性反应包括骨髓抑制、神经毒性、神经衰弱、自身免疫性疾病以及低血压和心动过速等对心血管的影响；偶见肾炎、肺炎和肝毒性。

3．金刚烷胺

【体内过程】

金刚烷胺（amantadine）口服易吸收，以原形经肾排泄，$t_{1/2}$约 16 h。

【药理作用与机制】

金刚烷胺及其衍生物金刚乙胺具有独特的三环胺结构，与任何核酸前体无关，但可抑制 A 型流感病毒的复制，对病毒复制的早期（脱壳）和晚期（病毒组装）都有作用。对 B 型流感无抗病毒活性。H5N1 和 H1N1 甲型流感毒株有耐药性。

【临床应用】

在流行或季节性流感期间预防 A2 型流感，特别是高危患者。流感季节和流行一般持续约 2 周，只有这段时间需要预防。只有当已知引起流行的病毒株对金刚烷胺敏感时，才应考虑预防性使用。对于季节性预防，成功率是可变的，但往往是实质性的。金刚烷胺不会干扰抗体对流感疫苗的反应性，可以同时给予，可在 2 周后停用金刚烷胺。

A2 型流感疾病的治疗：如果在症状出现后立即给予该药物，则会产生温和的治疗效果（减轻发烧、充血、咳嗽和更快的恢复）。

【不良反应】

一般耐受性良好，可出现恶心、厌食、失眠、头晕、做恶梦、精神不集中，偶出现幻觉；可见局部血管收缩引起的脚踝水肿。

4．金刚乙胺

金刚乙胺（rimantadine）是金刚烷胺的甲基衍生物，比母体药物有效、作用时间长、耐受性强、不良反应发生率低。金刚乙胺的口服生物利用度较高，主要通过和葡萄糖醛酸结合及羟基化进行代谢，代谢物随尿液排泄。防治 A 型流感的剂量等临床应用与金刚烷胺相似。对金刚烷胺耐药的病毒对金刚乙胺也耐药。

5．奥司他韦

【体内过程】

奥司他韦（oseltamivir）口服易吸收，生物利用度约为 80%。它是一种酯类前药，在

肠道吸收过程和肝脏中几乎完全水解为活性形式的奥司他韦羧酸盐，主要经肾排泄，$t_{1/2}$ 为 6 ～ 10 h。

【药理作用与机制】

奥司他韦是唾液酸的同系物，具有广谱抗病毒活性，包括 A 型流感（金刚烷胺敏感和耐药）、H5N1、nH1N1 和 B 型流感毒株。神经氨酸酶是后代病毒粒子从感染细胞释放的所需要的酶，药物的活性代谢产物抑制流感病毒神经氨酸酶、抑制病毒感染新的细胞，控制病毒在体内的传播。

【耐药性】

病毒神经氨酸苷酶的突变可致耐药性的产生。尽管猪流感（nH1N1）仍然是最敏感的，但 H1N1（季节性流感）和 H5N1 已经对奥司他韦具有耐药性。一些对奥司他韦耐药的菌株对扎那米韦仍然敏感，反之亦然。

【临床应用】

奥司他韦可用于预防和治疗 A 型流感、猪流感、禽流感和 B 型流感。可减少疾病的严重程度、持续时间和并发症。

【不良反应】

常见胃刺激引起的恶心、腹泻和腹痛等胃肠道反应（与食物同服可减轻症状），以及头痛、虚弱、咳嗽和失眠等中枢神经系统症状。皮肤反应也有报道。

6. 扎那米韦

扎那米韦（zanamivir）的作用机制、临床应用和疗效与奥司他韦相似。

【体内过程】

口服利用度极低，以粉末状吸入途径给药。吸入干粉后，约 15% 沉积于下呼吸道，约 80% 沉积于口咽。总生物利用度为 4% ～ 17%。少量吸收的药物由肾脏排泄，$t_{1/2}$ 为 2 ～ 5 h。

【药理作用与机制】

扎那米韦也是唾液酸的同系物，是 A 型流感（包括抗金刚烷胺、nH1N1、H5N1 株）和 B 型流感病毒神经氨酸酶抑制剂。

【临床应用】

作为奥司他韦的替代药物，在减少疾病的严重程度、持续时间和并发症方面与奥司他韦等效。

【不良反应】

吸入粉末可引起支气管痉挛，因此禁用于严重的哮喘患者。轻微和罕见的副作用有头痛、头晕、恶心和皮疹等。

五、抗真菌药

呼吸系统的真菌感染属于深部真菌感染，症状易被掩盖，较难诊断，危害较大，甚至可危及生命。抗真菌药分为以下 5 类：抗生素类（两性霉素 B 及其衍生物等）、三唑类（氟康唑、伊曲康唑和伏立康唑等）、嘧啶类（氟胞嘧啶）、丙烯胺类（特比萘芬）和棘白菌素类（卡泊芬净、米卡芬净和阿尼芬净）。

（一）抗生素类抗真菌药

以两性霉素 B 为例。

两性霉素 B（amphotericin B，AMB）是从结节性链霉菌中提取的一种大环内酯多烯类抗真菌抗生素。

【体内过程】

AMB 口服难吸收，一般采用静脉注射给药，难以透过血脑屏障，体内广泛分布，与组织中的甾醇和血浆中的脂蛋白结合，并在体内停留时间长。约 60% 的 AMB 在肝脏中代谢，经尿和胆汁缓慢排泄，但尿中活性药物浓度较低。$t_{1/2}$为 15 d。

【药理作用与机制】

AMB 具有广谱抗真菌作用，对白色念珠菌、荚膜组织胞浆菌、新型隐球菌、皮炎芽生菌、球孢子菌、曲霉菌、孢子丝菌等都有抗菌活性。高浓度的 AMB 起杀菌作用，低浓度则起抑菌作用。

多烯类化合物对真菌细胞膜中存在的麦角甾醇具有较高的亲和力。两者结合，插入膜中，形成一个微孔，导致细胞通透性显著增加。引起真菌细胞内的氨基酸、甘氨酸和钾离子等电解质外渗，最终导致真菌生长停止或死亡。存在于宿主细胞膜中的胆固醇与麦角甾醇极为相似，本品也会与之结合，但亲和力较低。因此，本品对哺乳动物的毒性较低。细菌没有类固醇，故本品无抗细菌作用。

【临床应用】

静脉滴注用于治疗各种深部真菌感染，如白色念珠菌、荚膜组织胞浆菌、新型隐球菌、芽生菌、曲霉菌和孢子丝菌等所致深部真菌感染。

【不良反应】

AMB 毒性大。每次输液可出现寒战、发热、疼痛、恶心、呕吐和呼吸困难。当反应严重时，应逐渐增加剂量。通常情况下，持续用药后反应强度会降低。输液加入氢化可的松 0. 6 mg/kg 可降低反应强度。本品还可致肝毒性、肾毒性、酸中毒、低钾血症和贫血，应定期进行肝肾功能、血钾、血、尿常规和心电图等项检查。

（二）三唑类抗真菌药

1. 氟康唑

【体内过程】

氟康唑（fluconazole）是一种水溶性三唑类化合物，口服生物利用度为 94%，吸收不受食物或胃酸影响；可透过血脑屏障，组织分布广泛，在指甲、阴道和唾液中分布可达杀菌浓度；主要以原形经尿液排泄，$t_{1/2}$为 25 ～ 30 h。

【药理作用与机制】

氟康唑具有广谱抗真菌作用，对新型隐球菌、白念珠菌及球孢子菌等均有抗菌活性。

【临床应用】

适应证包括隐球菌性脑膜炎、全身性和黏膜性念珠菌病、球虫性脑膜炎和一些癣感染。

【不良反应】

本品副作用较少，主要是恶心、呕吐、腹痛、皮疹和头痛。发生率和严重程度随剂量

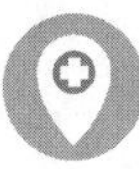

和治疗时间的增加而增加。肾损患者需减量使用，不建议孕妇和哺乳期妇女服用。

2. 伊曲康唑

【体内过程】

伊曲康唑（itraconazole）口服吸收良好，食物或胃酸可促进其吸收。与血浆蛋白结合程度高，表观分布体积大（10 L/Kg），可在阴道黏膜、皮肤和指甲处聚集，但难以透过血脑屏障。主要在肝脏中由 CYP3A4 代谢，通过粪便排泄。$t_{1/2}$为 30 ～ 64 h。

【药理作用与机制】

伊曲康唑为广谱抗真菌药，易感菌包括一些霉菌如曲霉菌和部分氟康唑耐药的念珠菌。虽然对真菌仅有抑菌作用，但对免疫缺陷患者的真菌感染仍然有效。

【临床应用】

伊曲康唑是大多数除脑膜炎外的全身性真菌病的首选抗真菌药。在组织胞浆菌病、芽生菌病、孢子丝菌病等方面优于氟康唑。长期使用伊曲康唑治疗非 HIV 感染的过敏性支气管肺曲霉菌病，可减少糖皮质激素的剂量，减少急性支气管痉挛的发作。

【不良反应】

本品毒性较低，主要为胃肠道反应，常见头晕、瘙痒、头痛和低钾血症。血浆转氨酶可短暂升高，严重的肝毒性少见；对甾体激素合成无抑制作用，故未见内分泌异常。

3. 伏立康唑

【体内过程】

伏立康唑（voriconazole）口服完全吸收，脂肪饮食可影响其吸收。广泛分布于组织中，并被 CYP2C19、CYP3A4、CYP2C9 酶代谢，代谢物随尿液排泄。$t_{1/2}$为 6 h。

【药理作用与临床应用】

本品为广谱抗真菌药，用于治疗侵袭性曲霉菌病、氟康唑耐药念珠菌引起的播散性感染、镰刀菌感染和对抗菌治疗无效的发热性中性粒细胞减少症等真菌感染。

【不良反应】

本品主要的不良反应是皮疹、视觉障碍、QTc 延长。

（三）嘧啶类抗真菌药

以氟胞嘧啶为例。

【体内过程】

氟胞嘧啶（flucytosine，5-FC）口服吸收完全、迅速。分布广泛，血浆蛋白结合率低，在脑脊液中的浓度为血浆中浓度的 65%～90%，也能渗透到房水中。约 80% 以原形经肾排泄。$t_{1/2}$为 3 ～6 h，但肾功能衰竭患者延长至 200 h。

【药理作用与机制】

5-FC 是一种嘧啶类抗代谢物，是一种窄谱的抑菌剂，对新生隐球菌、圆环菌、成色菌和念珠菌有活性，对其他真菌和细菌不敏感。

5-FC 被真菌细胞吸收后，转化为 5－氟尿嘧啶，再转化为 5－氟脱氧尿苷酸，最终抑制核酸和蛋白合成。

【临床应用】

氟胞嘧啶几乎只与两性霉素 B 联合用于治疗隐球菌性脑膜炎，与两性霉素 B 单独使用相比，可提高隐球菌性脑膜炎患者的存活率。

【不良反应】

5-FC 的毒性低于 AMB。不良反应包括剂量依赖性骨髓抑制和胃肠道紊乱，特别是肠炎和腹泻。肝功能障碍轻微且可逆。

（四）丙烯胺类抗真菌药

以特比萘芬为例。

【体内过程】

特比萘芬（terbinafine）口服吸收利用度为 75%，但首过效应降低生物利用度至 40%。分布并积聚在皮肤、指甲和脂肪上，主要经肾排泄。初始 $t_{1/2}$ 约为 12 h，但重复给药达稳态浓度时 $t_{1/2}$ 延伸至 200 ～ 400 h。

【抗菌作用与机制】

特比萘芬有广谱抗真菌作用，对白色念珠菌有抑菌作用，有作用快、疗效高、复发少、毒性低等特点。作用机制是在真菌细胞内聚集，抑制真菌角鲨烯环氧化酶，从而减少麦角甾醇的生物合成，干扰细胞膜的功能及细胞壁的形成，从而使真菌死亡。

【临床应用】

本品与两性霉素 B 合用用于治疗深部曲霉菌感染、侧孢感染、假丝酵母菌感染和肺隐球酵母菌感染。

【不良反应】

主要有胃痛、皮疹、味觉障碍；偶见肝功能不全、血液病和严重皮肤反应。

（五）棘白菌素类抗真菌药

本类药物有卡泊芬金（caspofungin）、米卡芬净（micafungin）和阿尼芬净（anidulafungin），它们的作用、应用相似。

以卡泊芬净为例。

【体内过程】

卡泊芬金口服不吸收，多用于静脉滴注。分布于组织中，但不透入脑脊液。主要是经水解和 N – 乙酰化进行代谢，代谢产物随尿液和粪便排泄。

【抗菌作用与机制】

卡泊芬净是一种半合成棘白菌素类抗真菌药，主要对念珠菌和曲霉菌有抗菌活性，对耐唑类抗真菌药的念珠菌亦有活性。能抑制真菌细胞壁的特异性成分 β – 1，3 – 葡聚糖的合成，从而破坏真菌细胞壁，使细胞溶解、死亡。

【临床应用】

本品用于深部侵袭性念珠菌病、食道念珠菌病及无反应性侵袭性曲霉菌病的抢救治疗。

【不良反应】

常见的不良反应为皮疹、呕吐、呼吸困难、低钾血症和关节痛等，以及注射部位反应，包括急性发热反应和静脉炎。

六、抗阿米巴病药

阿米巴病是由溶组织阿米巴原虫所致的疾病。阿米巴原虫在人体肠道寄生时，有包囊

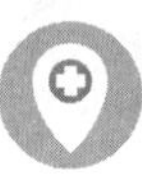

和滋养体两个不同时期。其中包囊是传染根源，而滋养体可侵入肠黏膜，破坏肠壁，引起肠壁溃疡，也可随血流进入其他组织或器官，引起肠外阿米巴病。肺、胸膜阿米巴病是阿米巴原虫感染所致的肺及胸膜化脓性炎症。目前抗阿米巴药主要作用于滋养体，对包囊几乎无作用，治疗肠外阿米巴病的药物有甲硝唑、二氯尼特、氯喹等。

1. 甲硝唑

【体内过程】

甲硝唑（metronidazole）口服易吸收。分布广泛，在阴道分泌物、精液、唾液和脑脊液中均达到治疗浓度。肝脏代谢主要通过氧化和葡萄糖醛酸结合，肾脏排泄。血浆 $t_{1/2}$ 约为 8 h。

【药理作用】

甲硝唑对阿米巴滋养体有杀灭作用，对许多厌氧和微嗜氧细菌如脆弱类杆菌、梭菌属、产气荚膜梭菌属、艰难梭菌、幽门螺杆菌、弯曲杆菌、肠球菌、螺旋体和厌氧链球菌都有抗菌活性。

【临床应用】

本品可用于治疗肠道外阿米巴病以及抗厌氧菌引起的呼吸道感染。

【不良反应】

常见的副作用有头痛、恶心、口干和金属味，偶见呕吐、腹泻和腹部；排尿困难，膀胱炎和盆腔压迫感等有报告。非常罕见神经毒性作用如头晕、脑病、抽搐、不协调和共济失调等。

2. 二氯尼特

二氯尼特（diloxanide）是一种高效的腔内阿米巴杀菌剂，可直接杀死产生包囊的滋养体。二氯尼特用于肠外阿米巴病被甲硝唑控制症状后的控制复发。首选用于治疗无症状带阿米巴包囊者，主要通过葡萄糖醛酸代谢并随尿排泄。不良反应有胀气，偶有恶心、瘙痒，很少有荨麻疹。

3. 氯喹

氯喹（chloroquine）属抗疟药。对阿米巴滋养体有杀灭作用，仅用于治疗对甲硝唑禁忌或无效的肠外阿米巴病，如阿米巴肺脓肿。口服易吸收，主要集中分布在肝、脾、肾、肺（数百倍于血药浓度）、皮肤、白细胞等组织中。高剂量、长期使用会使氯喹选择性蓄积在视网膜上，可致眼毒性即可能因视网膜损伤而导致视力丧失。氯喹部分由肝脏代谢，并通过尿液缓慢排泄。

（曾祥周）

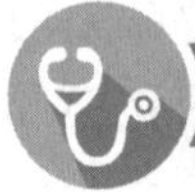

第二节　平喘、镇咳、祛痰药和呼吸中枢兴奋药

一、平喘药

平喘药（antiasthmatic drugs）是用于缓解或消除支气管哮喘和其他呼吸系统疾病所致的喘息症状的药物。

支气管哮喘的特征是气管支气管平滑肌对各种刺激的高反应性，导致气管变窄，常伴有分泌物增多、黏膜水肿和黏液堵塞。症状包括呼吸困难、气喘和咳嗽。

平喘药物可分为以下 5 类：

（1）支气管扩张药。①β_2受体激动药，代表药物有沙丁胺醇、特布他林、班布特罗、沙美特罗、福莫特罗和麻黄素；②茶碱类，代表药物有氨茶碱、二羟丙茶碱和胆茶碱；③抗胆碱药，代表药物有异丙托溴铵和噻托溴铵。

（2）白三烯受体拮抗药，代表药物有孟鲁司特和扎鲁司特。

（3）肥大细胞膜稳定药，代表药物有色甘酸钠和酮替芬。

（4）糖皮质激素类药物。①全身用糖皮质激素类药物，代表药物有氢化可的松和泼尼松龙；②吸入给药糖皮质激素类药物，代表药物有倍氯米松、布地奈德、丙酸氟替卡松和氟尼缩松。

（5）IgE 抗体，代表药物有奥马珠单抗。

（一）支气管扩张药

支气管扩张药体外可松弛收缩的气道平滑肌，体内可迅速逆转哮喘气道阻塞，并且可预防支气管缩小从而保护支气管。目前临床使用的药物主要包括 β_2受体激动药、茶碱类和抗胆碱药 3 类。

1．β_2受体激动药

激动支气管平滑肌上的 β_2受体，促进细胞内 cAMP 生成，引起支气管平滑肌松弛。此外，肥大细胞和其他炎性细胞内的 cAMP 生成增加，抑制炎性介质的释放。

以沙丁胺醇为例。

【药理作用与机制】

沙丁胺醇（salbutamol）是高度选择性 β_2受体激动药，对心血管系统影响不明显。吸入给药对 β_2受体选择性更高，压力型定量手控气雾剂（pMDI）吸入给药 5 min 内起效，疗效可维持 2 ～ 4 h。因此，可用于哮喘发作的治疗，但不适于全天候哮喘的预防用药。

【临床应用】

由于口服 β_2受体激动药的不良反应的发生率较高，常用于不能正确使用吸入给药的患者或作为治疗严重哮喘的替代药或辅助用药。

【不良反应】

骨骼肌震颤是与剂量相关的不良反应，也可见坐立不安、神经过敏、喉咙发炎和脚踝水肿，也可能出现低钾血症并发症。

沙丁胺醇口服生物利用度为50%，作用维持时间4～6 h，比异丙肾上腺素长效且安全，但支气管平滑肌松弛作用并不优于后者。

2. 茶碱类药物

茶碱类药物是一类甲基黄嘌呤衍生物，曾广泛用于哮喘的治疗，但现已不再作为一线药，常用于治疗慢性阻塞性肺病。本类药物包括氨茶碱、二羟丙茶碱、胆茶喊、多索茶喊和茶碱。

【体内过程】

茶碱类口服吸收迅速，生物利用度约达100%，吸收后可分布到细胞内液与外液。10%以原形由尿排泄，90%经肝药酶代谢转化，许多影响肝微粒体混合功能氧化酶的因素均可影响茶碱类的代谢与清除。儿童 $t_{1/2}$ 约3.7 h，成人约7.7 h。

【药理作用与机制】

（1）松弛收缩的气道平滑肌。具有较强的直接松弛气道平滑肌作用，但其作用强度不及 β_2 受体激动药。松弛气道平滑肌的作用机制为：

A. 抑制磷酸二酯酶（PDEs）的活性。与平滑肌松弛有关的磷酸二酯酶包括PDE3、PDE4和PDE5，茶碱通过抑制这些酶的活性，升高细胞内cAMP含量，使支气管扩张。

B. 腺苷受体阻断作用：腺苷通过释放组胺和白三烯诱发支气管收缩，茶碱阻断腺苷受体，使气道平滑肌松弛。

C. 促进机体内肾上腺素和去甲肾上腺素的释放，松弛支气管平滑肌。

（2）增加膈肌收缩力。能增加膈肌收缩力，在膈肌收缩无力时作用尤为显著。这有利于改善呼吸功能，此外还具有呼吸兴奋作用，使呼吸深度增强，但呼吸频率不增加。

（3）强心作用。增强心肌收缩力，增加心输出量，并能降低右心房压力，增加冠状动脉血流量；此外还有微弱的利尿作用。适用于心源性哮喘。

【临床应用】

（1）支气管哮喘。静脉注射氨茶碱治疗急性哮喘的疗效不如喷雾给予 β_2 受体激动药。因此，用于治疗对 β_2 受体激动药不敏感或耐受的患者。对慢性哮喘患者，茶碱类可用于预防发作和维持治疗。在哮喘持续状态，由于机体严重缺氧导致大量的肾上腺素释放，气道的β受体对肾上腺素的敏感性降低，使拟肾上腺素药的疗效下降。此时合用茶碱类药物，可提高疗效。

（2）茶碱类还能用于治疗慢性阻塞性肺疾病，长期应用可明显改善气促症状、改善肺功能。

（3）可用于心源性哮喘的治疗。

【不良反应】

常见不良反应与血药浓度有关，超过15 mg/L即可引起不良反应，如头痛、恶心、呕吐、腹部不适和不安等，大剂量时可出现心律失常，极大剂量时可致惊厥。一旦发现毒性症状，应立即停药。茶碱类的生物利用度和消除速度个体差异较大，因此应定期监测血药浓度，及时调整给药剂量。

3. 抗胆碱药物

抗胆碱药物阻断 M_3 受体使支气管平滑肌松弛、支气管扩张和拮抗乙酰胆碱的气道黏液分泌。抗胆碱药物包括异丙托溴按、溴化泰乌托品和溴化氧托品等。

以异丙托溴铵为例。

异丙托溴铵（ipratropium bromide）是阿托品的异丙基衍生物，对支气管平滑肌具有较高的选择性。本品口服后不易吸收，气雾或雾化吸入给药，在气道内发挥舒张平滑肌的局部作用；无阿托品样的全身性不良反应，也不影响痰液分泌和痰液黏稠度。异丙托溴铵对迷走神经介导的哮喘、喘息性支气管炎、慢性阻塞性肺病的疗效较好。但对哮喘的扩张作用不如 β_2受体激动药；对急性危重型哮喘有效，但不如 β_2受体激动药；对哮喘的急性和慢性治疗，抗胆碱药物与 β_2受体激动药有相加作用。

（二）抗白三烯药

半胱氨酸白三烯（cysteinyl lfiukotrienes，cys-lts）是支气管哮喘的重要介质，影响气道功能，如诱导支气管收缩、气道高反应、血浆渗出、黏液分泌和嗜酸性炎症反应。半胱氨酸白三烯由花生四烯酸在5－脂氧合酶（5-lipoxygenase，5-LOX）的作用下生成。因此，用于抗白三烯的药物有半胱氨酸白三烯受体（cys-LT_1）拮抗药（孟鲁司特、扎鲁司特、普鲁司特）和5－脂氧合酶（5-LOX）抑制药（齐留通）。

1. 孟鲁司特、扎鲁司特

【药理作用与机制】

两药作用相似。他们竞争性拮抗 cys-LT_1受体介导的支气管收缩、气道黏液分泌、血管通透性增加和嗜酸性粒细胞募集。

【临床应用】

孟鲁司特和扎鲁司特可作为吸入糖皮质激素的替代品，用于轻度至中度哮喘的预防性治疗。虽然疗效低，但可避免吸入类固醇，更适合儿童用药。在严重哮喘中，与吸入类固醇有相加作用，可减少类固醇的剂量和吸入 β_2受体激动药的需要；不用于终止哮喘发作。Cys-LT_1拮抗剂对阿司匹林诱发的哮喘和运动诱发哮喘有效，但对 COPD 无效。

【不良反应】

本品不良反应少，偶见头痛和皮疹；罕见嗜酸性粒细胞增多、神经病变和 Churg－Strauss 综合征（血管炎伴嗜酸性粒细胞增多）。

2. 齐留通

本品属5－脂氧合酶（5-LOX）抑制药，阻断 LTC_4/D_4和 LTB_4合成。因此，可防止白三烯诱导的包括激活 cys-LT_1 受体的反应。但是，治疗哮喘疗效与孟鲁司特相似，作用维持时间短、有潜在的肝毒性，限制了其的使用。

（三）肥大细胞膜稳定药

肥大细胞膜稳定药包括色甘酸钠（Sodium cromoglycate）、奈多罗米钠（nedocromil sodium）、曲尼司特（tranilast）和酮替芬（ketotifen）。

以色甘酸钠（Sodium cromoglycate）为例。

【药理作用与机制】

抑制肥大细胞（和其他炎性细胞）对各种刺激引起的脱颗粒反应，从而抑制哮喘介质如组胺、白三烯、血小板活化因子、白介素等的释放。

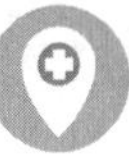

【临床应用】

色甘酸钠是轻度至中度哮喘的长期预防药物。降低外源性（特应性）和运动引起的哮喘，尤其是年轻患者的发作频率和严重性。在2～4周内缓慢生效，并在停药后持续1～2周。但是，肥大细胞膜稳定药疗效不如吸入给药糖皮质激素，现在很少使用。

（四）糖皮质激素类药物

【药理作用与机制】

哮喘主要是一种炎症性疾病，如果不加以控制，会随着时间的推移而加剧。糖皮质激素类通过降低支气管气道高反应性、黏膜水肿以及抑制抗原抗体反应或其他触发刺激的炎症反应而发挥抗哮喘作用。

糖皮质激素类缓解哮喘症状作用比支气管扩张药或色甘酸钠更完全、彻底；改善气流，减少哮喘发作，并可能影响气道重塑，延缓疾病进展；还增加了气道平滑肌对β_2受体激动药的反应性，逆转对β_2受体激动药的不应性。糖皮质激素类药物吸入给药因此显著改变了哮喘治疗的前景，而长期应用全身性糖皮质激素类药物治疗可能产生比哮喘本身更严重的不良反应。因此，吸入给药为糖皮质激素类药物首选给药方式。

【临床应用】

1. 全身性糖皮质激素类药物

（1）严重的慢性哮喘：应用支气管扩张药和吸入类固醇不佳者，或者在严重哮喘频繁复发时。开始每天泼尼松龙20～60 mg（或同等剂量）1～2周；控制哮喘症状后降低剂量，最后转为吸入给药。只有极少数患者需要长期口服给药，但剂量应保持在最低水平。

（2）哮喘持续状态或严重急性哮喘发作：对支气管扩张药治疗无效者，大剂量静脉注射糖皮质激素6～24 h后转为口服治疗，5～7 d后停药或逐渐减量。

（3）慢性阻塞性肺病恶化：短期（1～3周）口服给药改善慢性阻塞性肺病的恶化。

2. 吸入给药糖皮质激素类药物

吸入给药对气道局部抗炎活性强，可避免全身性不良反应，是哮喘的首选治疗方式。双丙酸倍氯米松、布地奈德和氟替卡松具有相似的性质。

吸入类固醇可抑制支气管炎症，增加峰值呼气流速，减少β_2受体激动剂的吸入，并预防急性哮喘发作。但是，对急性发作或哮喘持续状态无效。吸入类固醇4～7 d后，效应达峰值，并且停药后作用可维持几周。可以从过去需要口服类固醇的患者以及没有此类病史的患者开始使用，要从口服给药途径改为吸入给药，应在口服药物逐渐减量前吸入给药1～2周，否则可能会出现糖皮质激素戒断（哮喘、肌肉疼痛、疲倦、抑郁、低血压）。糖皮质激素类药物是持续性哮喘的首选治疗药物，用于治疗需要吸入给药β_2激动剂每周两次以上的患者。对儿童和成人的轻度、中度和重度哮喘有效。

【不良反应】

声音嘶哑、嗓音障碍、咽喉痛、无症状或有症状的口咽念珠菌病是最常见的副作用。最小化间隔给药、每次用药后漱口（洗去沉积在口腔和咽黏膜上的药物）可减轻上述副作用。

长期吸入糖皮质激素的全身作用仅在＞600 μg/d的剂量下才具有临床意义。长期大剂量给药可引起情绪变化、骨质疏松、儿童发育迟缓、瘀伤、瘀斑、高血糖症和垂体－肾上腺抑制等不良反应。

（五）抗 IgE 抗体

【药理作用与机制】

特异性 IgE 升高是过敏性哮喘的基本特征。奥马珠单抗（omalizumab）是一种人源化单克隆抗体，可阻断 IgE 与肥大细胞上的高亲和力 IgE 受体（FcεR1）结合，从而阻止其被过敏原激活；抑制 IgE 与其他炎症细胞（T 和 B 淋巴细胞、巨噬细胞和嗜酸性粒细胞）上的低亲和力 IgE 受体（FcεRII，CD23）结合，从而抑制慢性炎症，降低循环 IgE 水平。

【临床应用】

奥马珠单抗用于治疗重度哮喘患者。奥马珠单抗减少口服和吸入激素的需求，并显著减轻哮喘恶化。并非所有患者均有效，且没有明确临床反应预测指标，因此须进行治疗试验（通常需要 4 周以上）。由于价格昂贵，常仅用于哮喘非常严重且口服类固醇皮质激素也难以控制的患者，以及伴有非常严重的过敏性鼻炎的患者。恶化期前用药可以有效预防哮喘恶化，这与其增加了 I 型干扰素表达从而增强了抗病毒免疫性有关。主要不良反应是过敏反应，但罕见（ <0.1% ）。

二、镇咳药

镇咳药作用于中枢以提高咳嗽中心阈值或外周减少咳嗽冲动的传导，或两者兼有。因镇咳药仅控制而不根治咳嗽，因此仅用于干咳、过度疲劳引起的咳嗽、干扰睡眠或对其他疾病（如疝气、痔疮、心脏病）和眼手术等有害的咳嗽。根据作用机制不同，镇咳药分为中枢性镇咳药和外周性镇咳药两类。前者抑制延髓咳嗽中枢，分为成瘾性和非成瘾性两种；后者抑制咳嗽反射弧中的感受器、传入神经、传出神经或效应器中任一环节。

（一）中枢性镇咳药

1. 成瘾性镇咳药

吗啡是镇咳作用最强的成瘾性镇咳药，但因严重的成瘾性和呼吸抑制等不良反应，仅用于支气管癌晚期或主动脉瘤引起的剧烈咳嗽，或伴随急性肺梗死、急性左心衰竭的剧烈咳嗽。

可待因（codeine）又称甲基吗啡，属阿片生物碱，是目前临床常用的成瘾性中枢性镇咳药。

【药理作用】

可待因镇咳作用强，口服 10 mg 或 20 mg 的剂量即可产生明显的镇咳作用，更高剂量甚至可抑制顽固性咳嗽。镇咳作用可被纳洛酮阻断，表明可待因是通过激动中枢阿片受体，选择性抑制延髓的咳嗽中枢而发挥作用。此外，其还有镇痛和镇静作用。

【体内过程】

可待因口服生物利用度为 40%～70%。血药浓度达峰时间约为 1 h，约 15% 经脱甲基转化为吗啡，与葡萄糖醛酸结合生成无活性的代谢产物经肾排泄。$t_{1/2}$为 2～4 h。

【临床应用】

其常与非甾体类抗炎药制成复方制剂，适用于剧烈的刺激性干咳，特别是伴胸痛的胸膜炎干咳。因能抑制呼吸道腺体分泌和纤毛运动，故不适用于痰液黏稠且量多者；对有少量痰液的剧烈咳嗽者，应与祛痰药合用。应避免反复应用，以免产生成瘾性。

【不良反应】

常见的不良反应为便秘；有成瘾性，但较吗啡弱。大剂量可引起呼吸中枢抑制和嗜睡，禁用于哮喘及呼吸功能减弱的患者；应避免儿童用药。

福尔可定（pholcodine）是可待因同系物，但没有阿片样作用。中枢镇咳作用与可待因相似，$t_{1/2}$长，每天给药 1 ～ 2 次。

2．非成瘾性镇咳药

（1）右美沙芬。右美沙芬（dextromethorphan）可提高中枢的咳嗽阈值，镇咳强度与可待因相近；不作用于阿片受体，无镇痛作用，也无成瘾性。治疗量无抑制纤毛活性作用，镇咳作用可持续 5 ～ 6 h。毒性低，但中毒时可产生中枢抑制作用。其镇咳作用不被纳洛酮阻断，因此作用机制不清。

（2）喷托维林（pentoxyverine），又称咳必清，为人工合成镇咳药。镇咳作用是可待因的 1/3。对咳嗽中枢有直接抑制作用，有部分的外周镇咳作用；有轻度阿托品样作用和局部麻醉作用。大剂量抑制支气管内感受器及传入神经末梢，解除支气管平滑肌痉挛，降低气管阻力。适用于上呼吸道炎症引起的干咳、阵咳，与祛痰药合用于痰多者。不良反应较轻，可见头晕、口干、便秘；青光眼患者慎用；无成瘾性。

（3）其他。氯哌斯汀（cloperastine）兼有 H_1 受体阻断作用，轻度缓解支气管平滑肌痉挛、支气管黏膜水肿充血。普罗吗酯（promolate）兼有镇静和支气管平滑肌解痉作用，镇咳作用比可待因弱。福米诺苯（fominoben）兼有呼吸中枢兴奋作用，可用于慢性咳嗽和呼吸困难患者。齐培丙醇（zipeprel）兼有局麻、平滑肌解痉及黏痰溶解作用。

（二）外周性镇咳药

（1）苯佐那酯（benzonatate）可选择性抑制肺牵张感受器，阻断肺—迷走神经反射，抑制咳嗽冲动的传导，产生镇咳作用。苯佐那酯为普鲁卡因衍生物，具有较强的局部麻醉作用。疗效较可待因差，主要用于呼吸系统疾病如支气管炎、胸膜炎等引起的咳嗽。常见不良反应有轻度嗜睡、头痛、鼻塞及眩晕等。

（2）苯丙哌林（benproperine）主要阻断肺—胸膜的牵张感受器而抑制肺迷走神经反射，有支气管平滑肌解痉作用，无呼吸抑制和便秘副作用，用于多种原因引起的咳嗽。不良反应有疲乏、眩晕、嗜睡、食欲缺乏及胸闷等。

（3）其他。二氧丙嗪（dioxopromethazine）兼有抗组胺、平滑肌解痉、抗炎、局麻作用和中枢抑制作用；临床用于治疗咳嗽和过敏性疾病。那可丁（noscapine）用于治疗阵发性咳嗽。普诺地嗪（prenoxdiazin）有局麻及平滑肌解疼作用。依普拉酮（eprazinone）有中枢性镇咳作用以及镇静、局麻、抗组胺、抗胆碱和黏痰溶解作用。

三、祛痰药

祛痰药（expectorant）是一类能降低痰液黏稠度，使其变稀，通过咳嗽促进其清除的药物。祛痰药可清除呼吸道内积痰，减少对呼吸道黏膜的刺激，间接起到镇咳、平喘作用，也有利于控制继发感染。祛痰药按其作用机制可分为黏液分泌促进药和黏痰溶解药两大类。

（一）黏液分泌促进药

柠檬酸钠和柠檬酸钾可通过盐的作用来促进支气管黏液的分泌。愈创木酚甘油醚、vasaka、妥鲁香胶香脂是植物药，能增强支气管分泌和黏膜纤毛功能。氯化铵口服后刺激胃黏膜，反射性促进呼吸道分泌，痰液稀释，易咳出；用于急、慢性呼吸道炎症及痰多者。大量服用时可产生酸中毒，溃疡病及肝肾功能不良者慎用。多种祛痰药制剂含有上述成分，通常与镇咳药/抗组胺药合用，并在市场上得到了迅速推广，但合用的功效尚缺乏客观证据。除了愈创木酚甘油醚外，美国 FDA 已经停止销售所有祛痰药。蒸汽吸入和适当的水合作用可能更有助于清除呼吸道黏液。

（二）黏痰溶解药

乙酰半胱氨酸（acetylcysteine）能裂解痰液中黏液蛋白的二硫键，使黏蛋白分解成小分子的肽链，降低痰液的黏度，使其易于咳出，但药物必须进入呼吸道发挥作用。因此，采取雾化吸入或气管内滴入方式给药，也可口服给药；吸入方式用于黏痰阻塞气道、咳痰困难者。紧急时气管内滴入，可迅速使痰变稀，便于吸引排痰。

（1）羧甲半胱氨酸（carbocisteine）液化黏痰的机制与乙酰半胱氨酸相同。口服给药，用于防治慢性支气管炎引起的痰液黏稠。可突破胃黏膜屏障，消化性溃疡患者禁用。不良反应常见胃部不适和皮疹。

（2）溴己新（bromhexine）是从鸭嘴花中提取的鸭嘴花碱的衍生物，是强效黏液溶解药，能诱导支气管分泌丰富的稀质分泌物。它通过直接解聚黏多糖和释放溶酶体酶从而打破痰中坚韧的纤维网。尤其适用于黏液堵塞导致黏痰难以咳出的呼吸道疾病。不良反应是流涕、流泪、恶心、胃刺激和过敏。

（3）氨溴索（ambroxol）是溴己新的代谢产物。黏液溶解作用、应用和不良反应均与溴己新相似。

四、呼吸中枢兴奋药

呼吸中枢兴奋药（respiratory stimulants）是指能直接或间接兴奋延髓呼吸中枢而使呼吸兴奋的药物。本类药物能加深呼吸、改善通气质量，临床用于呼吸衰竭的治疗。本类药物包括尼可刹米、洛贝林、多沙普仑和二甲弗林等。

（一）尼可刹米

尼可刹米（nikethamide）大剂量选择性直接兴奋延髓呼吸中枢、小剂量则通过刺激颈动脉窦和主动脉体化学感受器反射性兴奋呼吸中枢，并提高呼吸中枢对二氧化碳的敏感性，使呼吸加深加快。剂量过大可兴奋脊髓引起惊厥。主要用于中枢性呼吸抑制、麻醉药和其他中枢抑制药中毒的解救。口服或注射易吸收。分布迅速，作用维持时间短。

（二）洛贝林

洛贝林（lobeline）无直接兴奋呼吸中枢作用，主要作用于颈动脉体和主动脉体化学感受器（N_1受体），反射性地兴奋呼吸中枢。作用迅速、维持时间短。对迷走神经中枢和血管运动中枢也同时有反射性兴奋作用，对自主神经节先兴奋后抑制。临床用于新生儿窒息，一氧化碳、吸入麻醉剂和中枢抑制药中毒引起的窒息以及肺炎、白喉等感染性疾病引起的呼吸衰竭。

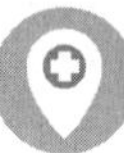

（三）多沙普仑

多沙普仑（doxapram）小剂量（0.5 mg/kg IV）刺激颈动脉化学感受器而兴奋呼吸中枢，高剂量时则直接兴奋髓质呼吸中枢。作用维持时间短，因此，需静脉滴注。临床用于麻醉药或中枢抑制药引起的中枢抑制性呼吸障碍。不良反应包括恶心、出汗、焦虑和幻觉。在高剂量时，可能出现肺和全身压力增加。肝肾功能受损者慎用。

（四）二甲弗林

二甲弗林（dimefline）又称回苏灵。有较强的呼吸中枢兴奋作用，是尼可刹米的100倍。临床用于各种原因引起的中枢性呼吸抑制，如麻醉药、中枢抑制药过量等所致的呼吸抑制以及外伤或手术等引起的虚脱和休克。

（曾祥周）

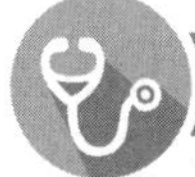

第三节　治疗呼吸系统肿瘤药

呼吸系统恶性肿瘤主要是肺癌、鼻咽癌、喉癌等。其中，治疗肺癌的抗肿瘤药可分为细胞毒类抗肿瘤药和非细胞毒类抗肿瘤药。根据作用机制、来源和细胞周期的不同，可对细胞毒类抗肿瘤药进一步分类。按作用靶点可分为作用于DNA、RNA或影响蛋白质合成的药物；按来源可分为烷化剂、抗代谢药、植物药、抗生素类等；而根据药物作用的周期或时相特异性分类则分为细胞周期非特异性药物（cell cycle nonspecific agents，CCNSA）和细胞周期特异性药物（cell cycle specific agents，CCSA）。根据作用靶点不同，非细胞毒类抗肿瘤药又可分为调节体内激素平衡的药物和分子靶向药物等。

一、干扰核酸生物合成的药物

本类药物的化学结构与细胞生长繁殖所必需的代谢物质如叶酸、嘌呤和嘧啶等的相似，干扰核酸代谢和合成，抑制肿瘤细胞的分裂繁殖，因此也称为抗代谢药。本类药物属细胞周期特异性药物，主要作用于肿瘤细胞增殖周期中的S期，抑制DNA的合成。根据药物主要干扰的生化步骤或所抑制的靶酶的不同，可进一步分为：二氢叶酸还原酶抑制剂，如氨甲蝶呤（MTX）等；胸苷酸合成酶抑制剂，如吉西他滨等。

（一）二氢叶酸还原酶抑制剂

以甲氨蝶呤为例。

【药理作用】

氨甲蝶呤（methotrexate，MTX）是叶酸类似物，竞争性抑制二氢叶酸还原酶，抑制二氢叶酸（FH2）还原成四氢叶酸（FH4），导致dTMP合成受阻、DNA合成障碍，抑制作用强大而持久。

【临床应用】

该药物一般用于儿童急性白血病和绒毛膜上皮癌，对成骨肉瘤等有良效。鞘内注射可用于中枢神经系统白血病（CNSL）的预防和症状缓解。用于小细胞肺癌的治疗，还可用于乳腺癌、膀胱癌、睾丸癌。

【不良反应】

抗叶酸药物的主要毒性是对骨髓和肠道上皮的毒性。患者可能有自发性出血或威胁生命的感染，如果发热的话，可能需要预防性输注血小板和广谱抗生素。副作用通常在 2 周内完全逆转，但肾功能不全者骨髓抑制时间将延长。肌酐清除率降低的患者须降低给药剂量。MTX 的其他毒性包括脱发、皮炎、过敏性间质性肺炎、肾毒性（大剂量治疗后）、不良卵子或精子生成、流产和致畸。牛皮癣患者长期连续使用小剂量 MTX 可能导致肝硬化。鞘内服用 MTX 通常会引起脑膜炎。

（二）胸苷酸合成酶抑制剂

以吉西他滨为例。

【药理作用与机制】

吉西他滨（gemcitabine）是一种脱氧胞苷（dFdC）的二氟类似物。

吉西他滨通过 3 种不同的核苷转运体进入细胞：ENT1（SLC29A1，主要途径）、CNT1（SLC28A1）以及在恶性间皮瘤细胞中发现的一种核酸转运蛋白。在细胞内，脱氧胞苷激酶将吉西他滨磷酸化为单磷酸盐（dFdCMP），并将其转化为二磷酸和三磷酸盐（dFdCDP 和 dFdCTP）。dFdCTP 可与三磷酸脱氧胞苷（dCTP）竞争结合进入 DNA 链，插入 DNA 链中会阻止 DNA 链合成，使 DNA 断裂，导致细胞死亡。dFdCDP 抑制核糖核苷酸还原酶，耗竭 DNA 合成修复所需的脱氧核苷酸。细胞将 dFdCTP 并入 DNA 的能力对于吉西他滨诱导的细胞凋亡至关重要。

【临床应用】

本品用于治疗非鳞状非小细胞肺癌、转移性胰腺癌、卵巢癌、乳腺癌和膀胱癌。

【不良反应】

主要毒性是骨髓抑制。其他毒性包括流感样综合征、虚弱和偶有后部白质脑病综合征。肝转氨酶升高。间质性肺炎可能在治疗的前两个周期内进展为急性呼吸窘迫综合征（ARDS）。偶见缓慢型进行性溶血性尿毒症综合征，须停药。

二、影响 DNA 结构与功能的药物

本类药物破坏 DNA 结构或抑制拓扑异构酶活性，影响 DNA 结构和功能，可以破坏或阻止正常染色体的形成，从而达到杀灭肿瘤的目的。用于治疗肺癌的药物有以下 4 类：①影响 DNA 交联的烷化剂，如环磷酰胺和卡莫丝汀；②破坏 DNA 的铂类配合物，如顺铂和卡铂；③破坏 DNA 的抗生素，如丝裂霉素；④拓扑异构酶抑制剂，如喜树碱类和鬼臼毒素衍生物。

（一）烷化剂

烷化剂（alkylating agent）属于细胞周期非特异性药物。形成高反应性的碳离子中间体是烷化剂具有的共同特性。这些反应中间体通过共价键与磷酸盐、胺、巯基和羟基等高电子密度的位点连接。烷化剂的化疗作用和细胞毒性与烷化剂的烷基与 DNA 上的胺、氧或磷酸盐起烷化作用直接相关。鸟嘌呤的第七位氮原子特别容易与烷化剂双官能团形成共价键，可能是烷化剂生物学效应的靶点。

以环磷酰胺为例。

【临床应用】

环磷酰胺（cyclophosphamide，CTX）的抗瘤谱广，是许多用于治疗非霍奇金淋巴瘤、其他淋巴恶性肿瘤、乳腺癌、卵巢癌和儿童实体瘤的药物组合的重要成分。在肺癌的治疗中，主要用于小细胞肺癌的治疗。

【不良反应】

可导致出血性膀胱炎。每日接受口服治疗的患者出现轻度血尿应立即停药。顽固性膀胱出血可能会危及生命，可能需要行膀胱切除术来控制出血。已观察到抗利尿激素分泌不当（通常以大于 50 mg/kg 的剂量使用），并可能导致水中毒。除了膀胱炎（由 MESNA 和利尿作用抵消）、胃肠道疾病外，总剂量大于 200 mg/kg 的高剂量治疗后可能会发生肺、肾、肝和心脏毒性（出血性心肌坏死）。

（二）破坏 DNA 的铂类配合物

1. 顺铂

【临床应用】

顺铂（cisplatin）抗瘤谱广，对膀胱癌、头颈癌、子宫颈癌、子宫内膜癌、各种形式的肺癌、肛门和直肠癌和儿童肿瘤有效，是小细胞肺癌和非小细胞肺癌的一线治疗药物。顺铂与博来霉素和依托泊苷合用或与异环磷酰胺和长春碱合用可治愈 90% 的睾丸癌患者。与紫杉醇，顺铂或卡铂一起合用可缓解大多数卵巢癌。当接受放射治疗时，该药物还可以使肿瘤细胞对放射治疗敏感，并增强对局部晚期肺、食道和头颈部肿瘤的放射治疗效果。

【不良反应】

该药物主要有肾毒性和耳毒性。耳毒性表现为耳鸣、高频听力丧失等。明显的恶心和呕吐，可以给予 5-HT_3受体拮抗剂，神经激肽（NK1）受体拮抗剂（如阿瑞匹坦）和大剂量皮质类固醇加以控制或减轻。可引起进行性周围运动和感觉神经病。引起骨髓抑制伴有短暂性白细胞减少症和血小板减少症。常见电解质紊乱，包括低镁血症、低钙血症、低钾血症和低磷血症。罕见高尿酸血症、溶血性贫血和心脏异常。在给药后数分钟内可能会出现过敏性样反应，表现为面部水肿、支气管收缩、心动过速和低血压，应静脉注射肾上腺素和皮质类固醇或抗组胺药治疗。

2. 卡铂

卡铂（Carboplatin）的作用和耐药机制以及临床活性范围与顺铂相似。但是，这两种药物在化学、药代动力学和毒理学性上有显著差异。

【临床应用】

卡铂对卵巢癌、非小细胞肺癌和广泛期小细胞肺癌的疗效和顺铂相同；但对生殖细胞癌、头颈癌和食道癌的疗效不如顺铂。对于因肾功能受损、难治的恶心、严重的听力障碍或神经病而无法耐受顺铂的患者，卡铂是一种有效的敏感的肿瘤治疗替代药物。

【不良反应】

卡铂的剂量限制性毒性为骨髓抑制，主要是血小板减少。临床耐受性比顺铂好，恶心、神经毒性、耳毒性和肾毒性均比顺铂低。

（三）破坏 DNA 的抗生素类药物

以丝裂霉素为例。

丝裂霉素（mitomycin C，MMC）抗瘤谱广，曾用于胃癌、肺癌、宫颈癌、乳腺癌、结肠癌、直肠癌、慢性粒细胞性白血病、恶性淋巴瘤等。在肺癌的治疗中，与其他抗肿瘤药联合用于晚期或转移性非小细胞肺癌的治疗。由于毒性大，限制了丝裂霉素的临床使用，现已被毒性更小、疗效更佳的药物所取代，但肛门癌除外。因为丝裂霉素有可能治愈肛门癌，主要毒性反应为以明显的白细胞减少和血小板减少为特征的骨髓抑制。

（四）拓扑异构酶抑制剂

此类药物可直接抑制 DNA 的拓扑异构酶，阻止 DNA 复制和抑制 RNA 合成。包括以依立替康为代表药的拓扑异构酶Ⅰ抑制药和依托泊苷为代表药的拓扑异构酶Ⅱ抑制药两类。

1. 伊立替康

伊立替康（irinotecan）主要用于转移/晚期结直肠癌；还可用于小细胞肺癌、宫颈癌、卵巢癌和胃癌。伊立替康是晚期结直肠癌的一线治疗药物，与氟吡嘧啶联合或作为单一药物或与西妥昔单抗联合使用。不良反应常见恶心、呕吐、疲劳、血管扩张或皮肤潮红、黏膜炎、转氨酶升高和脱发。剂量限制性毒性为延迟性腹泻（35%），伴随或不伴随中性粒细胞减少，洛哌丁胺治疗可以减少一半以上的发病率。还常见骨髓抑制，严重的中性粒细胞减少症发生于每 3 周给药一次的患者，发生率为 14%～47%，而在每周给药一次的患者中很少发生。用药 24 h 后因抑制乙酰胆碱酯酶活性可发生胆碱能综合征，症状包括急性腹泻、出汗、过度兴奋、腹部绞痛、视觉调节障碍、流泪、流鼻涕，以及较少出现的无症状心动过缓。

2. 依托泊苷

【药理作用与机制】

依托泊苷（etoposide）对小儿白血病、小细胞肺癌、睾丸肿瘤、何杰金氏病、大细胞淋巴瘤有显著的治疗作用。

依托泊苷能与拓扑异构酶Ⅱ和 DNA 形成三元复合物，抑制拓扑异构酶Ⅱ活性，导致 DNA 断裂增多和细胞死亡。细胞周期 S 期和 G2 期的细胞对依托泊苷最敏感。

【临床应用】

临床主要用于治疗小细胞肺癌，口服疗效优于静脉注射；与顺铂联合配伍使用，是小细胞肺癌和非小细胞肺癌同步化放疗的首选方案。该药对恶性淋巴瘤、急性白血病、睾丸肿瘤、膀胱癌、前列腺癌、胃癌、绒毛膜上皮癌、卵巢癌、恶性葡萄胎等也有效。

【不良反应】

剂量限制性毒性为白细胞减少症，血小板减少较少发生，且不严重。胃肠道反应有恶心、呕吐和腹泻等，脱发常见，但可逆。高剂量治疗可见明显肝毒性。

三、干扰转录过程和阻止 RNA 合成的药物

本类药物可插入 DNA 链之间，干扰转录过程，阻止 mRNA 的合成。

以多柔比星为例。

【药理作用与机制】

多柔比星（doxorubicin，adriamycin，ADM）又称阿霉素，能插入 DNA 链之间，阻断

DNA 和 RNA 的合成。还能通过激活拓扑异构酶－2 和生成醌类自由基而导致 DNA 链断裂。对细胞周期各阶段均有作用，为细胞周期非特异性药物；但对 S 期细胞作用更强。

【临床应用】

抗瘤谱广，对许多实体肿瘤，如乳腺癌、甲状腺癌、卵巢癌、膀胱癌和肺癌、肉瘤和神经母细胞瘤等都有疗效。可用于未分化小细胞肺癌和非小细胞肺癌的后续治疗。

【不良反应】

骨髓抑制是一种主要的剂量限制性并发症。常见且可逆的不良反应有口腔炎、黏膜炎、腹泻和脱发；偶见面部潮红、结膜炎和流泪。心脏毒性包括急性型心电图的异常改变（ST 波和 T 波改变）、心律失常和低血压；慢性、剂量相关毒性（通常总剂量≥550 mg/m^2）进展为充血性心力衰竭。

四、抑制蛋白质合成与功能的药物

药物可通过抑制微管蛋白活性、干扰核蛋白体的功能和影响氨基酸供应，从而抑制蛋白质合成与功能。因此，本类药物可分为以下 3 类：①微管蛋白活性抑制剂，包括长春碱类和紫杉醇类等；②干扰核蛋白体功能的药物，包括三尖杉生物碱类；③影响氨基酸供应的药物，包括 L－门冬酰胺酶。其中，用于肺癌治疗的药物主要是微管蛋白活性抑制剂。

（一）长春碱类

【药理作用与机制】

长春碱类（vinca alkaloids）是细胞周期特异性药物，与其他药物（如秋水仙碱、鬼臼毒素、紫杉烷类和环氧树脂类）一样，能阻止细胞有丝分裂。长春碱类与微管蛋白结合，阻止其聚合和微管的组装，破坏有丝分裂纺锤体的生成，干扰细胞骨架功能。染色体在有丝分裂期间不能分开，有丝分裂停止于中期。

【临床应用】

长春新碱起效快，能有效缓解儿童急性淋巴细胞白血病，用于维持治疗。其他适应证有急性髓样白血病、霍奇金病、威尔姆斯瘤、尤文氏肉瘤、神经母细胞瘤和肺癌。长春碱主要与其他药物联合用于治疗霍奇金病、卡波济肉瘤、神经母细胞瘤、非霍奇金淋巴瘤、乳腺癌和睾丸癌。长春瑞滨单用或联合用药，主要适应证为非小细胞肺癌。作为二线药物，用于晚期乳腺癌和卵巢癌的治疗。

【不良反应】

长春新碱主要不良反应为周围神经病变和脱发。还会引起共济失调、神经麻痹、自主神经功能障碍（体位性低血压、麻痹性肠梗阻、尿潴留）和癫痫发作。长春碱的骨髓抑制作用比长春新碱更明显，而神经毒性和脱发较长春新碱轻。静脉输注药液外漏可致给药部位组织坏死。长春瑞滨引起的中性粒细胞减少是剂量限制性毒性。

（二）紫杉烷类

紫杉醇（taxane）最早是从紫杉树皮中分离出来的。紫杉醇及其半合成的同系物多西他赛和卡巴紫杉醇作为有丝分裂的抑制剂具有独特的药理特性。紫杉烷类药物在治疗卵巢癌、乳腺癌、肺癌、胃肠道癌、泌尿生殖系统癌、前列腺癌和头颈癌的过程中发挥重要的作用。

【药理作用与机制】

紫杉醇与 β －微管蛋白结合并增强其聚合，通过阻止解聚使微管稳定，抑制微管网的正常重组，影响细胞间期和有丝分裂，最终导致细胞有丝分裂停止。

【临床应用】

本类药物已成为治疗转移性卵巢癌、乳腺癌、肺癌、胃肠道癌、泌尿生殖系统癌和头颈癌的核心药物。每周服用一次或每 3 周服用一次。

【不良反应】

常见不良反应有骨髓抑制、周围神经病、心脏毒性如心动过缓、过敏反应、中性粒细胞减少症、乏力和肌痛等。

多西他赛引起的中性粒细胞减少症比紫杉醇更严重，但发生周围神经病变和过敏反应较紫杉醇少。多西他赛可导致周围水肿、胸膜和腹膜液，甚至肺水肿。在极少数情况下，可能会导致进行性间质性肺炎和呼吸衰竭。

五、分子靶向药物

近年来，癌症生物学的基础研究和肿瘤发生的分子机制已经确定了几个可以选择性杀伤/抑制癌细胞的靶点。生长因子受体和下游信号分子是目前发现的最活跃的抗癌药物靶点之一。设计和开发针对这些靶点的药物是当前研究的一个活跃领域。肿瘤生长的驱动因素是恶性细胞本身的致癌途径（如突变受体和激酶），肿瘤微环境的反应（如血管生成），以及恶性细胞从宿主的免疫监视中逃逸。目前，临床上靶向致瘤途径的靶向药物主要是识别细胞表面标靶或肿瘤抗原（如生长因子受体或受体配体）的单克隆抗体和可进入细胞并与细胞内靶分子（其中许多为激酶）结合的小分子靶向药物。

（一）单克隆抗体

单克隆抗体通过阻断细胞表面受体功能、招募免疫细胞和补充抗原抗体复合物、调节免疫细胞功能等途径杀伤肿瘤细胞。

当血管内皮生长因子（VEGF）与 VEGF 受体（VEGFR）家族中的一员结合时，血管内皮生长因子启动了内皮细胞的增殖和血管通透性。VEGFR 家族是一组具有细胞内酪氨酸激酶结构域的高度同源受体，这些受体包括 VEGFR1（FLT1）、VEGFR2（KDR）和 VEGFR3（FLT4）。VEGF 与其受体的结合激活了细胞内 VEGFR 酪氨酸激酶活性，并启动有丝分裂和抗凋亡信号通路，以 VEGF 为靶点的抗体，如贝伐珠单抗，在空间上阻碍了 VEGF 与其受体的相互作用。阿柏西普（aflibercept）是一种利用 VEGF1 结合域来隔离 VEGF 的重组分子，基本上充当了 VEGF 的“可溶性诱饵受体”。

1. 贝伐珠单抗

【药理作用与机制】

贝伐珠单抗（bevacizumab）是一种人源化的与 VEGF 结合的单克隆 IgG1 抗体；该抗体包含插入人 IgG1 的小鼠抗体的抗原识别域。贝伐珠单抗可阻止 VEGF 与其内皮细胞表面受体的相互作用，并抑制受体信号通路、降低血管通透性和抑制血管生成。与细胞毒类抗肿瘤药联合用药，贝伐珠单抗可延缓肾细胞癌的进展，用于治疗转移性结直肠癌（mCRC）、非小细胞肺癌（NSCLC）和胶质母细胞瘤患者。

【临床应用】

与其他药物合用，贝伐珠单抗可用于多种癌症的治疗。在转移性结肠癌中，贝伐珠单抗联合奥沙利铂或氟尿嘧啶可使患者生存期延长约5周；在非小细胞肺癌中，合用贝伐珠单抗、卡铂和紫杉醇可使生存率提高约2周。贝伐珠单抗与细胞毒类抗肿瘤药联合用于治疗宫颈癌或卵巢癌；与IFN-α联合用于治疗转移性肾细胞癌。

【不良反应】

高血压、胃肠道穿孔、血栓栓塞事件和出血。肺癌患者血管损伤和出血。禁用于患有咯血、颅内转移瘤病史或出血倾向的患者。

2. 雷莫芦单抗

雷莫芦单抗（ramucirumab）是一种人源化的与VEGFR2结合的IgG1单克隆抗体，阻断VEGF与VEGFR配体的结合，从而抑制配体诱导的内皮细胞活性。雷莫芦单抗联合化疗用于治疗mCRC；作为单一药物或联合紫杉醇治疗晚期胃腺癌；联合多西他赛治疗转移性非小细胞肺癌。最常见的副作用是高血压和腹泻。其他严重的副作用包括增加出血、胃肠道穿孔和阻碍伤口愈合。

（二）小分子靶向药物

小分子靶向药物可以攻击与单克隆抗体相同的靶点，但可以通过进入细胞发挥作用。小分子靶向药物通常具有不同选择性，可以抑制多种酶，因此作用的靶点比单克隆抗体更广泛，从而产生更广泛的预期效应、脱靶效应和不良反应。最具代表性的药物是针对表皮生长因子信号通路异常的酪氨酸激酶抑制剂（tyrosine kinase inhibitor，TKI）。

1. 厄洛替尼

厄洛替尼（erlotinib）是一种EGFR酪氨酸激酶的可逆抑制剂，竞争性地抑制ATP在激酶活性位点的结合。用于在铂类药物治疗失败后，晚期或转移性NSCLC的治疗。用于EGFR基因突变的新诊断的NSCLC的治疗。联合吉西他滨用于局部晚期、不可切除或转移性胰腺癌的治疗。

2. 吉非替尼

吉非替尼（gefitinib）通过竞争性阻断ATP与激酶活性的结合来抑制EGFR酪氨酸激酶。用于EGFR基因突变的转移性NSCLC的治疗。常见（20%）腹泻和皮肤反应。除了脓疱/丘疹外，其他副作用还包括皮肤干燥、恶心、呕吐、瘙痒、厌食和疲劳。

3. 阿法替尼

阿法替尼（afatinib）是不可逆的EGFR HER1和HER2受体激酶的抑制剂。用于EGFR基因突变的转移性非小细胞肺癌和铂类化疗后疾病进展的转移性鳞状非小细胞肺癌的一线治疗。不良反应常见腹泻、皮疹/痤疮样皮炎、口腔炎以及手足皮肤反应。还可引起肺间质病变、肝功能异常、左心室功能不全。

小　结

1. 治疗呼吸系统感染常用药

β－内酰胺类抗生素包括青霉素类、头孢菌素类、单环β－内酰胺类和碳青霉烯类，是抑制细菌细胞壁合成的药物。其具有杀菌活性强、毒性低、适应证广及临床疗效好的优点，临床适用于革兰氏阳性菌引起的感染；但其中青霉素G易引起过敏性休克。氨基糖苷类抑制细菌蛋白质合成，对包括铜绿假单胞菌的需氧革兰氏阴性杆菌有抗菌活性，常引起耳毒性、肾毒性和神经肌肉阻断作用。大环内酯对大多数引起呼吸道感染的病原体有活性。阿奇霉素对流感嗜血杆菌特别有效，泰利霉素对耐大环内酯类的肺炎链球菌有抗菌活性。四环素是广谱抗菌药物，用于治疗立克次氏体、衣原体、支原体和耐甲氧西林金黄色葡萄球菌引起的感染，可引起8岁以下儿童骨骼生长抑制、牙着色及牙釉质发育不良等。

氟喹诺酮类药物抑制DNA回旋酶，并对多种病原体具有杀菌活性。用于治疗各种感染，包括呼吸道感染。左氧氟沙星、加替沙星或莫西沙星与万古霉素合用首选用于治疗对青霉素高度耐药的肺炎链球菌感染。氟喹诺酮类药物可导致肌腱炎和肌腱断裂，18岁以下未成年患者、孕妇和哺乳期妇女避免使用本类药物。磺胺类药物和氧甲苄氨嘧啶联合时有协同作用，用于治疗上呼吸道感染等。

结核病由慢性分枝杆菌感染，通常需要数月或数年的联合药物治疗，联合用药可提高疗效，同时减少或防止耐药性的产生。多数患者首选异烟肼、利福平、乙胺丁醇和吡嗪酰胺等一线抗结核药联合治疗；二线抗结核药用于对一线抗结核药产生耐药性或不能耐受的患者。

利巴韦林是一种广谱抗病毒药物，用于治疗新生儿呼吸道合胞病毒感染。干扰素用于急性病毒感染性疾病，如流感及其他上呼吸道感染性疾病。金刚烷胺和金刚乙胺用于预防和治疗A2型流感。奥司他韦和扎那米韦是神经氨酸酶抑制剂，用于预防和治疗A型流感、猪流感、禽流感和B型流感。

两性霉素B用于治疗各种深部真菌感染，但常引起寒战、发热、肾毒性和其他不良反应。甲硝唑用于治疗肠道外阿米巴病以及抗厌氧菌引起的呼吸道感染。

2. 平喘、镇咳、祛痰药和呼吸中枢兴奋药

咳、痰、喘是呼吸系统疾病的常见临床症状，作用于呼吸系统的药物包括镇咳药、祛痰药和平喘药。平喘药通过扩张支气管和抗炎发挥作用。扩张支气管的药物有$β_2$受体激动药、茶碱类药物和抗胆碱药物；抗炎药物包括糖皮质激素、抗白三烯药、肥大细胞膜稳定药和抗IgE抗体。吸入给药可减少全身性用药的不良反应。镇咳药作用于中枢，以提高咳嗽中心阈值或作用于外周，减少咳嗽冲动的传导，主要用于无痰干咳，痰多患者不宜使用镇咳药。祛痰药通过促进黏液分泌和黏痰溶解两种方式实现祛痰作用。呼吸中枢兴奋药能直接或间接兴奋延髓呼吸中枢，临床用于呼吸衰竭的治疗，常用药物有尼可刹米、洛贝林、多沙普仑和二甲弗林等。

3. 治疗呼吸系统肿瘤药

呼吸系统恶性肿瘤主要是肺癌、鼻咽癌、喉癌等。其中，治疗肺癌的抗肿瘤药主要分为：①干扰核酸生物合成的药物：氨甲蝶呤和吉西他滨等；②影响DNA结构与功能的药

物：环磷酰胺、卡莫丝汀、顺铂、卡铂、丝裂霉素、喜树碱类和鬼臼毒素衍生物；③干扰转录过程和阻止 RNA 合成的药物：多柔比星；④抑制蛋白质合成与功能的药物：长春碱类和紫杉醇类等微管蛋白活性抑制剂；⑤分子靶向药物：贝伐珠单抗、雷莫芦单抗等单克隆抗体和厄洛替尼、吉非替尼、阿法替尼等小分子靶向药物。

（曾祥周）

参考文献

[1] 陈新谦，金有豫，汤光．新编药物学［M］．17 版．北京：人民卫生出版社，2011.

[2] 杨宝峰，陈建国．药理学［M］．9 版．北京：人民卫生出版社，2018.

[3] 郑煜，陈霞．呼吸系统［M］．北京：人民卫生出版社，2015.

[4] Laurence L. Brunton, Randa Hilal-Dandan, Björn C. Knollmann. Goodman & Gilman's the pharmacological basis of therapeutics [M]. 13th ed. New York: McGraw – Hill, 2018.

[5] LOMMATZSCH M, BRUSSELLE G G, CANONICA GW, et al. Disease – modifying anti – asthmatic drugs [J]. Lancet, 2022, 23; 399 (10335): 1664 – 1668. DOI: 10. 1016/S0140 – 6736 (22) 00331 – 2. PMID: 35461560.

[6] PALOMBA E, CASTELLI V, RENISI G, et al, Gori A. Antiviral treatments for influenza [J]. Seminars in respiratory and critical care medicine, 2021, 42 (6): 859 – 872. DOI: 10. 1055/s – 0041 – 1733830. Epub 2021 Dec 16. PMID: 34918326.

[7] TRIPATHI K D. Essentials of medical pharmacology [M]. 7th ed. New Delhi: Jaypee Brothers Medical Publishers (P) Ltd, 2013.

[8] ZHONG L, LI Y, XIONG L, et al. Small molecules in targeted cancer therapy, advances, challenges, and future perspectives [J]. Signal transduction and targeted therapy, 2021, 6 (1): 201. DOI: 10. 1038/s41392 – 021 – 00572 – w. PMID: 34054126; PMCID: PMC8165101.

选择题、思考题及模拟试卷

一、选择题

第一章　呼吸系统解剖学

1. Little 区位于(　　)。

A. 鼻中隔前下方　B. 鼻中隔后下方　C. 鼻中隔后上方

D. 上鼻甲　E. 鼻腔顶部

2. 站立时腔内分泌物不易流出的鼻旁窦是(　　)。

A. 蝶窦　B. 额窦　C. 上颌窦

D. 筛窦前中群　E. 筛窦后群

3. 关于鼻腔描述，正确的是(　　)。

A. 内面覆以黏膜　B. 前下方较为宽大的部分称固有鼻腔

C. 上颌窦开口于上鼻道　D. 内侧壁上有 3 个鼻甲突向鼻腔

E. 鼻黏膜按其生理功能分为呼吸区和嗅区

4. 对喉水肿病人进行喉切开时，应具体切开喉的何种结构？(　　)

A. 方形膜　B. 弹性圆锥　C. 甲状舌骨膜

D. 环甲正中韧带　E. 环甲肌

5. 喉腔最狭窄的部位是(　　)。

A. 前庭裂　B. 声门裂　C. 喉中间腔

D. 喉室　E. 声门下腔

6. 喉室是(　　)。

A. 前庭裂与声门裂之间的部分

B. 喉腔最狭窄的部位

C. 喉中间腔向两侧突出的间隙

D. 前庭裂以上 3 mm 的部分

E. 声门裂以下 5 mm 的部分

7. 喉炎时容易水肿的部位是(　　)。

A. 喉口黏膜　B. 喉前庭黏膜　C. 喉中间腔黏膜

D. 喉室黏膜　E. 声门下腔黏膜

8. 关于气管的描述，错误的是(　　)。

A. 在胸骨角平面分为左、右主支气管

B. 气管隆嵴偏向右侧
C. 气管切开术常在第3至第5气管软骨环处进行
D. 气管的后部由膜壁封闭
E. 气管位于食管的前方
9. 关于气管的描述正确的是( )。
A. 由环形的气管软骨及其联结构成
B. 根据行程分为颈、胸、腹3部分
C. 经颈部正中下行入腹腔
D. 位于食管后方
E. 在第4胸椎椎体下缘水平分叉
10. 右肺根主要结构由上向下的排列关系依次为( )。
A. 肺静脉、肺动脉、支气管
B. 肺静脉、支气管、肺动脉
C. 肺动脉、肺静脉、支气管
D. 肺动脉、支气管、肺静脉
E. 支气管、肺动脉、肺静脉
11. 关于肺段的描述，正确的是( )。
A. 左、右肺均有8个肺段
B. 左肺段支气管是左主支气管的分支
C. 各肺段呈圆锥形，尖朝向肺尖，底部朝向肺底
D. 右肺按肺动脉和支气管在肺内的分支分布，可分为10个肺段
E. 肺段在结构和功能上完全独立
12. 关于肺描述正确的是( )。
A. 位于胸膜腔内，纵隔两侧
B. 肺尖超过胸廓上口2～3 cm
C. 左肺3叶，右肺2叶
D. 肺的外侧面又称纵隔面
E. 左肺细长，后缘有心切迹
13. 胸膜腔的最低点是( )。
A. 肋胸膜与膈胸膜反折处
B. 肋胸膜与纵隔胸膜反折处
C. 胸膜顶与膈胸膜反折处
D. 纵隔胸膜与膈胸膜反折处
E. 胸膜顶与纵隔胸膜反折处
14. 有关胸膜的描述，错误的是( )。
A. 壁胸膜分为肋胸膜、膈胸膜、纵隔胸膜和胸膜顶4部分
B. 胸膜腔内有少量浆液，呈负压
C. 左、右胸膜腔经食管后间隙相通
D. 胸膜顶突出胸廓上口，高出锁骨内侧1/3段上方2～3 cm
E. 深吸气时，肺下缘也不能充满肋膈隐窝
15. 居上纵隔前方的器官是( )。
A. 升主动脉
B. 右心耳
C. 上腔静脉
D. 食管
E. 胸导管
16. 关于膈的描述，正确的是( )。
A. 收缩时，膈穹上升，助吸气
B. 收缩时，膈穹下降，助吸气
C. 收缩时，膈穹下降，助呼气
D. 舒张时，膈穹下降，助吸气

E．舒张时，膈穹上升，助吸气

17．协助呼气的肌是(　　)。

A．胸大肌　　B．肋间外肌　　C．前锯肌

D．肋间内肌　　E．三角肌

18．构成鼻中隔的结构是(　　)。

A．筛骨鸡冠、犁骨和中隔软骨

B．筛骨垂直板、犁骨和腭骨垂直板

C．鼻骨、筛骨垂直板和犁骨

D．筛骨垂直板、犁骨和鼻中隔软骨，并被覆黏膜

E．额骨鼻棘、犁骨和中隔软骨

19．开口于半月裂孔后部的是(　　)。

A．额窦　　B．筛窦前中群　　C．蝶窦

D．筛窦后群　　E．上颌窦

20．鼻泪管开口于(　　)。

A．蝶筛隐窝　　B．半月裂孔前部　　C．半月裂孔后部

D．上鼻道　　E．下鼻道

21．腹式呼吸中主要的肌是(　　)。

A．膈肌　　B．腹直肌　　C．腹外斜肌

D．腹内斜肌　　E．肋间外肌

22．唯一的喉外群肌(　　)。

A．甲杓肌　　B．环甲肌　　C．环杓后肌

D．环杓侧肌　　E．杓会厌肌

23．喉(　　)。

A．位于颈前中份，气管的后方　　B．两侧为颈部的大血管和甲状腺峡

C．前方为舌骨下肌群　　D．是消化、呼吸共用的管道

E．喉室属于喉咽部的一部分

24．解剖学上肺结构和功能的独立单位是(　　)。

A．肺叶　　B．肺小叶　　C．肺泡

D．肺段　　E．肺毛细血管

25．不参与肺根构成的是(　　)。

A．肺动脉　　B．肺静脉　　C．肺段支气管

D．神经　　E．淋巴管

26．气管杈位于(　　)。

A．颈静脉切迹水平　　B．胸骨柄中部平面

C．平对第5胸椎体下缘　　D．胸骨角平面

E．剑突根部平面

27．关于胸膜腔的描述，哪项是对的？(　　)

A．借肋膈隐窝后部相通　　B．借食管裂孔与腹膜腔相通

C. 借呼吸道与外界相通
D. 在肺韧带下部相通
E. 互不相通

28. 不属于后纵隔结构的是(　　)。
A. 升主动脉　B. 胸主动脉　C. 气管
D. 食管　E. 奇静脉

29. 肺下界在腋中线位于(　　)。
A. 第6肋　B. 第7肋　C. 第8肋
D. 第9肋　E. 第10肋

30. 胸膜下界在肩胛线位于(　　)。
A. 第8肋　B. 第9肋　C. 第10肋
D. 第11肋　E. 第12肋

第二章　呼吸系统组织学

1. 关于终末细支气管的特征，下面哪项错误？(　　)
A. 上皮内无杯状细胞
B. 管壁有环形的平滑肌层
C. 管壁有肺泡开口，可进行气体交换
D. 管壁无腺体和软骨
E. 上皮为单层纤毛柱状

2. 构成气血屏障的结构应除外(　　)。
A. Ⅰ型肺泡上皮细胞
B. 肺泡上皮的基膜
C. Ⅱ型肺泡上皮细胞
D. 毛细血管的内皮细胞
E. 肺泡上皮和毛细血管内皮之间的结缔组织

3. 肺的呼吸部包括(　　)。
A. 肺泡、肺泡管、肺泡囊、细支气管
B. 呼吸性细支气管、肺泡管、肺泡囊、肺泡
C. 肺泡、肺泡管、终末细支气管、呼吸性细支气管
D. 肺泡囊、肺泡管、细支气管、呼吸性细支气管
E. 肺泡管、肺泡、肺泡囊、终末细支气管

4. 气管的上皮是(　　)。
A. 单层柱状上皮
B. 单层纤毛柱状上皮
C. 复层柱状上皮
D. 假复层纤毛柱状上皮
E. 复层扁平上皮

5. 关于Ⅰ型肺泡细胞的特征哪项错误？(　　)
A. 肺泡表面大部分由Ⅰ型肺泡细胞覆盖
B. 细胞为扁平形，胞质极薄
C. 胞质内细胞器少，但含有大量吞饮小泡
D. 细胞表面有大量微绒毛，可扩大气体交换面
E. 相邻的上皮细胞间有紧密连接

6. 关于Ⅱ型肺泡细胞的特征哪项错误？(　　)

A. 细胞无分裂能力
B. 能分泌表面活性物质
C. 胞质内有嗜锇性板层小体
D. 胞质内有发达的粗面内网和高尔基复合体
E. 细胞呈立方形或椭圆形，嵌于Ⅰ型肺泡细胞之间

7. 关于呼吸性细支气管的结构特点以下哪一项是正确的？（　　）
A. 是支气管的分支
B. 由许多肺泡围成，无纤毛细胞和分泌细胞
C. 管壁内无平滑肌
D. 可见少量腺体
E. 管壁由单层立方上皮移行为扁平上皮

8. 肺的导气部包括(　　)。
A. 叶支气管至肺泡
B. 叶支气管至终末细支气管
C. 叶支气管至呼吸性细支气管
D. 呼吸性细支气管至肺泡
E. 终末细支气管至肺泡

9. 肺泡隔位于(　　)。
A. 相邻肺泡之间
B. 相邻终末细支气管之间
C. 终末细支气管与血管之间
D. 呼吸性细支气管与血管之间
E. 肺泡管与血管之间

10. 鼻黏膜嗅部的上皮是(　　)。
A. 假复层纤毛柱状上皮
B. 假复层柱状上皮
C. 单层扁平上皮
D. 单层立方上皮
E. 复层扁平上皮

11. 肺气体交换的部位是(　　)。
A. 叶支气管
B. 段支气管
C. 小支气管
D. 终末细支气管
E. 肺泡

12. 假复层纤毛柱状上皮不分布在(　　)。
A. 鼻前庭
B. 鼻呼吸部
C. 室襞
D. 气管
E. 支气管

13. 下列哪种细胞属于神经元？（　　）
A. 杯状细胞
B. Club 细胞
C. 纤毛细胞
D. 嗅细胞
E. 巨噬细胞

14. 肺表面的浆膜，其构成为(　　)。
A. 结缔组织
B. 结缔组织和平滑肌
C. 间皮和少量脂肪组织
D. 内皮和结缔组织
E. 间皮和结缔组织

15. 表面活性物质的作用是(　　)。
A. 增加肺泡表面张力
B. 降低肺泡表面张力

C. 增加肺泡表面积　　D. 降低肺泡表面积
E. 稳定肺泡表面积

16. 哪种细胞不存在于气管黏膜？(　　)
A. 纤毛细胞　　B. 杯状细胞　　C. 浆细胞
D. Club 细胞　　E. 淋巴细胞

17. 什么细胞产生表面活性物质？(　　)
A. Ⅰ型肺泡细胞　　B. Ⅱ型肺泡细胞　　C. 肺巨噬细胞
D. 血管内皮细胞　　E. 周细胞

18. 气管管壁由内向外依次可分为(　　)。
A. 黏膜、黏膜下层、肌层和外膜　　B. 黏膜、黏膜下层、肌层和浆膜
C. 黏膜、肌层和外膜　　D. 黏膜、黏膜下层和外膜
E. 黏膜、肌层和浆膜

19. 尘细胞属于(　　)。
A. 单核细胞　　B. 巨噬细胞　　C. 浆细胞
D. 基细胞　　E. 淋巴细胞

20. 以下哪个结构的管壁没有软骨片？(　　)
A. 小支气管　　B. 细支气管　　C. 叶支气管
D. 段支气管　　E. 终末细支气管

21. 嗅黏膜上皮为(　　)。
A. 假复层纤毛柱状上皮　　B. 单层纤毛柱状上皮
C. 单层立方上皮　　D. 假复层柱状上皮
E. 单层扁平上皮

22. 肺导气部不包括(　　)。
A. 叶支气管　　B. 段支气管　　C. 小支气管
D. 细支气管　　E. 呼吸细支气管

23. 吸气后，促使肺泡回缩的主要结构因素是(　　)。
A. 肺泡隔的胶原纤维
B. 肺泡隔的弹性纤维
C. 肺泡隔的胶原纤维和网状纤维
D. 肺泡Ⅱ型细胞及其分泌的表面活性物质
E. 肺泡壁上环行围绕于肺泡开口处的平滑肌纤维

24. 不属于肺呼吸部的是(　　)。
A. 终末细支气管　　B. 肺泡　　C. 呼吸性细支气管
D. 肺泡管　　E. 肺泡囊

25. 关于终末细支气管的结构，哪项是错误的？(　　)
A. 管壁内透明软骨片少　　B. 上皮为单层柱状
C. 无杯状细胞　　D. 无腺体
E. 平滑肌形成完整的环形层

26. 平滑肌不存在于(　　)。
A. 小支气管　　B. 细支气管　　C. 呼吸性细支气管
D. 终末细支气管　　E. 肺泡囊
27. 哪种结构有定向摆动的功能?(　　)
A. 微绒毛　　B. 纤毛　　C. 嗅毛
D. 静纤毛　　E. 绒毛
28. 细胞游离面有纤毛的是(　　)。
A. 刷细胞　　B. 纤毛细胞　　C. 刷细胞
D. 杯状细胞　　E. 基细胞
29. 关于肺泡，下列哪项是错误的?(　　)
A. 肺泡表面绝大部分衬以Ⅱ型肺泡细胞
B. Ⅱ型肺泡细胞胞质含有嗜锇性板层小体
C. 相邻肺泡之间有小孔相通
D. Ⅰ型肺泡细胞细胞器不发达，吞饮小泡多
E. Ⅱ型肺泡细胞有增殖分化能力
30. 肺泡上皮为(　　)。
A. 假复层纤毛柱状上皮　　B. 单层纤毛柱状上皮
C. 单层立方上皮　　D. 复层肺泡上皮
E. 单层肺泡上皮
31. 关于 Club 细胞（即克拉拉细胞）的特点，哪项是错误的?(　　)
A. 胞质内有丰富的滑面内质网　　B. 有纤毛
C. 胞质内有分泌颗粒　　D. 游离面呈圆顶状
E. 细胞呈柱状
32. 哪个结构没有杯状细胞?(　　)
A. 叶支气管　　B. 细支气管　　C. 小支气管
D. 段支气管　　E. 终末细支气管
33. 复层扁平上皮存在于(　　)。
A. 肺　　B. 气管　　C. 支气管
D. 嗅黏膜　　E. 会厌
34. 下列哪种细胞是神经胶质细胞?(　　)
A. 嗅细胞　　B. 嗅鞘细胞　　C. 纤毛细胞
D. 刷细胞　　E. 杯状细胞

第三章　呼吸系统胚胎学

1. 新生儿透明膜病的原因是(　　)。
A. Ⅱ型肺泡细胞发育不良　　B. Ⅰ型肺泡细胞发育不良
C. 气管食管瘘　　D. 气管闭锁
E. 肺泡表面张力过低

2. 胎儿呼吸运动何时开始？(　　)

A. 妊娠第 12 周　　B. 妊娠第 16 周　　C. 妊娠第 20 周

D. 妊娠第 37 周　　E. 出生后

3. 如果婴儿在Ⅱ型肺泡细胞产生能足够的肺表面活性物质之前过早出生，下列哪一项可能会出现？(　　)

A. 表面活性物质表达不困难

B. 肺部充气困难

C. 肺毛细血管血液流动困难

D. Ⅰ型肺泡细胞可以提供足够的表面活性物质，正常呼吸

E. 肺过度充气

4. 气管食管瘘是由于(　　)。

A. 喉气管憩室闭锁　　B. 气管食管隔发育不良

C. 肺芽发育不良　　D. 食管闭锁

E. 气管闭锁

5. 哪个结构不是由喉气管憩室发育而成的？(　　)

A. 咽　　B. 喉　　C. 气管

D. 主支气管　　E. 肺

6. 喉气管沟出现于(　　)。

A. 原始咽头端　　B. 原始咽中端　　C. 原始咽尾端

D. 原始咽背侧　　E. 原始喉

7. 主支气管和肺的原基是(　　)。

A. 喉气管沟　　B. 喉气管憩室上段　　C. 喉气管憩室中段

D. 肺芽　　E. 气管食管隔

8. 关于喉气管憩室的发生和演变，哪项是错误的？(　　)

A. 发生于喉气管沟　　B. 为一长形的盲囊，位于食管的腹侧

C. 是形成咽、喉、气管、支气管和肺的原基

D. 与食管之间的间充质发育为气管食管隔

E. 喉气管憩室发育形成的器官，上皮均来自内胚层

9. Ⅱ型肺泡细胞发生于(　　)。

A. 妊娠第 2 个月　　B. 妊娠第 3 个月　　C. 妊娠第 4 个月

D. 妊娠第 5 个月　　E. 妊娠第 7 个月

10. 妊娠 7 个月早产女婴，因宫内缺氧行剖宫产娩出，生后意识减退、昏迷，拥抱减弱，吸吮反射减弱，呼吸窘迫。早产儿发生呼吸窘迫综合征的主要原因是什么？(　　)

A. Ⅰ型肺泡细胞分化不良　　B. Ⅱ型肺泡细胞分化不良

C. 肺泡巨噬细胞分化不良　　D. 杯状细胞分化不良

E. 小颗粒细胞分化不良

11. 患者 12 岁，自出生后即无明显诱因下经常出现刺激性咳嗽，尤以进食后明显，症状反复，12 年来虽有时有缓解但始终迁延不愈。胸部 CT 示先天性气管食管瘘。气管食

管瘘的发病机制是(　　)。

A. 喉气管憩室未闭　　B. 喉气管沟未闭

C. 甲状舌管发育不全　　D. 气管食管隔发育不全

E. 肺芽发育不全

第四章　呼吸系统生理学

1. 下列哪种结构不属于呼吸运动装置?(　　)

A. 胸骨　　B. 肋骨　　C. 喉骨

D. 膈肌　　E. 肋间外肌

2. 下列关于平静呼气的描述不准确的是(　　)。

A. 成人平静呼吸的频率为 12 ～ 18 次/分

B. 平静呼吸一般儿童的略快，老年人偏慢

C. 平静吸气是一个主动的过程

D. 平静呼气是一个被动的过程

E. 吸气肌、呼气肌都参与平静呼气

3. 下列关于用力呼气的描述不准确的是(　　)。

A. 用力吸气是一个主动的过程

B. 用力呼气是一个被动的过程

C. 用力吸气需要呼吸肌和辅助吸气肌共同作用

D. 用力呼气过程中有腹肌和肋间内肌参与收缩

E. 用力呼吸又称为深呼吸

4. 参与用力吸气的辅助吸气肌不包括(　　)。

A. 斜角肌　　B. 胸锁乳突肌　　C. 前锯齿肌

D. 胸小肌　　E. 腹肌

5. 下列关于腹式呼吸的描述，正确的是(　　)。

A. 由肋间外肌的舒缩活动引起　　B. 肋骨抬高或压低来改变胸腔容积

C. 胸骨抬高或压低来改变胸腔容积　　D. 由膈肌的舒缩活动引起

E. 婴幼儿以胸式呼吸为主

6. 下列关于胸式呼吸的描述，正确的是(　　)。

A. 胸腔的上下径改变

B. 会发生腹腔脏器移位

C. 膈肌的上移或下移来改变胸腔容积

D. 胸腔的前后径和左右径改变

E. 肥胖者及妊娠后期的妇女以腹式呼吸为主

7. 关于正常成年人呼吸的描述，不正确的是(　　)。

A. 腹式呼吸和胸式呼吸可同时存在

B. 青壮年以腹式呼吸为主

C. 青壮年以胸式呼吸为主

D. 胸腔积液病人可能出现单一腹式呼吸
E. 腹膜炎病人可能出现单一胸式呼吸
8. 肺通气的原动力是(　　)。
A. 呼吸运动
B. 肺泡与外界大气之间的压力差
C. 肺和胸廓的弹性回缩力
D. 肺内压
E. 胸膜腔内压
9. 肺通气时气体流动的直接动力是(　　)。
A. 胸廓和肺部运动
B. 肺泡与外界大气之间的压力差
C. 肺和胸廓的弹性回缩力
D. 肺内压
E. 胸膜腔内压
10. 下列哪项不是肺通气的阻力?(　　)
A. 肺泡与外界大气之间的压力差
B. 肺组织本身的弹性回缩力
C. 肺泡表面张力
D. 胸廓的弹性回缩力
E. 气道阻力
11. 下列关于肺内压的说法，不正确的是(　　)。
A. 肺泡内气体的压力称为肺内压
B. 肺内压在吸气时先减小后增大
C. 肺内压在呼气时先增大后减小
D. 在吸气末期，肺内压大于大气压
E. 在呼气末期，肺内压等于大气压
12. 导致肺内压变化的关键是(　　)。
A. 呼吸肌的运动
B. 胸骨和肋骨的运动
C. 肺组织的扩张和回缩
D. 胸廓和肺容量扩大或缩小
E. 体内外压力差
13. 关于肺通气阻力的说法，不正确的是(　　)。
A. 弹性阻力主要来自胸廓和肺的弹性
B. 肺泡内的液—气界面产生的表面张力是肺的弹性阻力
C. 非弹性阻力包括气道阻力、惯性阻力和组织黏滞阻力
D. 肺组织本身会产生弹性回缩力
E. 弹性回缩力在平静呼吸时约占肺通气总阻力的一半
14. 关于肺顺应性的说法，不正确的是(　　)。
A. 顺应性与弹性阻力一般成正比
B. 肺表面活性物质能够提高肺的顺应性
C. 肺顺应性大小为肺容积的变化与跨肺压的变化值之比
D. 在开始呼吸和结束呼吸时，肺的顺应性较小
E. 肺吸气顺应性曲线和呼气顺应性曲线通常互不重叠
15. 关于肺表面活性物质减少的作用，哪项是对的?(　　)
A. 肺的非弹性阻力减小
B. 肺的弹性阻力减小
C. 肺扩张困难
D. 小肺泡容易扩大
E. 大肺泡不容易缩小

16. 对气道阻力的最大影响因素是(　　)。
A. 气道口径　　B. 气体流速　　C. 气流形式
D. 气道壁光滑程度　　E. 气体密度与黏度
17. 以下关于肺容积的说法，不正确的是(　　)。
A. 潮气量是每次呼吸时吸入或呼出的气量
B. 补吸气量是平静吸气末，再尽力吸气所能吸入的最大气量
C. 补呼气量是平静呼气末，再尽力呼气所能呼出的最大气量
D. 残气量是在尽最大力呼气末，肺内存留的不能被呼出的气量
E. 潮气量、补吸气量、补呼气量和残气量，这四者存在部分重叠
18. 某人的潮气量为 550 mL，呼吸频率为 14 次/分，其肺通气量为(　　)。
A. 5 L/min　　B. 5.6 L/min　　C. 6.3 L/min
D. 7.7 L/min　　E. 8.4 L/min
19. 某人的潮气量为 550 mL，呼吸频率为 14 次/分，其每分钟肺泡通气量为(　　)。
A. 5 L/min　　B. 5.6 L/min　　C. 6.3 L/min
D. 7.7 L/min　　E. 8.4 L/min
20. 肺活量是指(　　)。
A. 平静呼气末做最大吸气时，所能吸入的气体量
B. 平静呼气末存留在肺中的气体量
C. 最大吸气后，尽力呼气所能呼出的气体量
D. 平静吸气末，再尽力吸气所能吸入的最大气量
E. 肺所能容纳的最大气体量
21. 能更好地反映肺的弹性状态及呼吸道的通畅程度的指标是(　　)。
A. 补吸气量和补呼气量　　B. 肺活量和残气量
C. 用力肺活量和用力呼气量　　D. 潮气量和最大通气量
E. 功能残气量和肺泡通气量
22. 以下关于肺功能指标的说法，哪项是不正确的？(　　)
A. 补吸气量反映了吸气的储备量
B. 肺容量的大小反映了肺单次通气的最大能力
C. 残气量的存在原因是在最大呼气末细支气管的关闭，使存留气体无法继续流出
D. 残气量的存在原因是正常机体的肺脏实际容积而大于自然容积
E. 最大通气量反映了肺的通气功能
23. 以下关于无效腔的说法，哪项是不正确的？(　　)
A. 无气体交换功能的管腔称为无效腔
B. 无效腔包括鼻腔、口腔直至终末细支气管、肺泡管
C. 体重为 70 kg 的成年人的解剖无效腔约为 150 mL
D. 有通气但没有血液供应或血液供应不足的肺泡称为肺泡无效腔
E. 正常人的肺泡无效腔接近于零

24．以下哪项不属于外呼吸环节？（　　）
A．O_2从外界空气进入鼻腔　B．O_2从鼻腔进入气道
C．O_2从气道进入肺泡　D．O_2从肺泡进入毛细血管
E．O_2经过血液循环运输到组织细胞
25．以下关于气体交换的说法，不正确的是(　　)。
A．外界大气与肺泡气之间的气体交换过程称为肺换气
B．肺换气时 O_2和 CO_2需要穿越呼吸膜
C．肺换气是外呼吸的一部分
D．组织毛细血管血液与组织细胞之间的气体交换过程称为组织换气
E．组织换气是内呼吸
26．下列哪项属于肺通气？（　　）
A．O_2从外界大气进入气道　B．O_2从肺泡进入毛细血管
C．O_2经过血液循环运输到组织　D．O_2穿越毛细血管进入细胞
E．O_2在线粒体中氧化利用
27．下列哪项属于肺换气？（　　）
A．O_2从外界大气进入气道　B．O_2从肺泡进入毛细血管
C．O_2经过血液循环运输到组织　D．O_2穿越毛细血管进入细胞
E．O_2在线粒体中氧化利用
28．气体扩散的动力是(　　)。
A．气体分子溶解度与气体分子量　B．扩散面积
C．温度
D．气体的分压差　E．扩散距离
29．下列关于气体弥散的说法，不正确的是(　　)。
A．弥散系数是决定气体扩散速率的自身因素，它取决于气体分子本身的特性
B．气体分子的溶解度与分子量的平方根之比称为弥散系数
C．当空间中各个部位的气体压力达到平衡时，气体弥散就会停止
D．分子量越大，弥散速率越大
E．CO_2的弥散系数大于 O_2
30．气体在肺泡气和肺泡毛细血管血液之间扩散的原因是(　　)。
A．气体密度差　B．气体温度差　C．气体分压差
D．气体溶解度差　E．气体分子量差
31．下列 O_2和 CO_2在空气及人体不同部位的分压，不正确的是(　　)。
A．空气 PO_2：159 mmHg　B．肺泡 PO_2：100～104 mmHg
C．动脉血 PO_2：100 mmHg　D．动脉血 PCO_2：40 mmHg
E．肺泡 PCO_2：46 mmHg
32．下列哪项不是肺泡气与空气中 O_2和 CO_2分压不同的原因？（　　）
A．每次呼吸，空气只能更新部分肺泡气
B．肺泡内的 O_2时刻不断地被吸收入肺泡毛细血管血液

C. CO_2时刻不断地从肺泡毛细血管血液弥散进入肺泡
D. 干燥空气进入呼吸道，到达肺泡之前被加湿
E. 肺泡气与空气中 O_2和 CO_2的溶解度差异
33. 下列关于呼吸膜的描述，不正确的是(　　)。
A. 呼吸膜厚度约为0.5 μm
B. O_2穿过呼吸膜需要0.25 s
C. CO_2穿过呼吸膜需要0.75 s
D. 正常成年人两肺呼吸膜的总面积为70～80 m^2
E. 正常成年人平静呼吸时，呼吸膜的利用率只有50%
34. 下列哪项不是呼吸膜面积减小的原因？(　　)
A. 肺不张　　B. 肺纤维化　　C. 肺气肿
D. 肺叶切除　　E. 局部肺栓塞
35. 下列关于肺泡$\dot{V}_A/\dot{Q}$比值的描述，不正确的是(　　)。
A. 是指每分钟肺泡通气量与每分钟肺血流量之间的比值
B. 肺内各部肺泡$\dot{V}_A/\dot{Q}$比值不同
C. 在肺尖部肺泡$\dot{V}_A/\dot{Q}$较小
D. 肺泡$\dot{V}_A/\dot{Q}$平均值为0.84
E. 无论肺泡$\dot{V}_A/\dot{Q}$增大或减小都将妨碍气体的有效交换
36. 下列环节属于组织换气一部分的是(　　)。
A. O_2从外界大气进入气道
B. O_2从肺泡进入毛细血管
C. O_2经过血液循环运输到组织
D. O_2穿越毛细血管进入细胞
E. O_2在线粒体中氧化利用
37. 下列哪项不是组织换气障碍的原因？(　　)
A. 线粒体结构受损　　B. 线粒体功能改变　　C. 氰化物中毒
D. 外呼吸功能障碍　　E. 呼吸酶减少
38. 下列关于组织换气的描述，不正确的是(　　)。
A. 血液中的 O_2弥散进入组织
B. 毛细血管的血流量增加，组织换气增多
C. 细胞与毛细血管的距离并不影响细胞摄取 O_2 的效率
D. 组织中的 CO_2释放入血液
E. 代谢率增高，将导致组织换气增多
39. 细胞不能充分利用氧会引起组织换气障碍的原因是(　　)。
A. 气体密度差变小　　B. 气体温度差变小　　C. 气体分压差变小
D. 气体溶解度差变小　　E. 气体分子量差变小
40. 下列关于气体运输的描述，不正确的是(　　)。

A. O_2和 CO_2在血液中的运输主要以物理溶解的形式进行
B. O_2与 Hb 结合是血液运输氧的主要形式
C. 化学结合可使血液对 CO_2的运输效率提高
D. O_2和 CO_2物理溶解的量对其化学结合的量影响很大
E. CO_2的化学结合形式包括碳酸、碳酸氢盐和氨基甲酰血红蛋白

41. 化学结合可使血液对 O_2的运输量提高( )。
A. 5～10 倍　B. 10～30 倍　C. 30～100 倍
D. 100～150 倍　E. 150～200 倍

42. CO_2在血液中的化学结合形式不包括( )。
A. 碳酸　B. 碳酸氢盐　C. HHbNHCOOH
D. $HbCO_2$　E. HbCO

43. O_2在血液中的主要运输形式是( )。
A. 物理溶解　B. 氨基甲酰血红蛋白
C. 氧合血红蛋白　D. 高铁血红蛋白
E. 高亲和力血红蛋白

44. 下列关于 O_2运输的描述，不正确的是( )。
A. 血液中的 O_2主要以化学结合的形式被运输
B. O_2与 Hb 结合能够提升血液的携氧能力
C. Hb 与 O_2的结合是可逆性
D. 每个 Hb 最多能结合 4 个 O_2
E. Hb 上 Fe^{2+}与 O_2的结合十分牢固

45. 下列关于血红蛋白的描述，不正确的是( )。
A. 珠蛋白与血红素形成的特定空间结构是 Hb 与 O_2可逆性结合的基础
B. Hb 决定了血液的颜色
C. 氧合血红蛋白为鲜红色
D. 高铁血红蛋白可以结合更多的 O_2
E. 血液中脱氧 Hb 浓度达到 5 g/dL 以上时，会出现发绀

46. 下列关于血红蛋白与 O_2结合的描述，不正确的是( )。
A. Hb 与 O_2可以在 0.01 s 内完成结合反应
B. Hb 的氧合需要酶的催化
C. Hb 的氧合或脱氧，都受到 PO_2的影响
D. 血液中的 PO_2越高，HbO_2占总 Hb 的百分比越大
E. 在 HbO_2形成后，Hb 中的铁离子仍为二价

47. 下列关于血红蛋白与 O_2结合的描述，不正确的是( )。
A. 当血液流经肺脏时，PO_2升高，Hb 与 O_2结合形成 HbO_2
B. 当血液流经组织器官时，PO_2降低，HbO_2迅速解离，释放出 O_2
C. Hb 与 O_2的结合是氧合作用，而非氧化反应
D. 当 Hb 中一对 α 链、β 链与 O_2完成结合后，另一对 α 链、β 链的氧合反应会随之减速

E. PO_2升至 150 mmHg 时，血液中的 HbO_2达到 100%

48. 下列关于氧解离曲线的描述，不正确的是(　　)。

A. 氧解离曲线反映 Hb 与 O_2的亲和力

B. 氧解离曲线呈直线型

C. 组成 Hb 的 4 条肽链，无论是在结合或解离时，都具有协同效应

D. 氧解离曲线的上段坡度小且平坦

E. 氧解离曲线的中下段较为陡直

49. 氧解离曲线的生理意义不包括(　　)。

A. 曲线上段平坦的特点保证了肺部血液的充分氧合

B. 曲线中段变陡反映了机体在安静状态下血液对组织的供氧情况

C. 曲线下段陡直反映了血液结合氧的储备能力

D. 氧解离曲线右移反映了 Hb 与 O_2亲和力的减小

E. 在组织器官，P50 较大，有利于氧的释放

50. 下列关于 CO_2运输的描述，不正确的是(　　)。

A. 血液中的 CO_2都来自机体的代谢活动

B. 葡萄糖的氧化代谢是 CO_2的主要来源

C. 成人在正常生理状态下，CO_2排出与 O_2摄入的比值为 0.6

D. CO_2在血液中的运输形式既有物理溶解，又有化学结合

E. 血液中化学结合形式的 CO_2占总量的 95%

51. 二氧化碳存在于血液中最主要的形式是(　　)。

A. 溶解 CO_2　　B. CO　　C. HCO_3^-

D. CO_3^{2-}　　E. 氨基甲酰血红蛋白

52. 以 $HbCO_2$形式运输的 CO_2只占 CO_2运输总量的(　　)。

A. 7%　　B. 17%　　C. 27%

D. 37%　　E. 47%

53. 下列关于 CO_2解离曲线的描述，不正确的是(　　)。

A. 以血液中 PCO_2为横坐标，碳酸盐总量为纵坐标

B. CO_2解离曲线接近于直线

C. 纵坐标不用饱和度，而用容积百分比来表示

D. 静脉血的 CO_2解离曲线与动脉血的 CO_2解离曲线近乎平行

E. O_2与 Hb 的结合可以促进 CO_2的释放

54. 下列关于呼吸中枢的描述，不正确的是(　　)。

A. 呼吸中枢神经元主要存在于大脑皮层

B. 脊髓是联系高位呼吸中枢和呼吸肌的中继站

C. 低位脑干是呼吸节律的起源部位

D. 背侧呼吸组主要引起吸气

E. 脑桥呼吸组主要控制呼吸的速度和深度

55. 可以用横断低位脑干实验证明的结果，哪项是错误的？(　　)

A. 呼吸节律产生于低位脑干
B. 中脑以上的高位脑对呼吸节律的产生不是必需的
C. 脑桥上部能够促进吸气转换为呼气
D. 脑桥下部可以使吸气延长
E. 延髓的前包钦格复合体中存在自发性节律性兴奋特性的神经元

56. 呼吸调整中枢位于(　　)。
A. 中脑　B. 脑桥上部　C. 脑桥下部
D. 延髓　E. 脊髓

57. 长吸中枢位于(　　)。
A. 中脑　B. 脑桥上部　C. 脑桥下部
D. 延髓　E. 脊髓

58. 呼吸节律的起源部位是(　　)。
A. 中脑　B. 脑桥　C. 延髓
D. 脑桥和延髓　E. 脊髓

59. 以下刺激属于呼吸运动反射性调节的传入信号，除了(　　)之外。
A. 血液 PaO_2、$PaCO_2$、H^+变化　B. 肺部过度膨胀
C. 肌梭突然受到拉伸刺激　D. 喉、气管和支气管的黏膜受到刺激
E. 脊髓损伤

60. 下列哪项不是引起反射性呼吸运动加深、加快的刺激因素？(　　)
A. 一定程度的动脉血液 H^+浓度升高　B. 一定程度的动脉血液 H^+浓度降低
C. 一定程度的 PaO_2下降　D. 一定程度的 $PaCO_2$升高
E. 以上都是

61. 下列哪项属于呼吸系统的非呼吸功能？(　　)
A. 清洁、滤过、嗅觉、发音　B. 免疫防御
C. 生物活性物质及药物代谢　D. 酸碱平衡调节与体温调节
E. 以上都是

62. 关于肺血管内皮细胞摄取或灭活内源性生物活性物质，下列哪项描述是错误的？(　　)
A. 血液流经肺时，可一次摄取 80%～90% 的内皮素 -1
B. 血液流经肺时，可一次摄取 65%～98% 的 5 - 羟色胺
C. 血液流经肺时，可一次摄取 58% 的 $PGF_{2\alpha}$
D. 血液流经肺时，可一次摄取 32% 的肾上腺素
E. 血液流经肺时，可一次摄取 20% ～25% 的去甲肾上腺素

63. 下列哪种物质通过肺循环时不被肺血管内皮细胞摄取或灭活？(　　)
A. 去甲肾上腺素　B. 多巴胺　C. 组胺
D. 肾上腺素　E. 血管紧张素Ⅱ

第五章　呼吸系统病理学

1. 关于慢性支气管炎的说法，下列哪项是错误的？(　　)

A. 40 岁以上男性多见　　B. 常见反复咳嗽、咳痰

C. 可伴喘息症状　　D. 常伴发作性呼气性呼吸困难

E. 可进展为肺心病

2. 以下哪种疾病最易引起慢性肺源性心脏病？(　　)

A. 肺脓肿　　B. 肺泡细胞癌　　C. 慢性支气管炎

D. 大叶性肺炎　　E. 肺结核

3. 慢性支气管炎的发病与下列哪项因素有关？(　　)

A. Ⅰ型变态反应　　B. 呼吸道反复感染

C. 白喉杆菌感染　　D. 饮酒过度

E. 支气管壁先天发育障碍

4. 慢性支气管炎患者通气与换气功能障碍的病理基础是(　　)。

A. 急、慢性细支气管炎及细支气管周围炎

B. 气道黏液腺肥大、增生，黏膜上皮杯状细胞多

C. 上皮纤毛倒状，脱落

D. 软骨变性、萎缩

E. 管壁平滑肌束断裂、萎缩

5. 下列哪种类型为不累及肺泡的肺气肿？(　　)

A. 小叶中央型　　B. 中叶周围型　　C. 全小叶型

D. 代偿性肺气肿　　E. 间质性肺气肿

6 肺气肿主要的病变部位发生在(　　)。

A. 支气管　　B. 管径小于 2 mm 的小支气管

C. 终末细支气管　　D. 呼吸性细支气管以远肺组织

E. 肺泡

7 发生慢性阻塞性肺气肿的原因为(　　)。

A. 支气管腺体肥大增生、上皮杯状细胞增多

B. 支气管壁因炎症而遭破坏

C. 肺组织纤维化

D. 支气管黏膜充血、水肿

E. 细支气管肺泡间隔破坏，弹性减弱

8. 大叶性肺炎的病变实质为(　　)。

A. 肺泡的纤维素性炎症　　B. 肺的出血性炎症

C. 肺的化脓性炎症　　D. 肺的肉质变

E. 以上都不是

9. 关于大叶性肺炎的描述中哪项是错误的？(　　)

A. 由细菌感染引起　　B. 病变多从肺泡开始

C. 炎症不破坏肺泡壁结构　　D. 患者常有胸痛及咳铁锈色痰
E. 以中性粒细胞渗出为主的炎症

10. 以下除了哪项外均为大叶性肺炎的合并症？(　　)
A. 蜂窝肺　　B. 脓气胸　　C. 纤维素性胸膜炎
D. 肺肉质变　　E. 败血症和脓毒败血症

11. 关于小叶性肺炎的描述，哪一项是不正确的？(　　)
A. 多种致病菌可引起小叶性肺炎　　B. 病变多为浆液纤维素性炎
C. 病变呈灶状、小叶状分布　　D. 常在患传染病后发病
E. 可导致支气管扩张

12. 能找到内包涵体的肺炎是(　　)。
A. 支原体肺炎　　B. 大叶性肺炎　　C. 慢性支气管炎
D. 小叶性肺炎　　E. 腺病毒肺炎

13. 小叶性肺炎的病变实质为(　　)。
A. 细支气管和肺泡的化脓性炎　　B. 由慢性支气管炎引起的炎症
C. 肺泡的纤维素性炎　　D. 肺泡的出血性炎
E. 肺泡的急性卡他性炎

14. 小叶性肺炎不会发生(　　)。
A. 肺脓肿　　B. 呼吸衰竭　　C. 心力衰竭
D. 肺肉质变　　E. 支气管扩张

15. 下列肺炎中，不属于小叶性肺炎的是(　　)。
A. 手术后肺炎　　B. 吸入性肺炎　　C. 麻疹后肺炎
D. 坠积性肺炎　　E. 巨细胞肺炎

16. 关于新冠肺炎的描述正确的是(　　)。
A. 新冠肺炎较少见于青壮年　　B. 新冠肺炎属于间质性肺炎
C. 新冠肺炎病变起始于肺泡　　D. 新冠肺炎是小叶肺炎
E. 新冠肺炎是大叶肺炎

17. 结核分枝杆菌的主要传播途径是(　　)。
A. 呼吸道　　B. 消化道　　C. 血道
D. 淋巴道　　E. 自然管道

18. 最容易发生结核病的组织器官是(　　)。
A. 脑　　B. 肺　　C. 肝
D. 心　　E. 肾

19. 结核结节不存在下列哪种细胞？(　　)
A. 淋巴细胞　　B. 上皮样细胞　　C. 成纤维细胞
D. 异物巨细胞　　E. 朗汉斯巨细胞

20. 结核病好转的最好方式是(　　)。
A. 吸收消散　　B. 硬结，钙化　　C. 纤维包裹
D. 纤维化　　E. 纤维包裹及钙化

21. 有关干酪样坏死的描述，错误的是(　　)。
A. 呈淡黄色，均匀细腻　　B. 状似纤维蛋白
C. 可发生钙化　　D. 可发生液化
E. 常由结核杆菌引起
22. 结核球的形成是干酪样坏死物被(　　)。
A. 机化　　B. 钙化　　C. 包裹
D. 排除　　E. 吸收
23. 原发性肺结核最早出现的病变是(　　)。
A. 原发综合征　　B. 原发病灶　　C. 结核性淋巴管炎
D. 肺门淋巴结核　　E. 原发灶伴淋巴管炎
24. 临床最常见的继发性肺结核病是(　　)。
A. 局灶型肺结核　　B. 浸润型肺结核　　C. 干酪性肺炎
D. 结核球　　E. 纤维空洞型肺结核
25. 继发性肺结核病的结核杆菌主要来自(　　)。
A. 消化道感染　　B. 呼吸道感染　　C. 皮肤感染
D. 内源性再感染　　E. 自然管道
26. 结核病分为原发性和继发性两类的依据是(　　)。
A. 发病年龄不同　　B. 病情严重程度不同
C. 感染结核杆菌的类型不同　　D. 病程长短不同
E. 机体初次和再次感染的反应性不同
27. 有关肺结核原发综合征的描述，下列哪项是错误的？(　　)
A. 原发灶多在肺尖部　　B. 大多发生在儿童
C. 肺门淋巴结发生干酪性坏死　　D. 一般无明显临床表型
E. 可发展成急性粟粒性肺结核
28. 关于继发性肺结核的描述，下列哪一项是正确的？(　　)
A. 多发生于儿童　　B. 肺门淋巴结常有明显肺结核病变
C. 病变易循血管播散　　D. 病变多开始于肺中叶
E. 肺内未愈合的病变易沿支气管播散
29. 关于肺结核病的描述，下列哪项是不正确的？(　　)
A. 肺上叶空洞常是由原发综合征发展而来的
B. 原发综合征指原发灶、结核性淋巴管炎和肺门淋巴结结核
C. 以呼吸道传播为主
D. 病变特征是结核结节形成伴不同程度的干酪样坏死
E. 继发性肺结核病的坏死病变周围常常有增生为主的病变
30. 硅肺最常见的合并症是(　　)。
A. 肺心病　　B. 肺脓肿　　C. 肺癌
D. 胸膜间皮瘤　　E. 肺结核
31. 硅肺早期病变表现在(　　)。

A. 两肺上叶　B. 两肺下叶　C. 左肺中叶
D. 肺门淋巴结　E. 胸膜

32. 关于硅肺的病因学的描述哪项是错误的？(　　)
A. 硅肺是长期吸入大量游离二氧化硅引起的
B. 长期从事开矿、坑道作业的工人易患此病
C. 脱离硅尘环境后，病变不再发展
D. 肺的清除能力与是否发病有关
E. 脱离硅尘作业后，病变仍然可发展

33. 硅肺的病变特点是(　　)。
A. 硅结节形成　B. 肺纤维化　C. 胸膜肥厚
D. 小气管炎症　E. 支气管扩张

34. 下列哪项不是硅肺的基本病理变化？(　　)
A. 硅结节　B. 弥漫性肺纤维化　C. 硅肺性空洞
D. 胸膜增厚　E. 大量纤维蛋白渗出

35. 早期硅结节内的主要细胞是(　　)。
A. 淋巴细胞　B. 浆细胞　C. 巨噬细胞
D. 肥大细胞　E. 泡沫细胞

36. 关于肺结节病的上皮样肉芽肿成分，错误的是(　　)。
A. 上皮样细胞　B. 浆细胞　C. 多核巨细胞
D. 淋巴细胞　E. 舒曼小体

37. 肺结节病的特征性病变不包括(　　)。
A. 拉塞尔小体　B. 星状小体　C. 淋巴管炎
D. 舒曼小体　E. 非干酪性上皮样细胞性肉芽肿

38. 结核病患者的常见临床表现不包括(　　)。
A. 咳嗽、咳痰　B. 进行性呼吸困难　C. 疲劳、乏力
D. 胸痛、胸闷　E. 发热、体重减轻、盗汗

39. 下列关于结节病的描述，正确的是(　　)。
A. 该病多见于中青年，女性稍多于男性
B. 发病率热带地区高于寒冷地区，黑种人多于白种人
C. 结节病的肉芽肿在继发感染时也可出现干酪样坏死
D. 糖皮质激素可针对各个阶段的结节病实现有效的治疗
E. 结节病的肉芽肿形成与结核杆菌的感染密切相关

40. 与结节病的症状相关的原因，错误的是(　　)。
A. 脏器的受累不同　B. 肉芽肿的活动性　C. 种族差异
D. 患者的心理状态　E. 地区不同

41. 结节病最常发生的部位是(　　)。
A. 脑　B. 肾　C. 肺
D. 肝　E. 回肠

42．以下哪一项不符合鼻咽癌的特点？(　　)
A．以高分化腺癌最为少见　　B．晚期可经淋巴道转移至颈淋巴结
C．可发生于上皮鳞状化生的基础上　　D．多发于鼻咽部的黏膜柱状上皮
E．泡状核细胞癌对放射治疗很敏感
43．肉眼观察整个肺叶呈肺炎样外观，这可能是以下哪种病变？(　　)
A．大细胞癌　　B．小细胞癌　　C．鳞状细胞癌
D．瘢痕癌　　E．贴壁型肺癌（细支气管肺泡细胞癌）
44．关于肺癌的扩散转移描述中，以下哪一项是错误的？(　　)
A．血道转移以脑、骨及肾上腺多见　　B．小细胞癌对化疗和放疗敏感
C．大细胞癌生长迅速，转移较早　　D．周围型肺腺癌可直接侵犯胸膜
E．肺鳞状细胞癌可直接侵犯胸膜
45．鼻咽癌最常发生的部位在(　　)。
A．鼻咽顶部　　B．前壁　　C．后壁
D．鼻咽外侧壁　　E．咽隐窝
46．关于支原体肺炎的描述，下列哪项是正确的？(　　)
A．大多发生在儿童，属于间质肺炎，病灶有明显实变
B．多发生在老人，是肺泡肺炎，病灶有明显实变
C．大多发生在儿童，属于间质肺炎，病灶无明显实变
D．多发生在老人，是间质肺炎，病灶无明显实变
E．大多发生在儿童，属于肺泡肺炎，病灶有明显实变
47．下列哪一项描述不符合肺癌的特点？(　　)
A．肉眼类型分为中央型、周围型和弥漫型
B．以周围型预后最好
C．肺鳞癌的发生与吸烟关系密切
D．早期即可形成淋巴道转移
E．大多起源于肺泡上皮和支气管上皮
48．下列哪种肺肿瘤属于神经内分泌肿瘤？(　　)
A．腺癌　　B．鳞癌　　C．大细胞癌
D．小细胞癌　　E．癌肉瘤
49．男性，45 岁，20 年吸烟史。5 年前每当气候转凉即开始咳嗽，咳白色黏痰，直至天气转暖后好转不咳；近 1 年来咳嗽发作频繁，但干咳少痰，其可能原因为(　　)。
A．支气管扩张　　B．支气管哮喘
C．肺癌广泛转移　　D．肺气肿合并慢性肺心病
E．慢性支气管炎患者支气管黏膜和腺体萎缩
50．男性，60 岁，多年吸烟史，刺激性干咳半年；查体：X 线片未右肺门处不规则分叶状巨大阴影，边界不清。最可能的诊断为(　　)。
A．大叶性肺炎　　B．小叶性肺炎　　C．原发型肺结核
D．慢性纤维空洞型肺结核　　E．肺鳞状细胞癌

51．女性，45 岁，右侧胸疼 3 个月，其丈夫吸烟多年；查体：X 线片示右肺靠近胸膜处有一直径 4 cm 的球形阴影，与周围肺组织界清，同时右肺淋巴结肿大，请判断该女士可能患有(　　)。

A．肺鳞状细胞癌　B．肺腺癌　C．大细胞癌
D．小细胞癌　E．肉瘤样癌

52．肺下叶有一直径为 5 cm 的结节状阴影，边缘呈毛刺状，应首先考虑(　　)。

A．肺脓肿　B．肺结核球　C．团块状矽结节
D．周围型肺癌　E．肺肉质变

53．两肺密布灰白色的小结节，大小不一，部分融合成直径大于 2 cm 的团块，伴有小空洞形成，肺组织广泛纤维化，胸膜增厚。最有可能诊断是(　　)。

A．硅肺　B．肺硬化　C．慢性纤维空洞型肺结核
D．肺癌　E．石棉沉着症

54．男性，65 岁，因骨折卧床数月。近 1 年来常咳嗽，并咳黄色黏脓痰。查体：双肺下叶可闻及湿啰音；X 线片示双肺下叶不规则散在小片状模糊阴影。最有可能的诊断为(　　)。

A．大叶性肺炎　B．小叶性肺炎　C．慢性支气管炎
D．支管扩张　E．支气管哮喘

55．女性，55 岁，因咳嗽及右侧胸痛到医院查体；X 线片示右肺下叶云雾状不均匀密度增高阴影，界不清，经用抗生素治疗不见好转；痰脱落细胞学检查见可疑癌细胞。该患者最有可能的诊断为(　　)。

A．肺鳞状细胞癌　B．肺腺癌　C．间质性肺炎
D．小叶性肺炎　E．小细胞癌

56．患儿出现发热、咳嗽、咳痰、气喘。胸透见双肺下叶散在分布着边界不清的阴影。最可能患的是(　　)。

A．大叶性肺炎　B．干酪样肺炎　C．间质性肺炎
D．小叶性肺炎　E．肺脓肿

57．男，35 岁。淋雨后寒战、发热 3 天，胸透示右下肺炎，血白细胞 $12.3\times10^9/L$。该患者感染的病原菌最可能是（　　）。

A．肺炎链球菌　B．结核分枝杆菌　C．金黄色葡萄球菌
D．流感嗜血杆菌　E．铜绿假单胞菌

58．男，60 岁。吸烟史 30 年，痰中带血 1 个月，乏力、头晕 1 周。实验室检查：血钠 114 mmol/L，补钠治疗效果欠佳。胸部 X 线片检查发现右肺门状影 4 cm × 4 cm。纤维支气管镜检查示右主支气管黏膜粗糙水肿，管腔狭窄，黏膜活检可见异型细胞巢和角化珠，最可能的病理类型是(　　)。

A．大细胞瘤　B．腺癌　C．类癌
D．小细胞癌　E．鳞癌

59．真菌感染引起的疾病是(　　)。

A．肺化脓性肉芽肿性炎　B．病毒性肺炎

C. 大叶性肺炎　　D. 肺结核病
E. 小叶性肺炎

60. 早期出现肺门及纵隔多发淋巴结转移的肺癌类型是(　　)。
A. 类癌　　B. 鳞癌　　C. 腺癌
D. 小细胞肺癌　　E. 大细胞肺癌

61. 肺癌患者出现声音嘶哑提示（　　）。
A. 肿瘤侵犯上腔静脉　　B. 肿瘤侵犯喉返神经
C. 肿瘤侵犯颈交感神经节　　D. 肿瘤侵犯膈神经
E. 肿瘤侵犯隆突

62. 肺癌最容易转移到(　　)。
A. 脾　　B. 脑　　C. 肠
D. 胃　　E. 肾

第六章　呼吸系统病理生理学

1. 在海平面静息时吸入空气条件下，以 PaO_2 低于 60 mmHg 作为诊断呼吸衰竭的标准的依据是(　　)。
A. 根据氧解离曲线特性，在此值以下时动脉血氧含量显著下降，组织将严重缺氧
B. 根据临床经验制定的
C. 此时外周化学感受器方可被缺氧刺激所兴奋
D. 此时中枢神经系统开始出现不可逆性变化
E. 以上都不对

2. 以 $PaCO_2$ 高于 50 mmHg 作为呼吸衰竭的诊断标准是因为(　　)。
A. 根据临床经验制定
B. CO_2 解离曲线特性，此时动脉血 CO_2 含量不明显增加
C. 此时 pH 将低于正常水平，出现酸血症
D. 此时 CO_2 对中枢神经系统抑制作用明显
E. 以上都不对

3. 下列哪项原因可导致阻塞性通气不足？(　　)
A. 肺叶切除　　B. 呼吸肌活动障碍
C. 气管痉挛收缩　　D. 严重的胸廓畸形
E. 肺泡表面活性物质减少

4. 外周气道阻塞出现呼气性呼吸困难的主要机制是(　　)。
A. 气道内压 > 大气压　　B. 气道内压 < 大气压
C. 胸内压 < 大气压　　D. 气道内压 > 胸内压
E. 气道内压 < 胸内压

5. 严重胸廓畸形引起呼吸衰竭的主要机制是(　　)。
A. 阻塞性通气障碍　　B. 弥散障碍　　C. 功能性分流
D. 限制性通气障碍　　E. 死腔样通气

6. 下列哪项会引起 $PaCO_2$ 的增值和 PaO_2 的降值比值相当于呼吸商？（　　）

A. 喉头水肿　　B. 慢性支气管炎　　C. 肺栓塞

D. 肺水肿　　E. 肺间质纤维化

7. 慢性支气管炎引起的缺氧是(　　)。

A. 乏氧性缺氧　　B. 等张性缺氧　　C. 缺血性缺氧

D. 淤血性缺氧　　E. 组织性缺氧

8. 反映肺通气功能的最好指标是(　　)。

A. PaO_2　　B. $PaCO_2$　　C. P_AO_2

D. P_ACO_2　　E. $PaCO_2$ 和 P_ACO_2 的差值

9. 严重吸气性呼吸困难最主要的症状是(　　)。

A. 三凹征　　B. 呼吸深快　　C. 明显发绀

D. 哮喘音　　E. 1 秒钟用力呼气容积下降

10. 病变部位肺泡 V_A/Q 比值降低，可见于(　　)。

A. 弥散性血管内凝血　　B. 慢性支气管炎

C. 肺毛细血管床的大量破坏　　D. 肺动脉收缩

E. 肺动脉栓塞

11. 关于呼吸衰竭的概念，下列哪项不对？（　　）

A. 由外呼吸功能严重障碍引起的病理过程

B. 呼吸衰竭可分为低氧血症型和高碳酸血症型

C. 判断呼吸衰竭的血气标准一般为 PaO_2 低于 60 mmHg，$PaCO_2$ 高于 50 mmHg

D. 呼吸衰竭患者（未经治疗时），可以只有 $PaCO_2$ 升高而没有 PaO_2 降低

E. 根据病程经过不同可分为急性和慢性呼吸衰竭

12. 关于肺泡通气与血流比例失调的描述，下列哪项是错误的？（　　）

A. 可以是功能性分流

B. 可以是死腔样通气

C. 是肺部病变引起呼吸衰竭的最重要机制，此时总肺泡通气量可不减少

D. 常引起 PaO_2 降低而 $PaCO_2$ 不升高

E. 可见于气管阻塞，总肺泡通气量减少而肺血流量未减少时

13. 下列哪一项描述功能性分流是不正确的？（　　）

A. 又称静脉血掺杂

B. 是部分肺泡通气明显降低而血流未相应减少甚至增多所致

C. 正常人肺也有功能性分流

D. 肺内动—静脉短路开放

E. 功能性分流主要影响肺换气

14. 下列哪项不是弥散障碍的特点？（　　）

A. 可因呼吸膜面积明显减小引起

B. 可因呼吸膜厚度异常增加引起

C. 常在静息时就可引起明显的 PaO_2 降低

D. $PaCO_2$常正常或低于正常
E. 严重且肺血流加快时可引起 PaO_2降低
15. 吸入纯氧 15 min 后 PaO_2无明显升高，肺内可能发生了(　　)。
A. 弥散障碍　B. 真性分流增多　C. 功能性分流增多
D. 死腔样通气增多　E. 限制性通气障碍
16. 下列哪一项不是呼吸衰竭的发生机制？(　　)
A. 限制性通气障碍　B. 肺泡通气与血流比例失调
C. 弥散障碍　D. 血红蛋白数目减少
E. 阻塞性通气障碍
17. 失代偿性呼吸性酸中毒时，可能会引起哪种改变？(　　)
A. $PaCO_2$升高，pH 降低，血钾升高
B. $PaCO_2$升高，pH 升高，血钾升高
C. $PaCO_2$升高，pH 降低，血氯升高
D. $PaCO_2$降低，pH 降低，血氯降低
E. $PaCO_2$升高，pH 升高，血氯降低
18. 临床上判断患者是否发生呼吸衰竭，通常通过(　　)。
A. 指甲发绀　B. 血气分析　C. 呼吸困难
D. 神志变化　E. 呼吸频率
19. Ⅱ型呼吸衰竭患者不会发生哪种酸碱平衡紊乱？(　　)
A. 代谢性酸中毒　B. 代谢性碱中毒　C. 呼吸性酸中毒
D. 呼吸性碱中毒　E. 呼吸性酸中毒合并代谢性酸中毒
20. Ⅱ型呼吸衰竭患者用高浓度氧治疗后可出现(　　)。
A. PaO_2下降，$PaCO_2$明显下降
B. PaO_2下降，$PaCO_2$变化不大
C. PaO_2升高，$PaCO_2$也明显上升
D. PaO_2升高，$PaCO_2$下降
E. PaO_2下降，$PaCO_2$升高
21. 急性呼吸窘迫综合征时，下列哪项不会发生？(　　)
A. 肺顺应性增高　B. 肺泡水肿　C. 肺血管内微血栓形成
D. 肺透明膜形成　E. 局部肺不张
22. 下列哪项因素与急性肺损伤的发病机制无关？(　　)
A. 气血屏障破坏　B. 炎细胞激活　C. 氧自由基增多
D. TNF-α 产生　E. PGI_2增多
23. 下列哪项不是 ARDS 的特征？(　　)
A. 进行性呼吸困难　B. 严重的低氧血症　C. 常为Ⅱ型呼吸衰竭
D. 早期常为Ⅰ型呼吸衰竭　E. 肺的$\dot{V}_A/\dot{Q}$比例失调
24. ARDS 引起呼吸衰竭的机制不包括(　　)。
A. 肺血管收缩　B. 肺的顺应性升高　C. 肺不张

D. 肺透明膜形成　　E. 肺内分流

25. 下列哪项是急性肺损伤最重要的机制？(　　)

A. 急性肺水肿　　B. 广泛的肺泡—毛细血管膜损伤

C. 氧自由基增多　　D. 肺透明膜形成

E. 白细胞大量激活

26. 新型冠状病毒性肺炎重症患者采用糖皮质激素治疗的主要机制是(　　)。

A. 防止 DIC 的发生　B. 减轻炎症反应介导的肺损伤

C. 维持呼吸肌的功能 D. 预防肺性脑病的发生

E. 以上都不对

27. 下列哪一项变化是 ARDS 时引起死腔样通气的机制？(　　)

A. 限制性通气不足　B. 肺水肿　　C. 肺小动脉栓塞

D. 小气道痉挛　　E. 肺不张

28. 下列哪项不是引起急性呼吸窘迫综合征（ARDS）的病因？(　　)

A. 吸入毒气　　B. 休克　　C. 新冠肺炎

D. 异物堵塞气管　　E. 大面积烧伤

29. ARDS 发生过程中，炎症介质引起的肺血管收缩导致(　　)。

A. 呼吸膜增厚　　B. 呼吸运动加深加快

C. 肺总通气量减少　　D. 肺内功能性分流增加

E. 肺内死腔样通气增加

30. 患者，女，65 岁，咳嗽、咳黏液白痰、喘息反复发作 8 年，每于冬春季节或感冒受凉后频繁发作。关于患者变化的描述不正确的是(　　)。

A. 呼吸频率可增快

B. 大支气管黏膜下黏液腺化生、肥大，气道管壁炎性细胞浸润、充血

C. 容易出现吸气性呼吸困难

D. 气道管壁增厚

E. 用力呼气时甚至可以出现小气道闭合

31. 患者，女，36 岁。因服用过量安眠药而昏迷入院。检查发现 PaO_2 为 55 mmHg。患者出现了什么病理生理过程？(　　)

A. 阻塞性通气障碍　B. 限制性通气障碍　　C. 弥散障碍

D. 死腔样通气　　E. 功能性分流

32. 患者，男，72 岁，COPD 25 年，近期病情加重入院。现呼吸表现为频率和深度增强与逐渐减弱交替，每一周期之间有一呼吸暂停，这种现象称为(　　)。

A. kussmaul's 呼吸　B. 潮式呼吸　　C. 间歇式呼吸

D. 叹气样呼吸　　E. 抽泣样呼吸

33. 患者，男，75 岁，反复咳嗽咳痰喘 18 年，诊断为慢性阻塞性肺气肿 8 年，突然呼吸困难 3 天。查体：口唇发绀，桶状胸，双侧呼吸运动度及语颤减弱，双肺叩诊呈过清音，呼吸音粗，可闻及干湿性啰音。患者最有可能出现的变化不包括下列哪项？(　　)

A. PaO_2 下降

B. 肺泡通气血流比例失调

C. 由于肺弹性增高而引起肺组织过度充气

D. 胸片可表现为两肺野透亮度增高

E. 肺功能检查表现为残气量增加

34. 患者，男，78 岁，诊断为慢性阻塞性肺疾病 10 年。动脉血气分析：pH 7.2，PaO_2 40mmHg，$PaCO_2$ 60mmHg。下列哪一项治疗措施不正确？(　　)

A. 应用抗生素　　B. 应用祛痰剂　　C. 给予 40% O_2治疗

D. 人工辅助通气　　E. 纠正酸碱平衡紊乱

35. 患者，女，25 岁，产后 1 周突然晕倒，大汗淋漓、有意识，呼吸脉搏加快，D-二聚体呈急性进行性增高，诊断为肺栓塞。患者出现呼吸衰竭的主要机制是 (　　)。

A. 限制性通气不足　B. 阻塞性通气不足　C. 弥散障碍

D. 功能性分流　　E. 死腔样通气

第七章　呼吸系统与其他系统的相互作用

1. 呼吸系统与循环系统在生理学功能方面的相互作用，哪项是错误的？(　　)

A. 它们的兴奋性或抑制性活动可互相影响

B. 外周化学感受器既可调节呼吸中枢，又可调节循环中枢

C. 剧烈运动时，往往是呼吸和心跳同时加快加强

D. 若没有呼吸系统合作，循环系统也能发挥正常的生理学功能

E. 正常的肺换气需要肺泡通气与血流（$\dot{V}_A/\dot{Q}$）合适的比值

2. 关于慢性肺源性心脏病的表述，哪项是错误的？(　　)

A. 由慢性肺疾病引起右心衰竭的一种心脏病

B. 由慢性胸廓疾病引起右心衰竭的一种心脏病

C. 由肺血管疾病引起右心衰竭的一种心脏病

D. 由慢性肺疾病引起左心衰竭的一种心脏病

E. 在诊断肺源性心脏病之前，必须排除先天性心脏病和风湿性心脏病等原因引起的心脏病。

3. 2018 年世界肺动脉高压研讨会对肺动脉高压重新定义，将平均肺动脉血压（mPAP）阈值调整为(　　)。

A. >15 mmHg　　B. >20 mmHg　　C. >25 mmHg

D. >30 mmHg　　E. >35 mmHg。

4. 慢性肺源性心脏病最常见的病因是(　　)。

A. 慢性阻塞性肺疾病　B. 支气管哮喘　　C. 广泛且反复发生的肺小动脉栓塞

D. 重症肺结核　　E. 阻塞性睡眠呼吸暂停。

5. 以下肺动脉高压发生机制，哪项是错误的？(　　)

A. 肺血管痉挛　　B. 肺血管重塑　　C. 血液黏滞性增高

D. 血浆内皮素及 5-羟色胺降低　　E. 肺小动脉炎。

6. 慢性肺源性心脏病的发病机制是(　　)。

A．肺血管痉挛及肺血管重塑等引起肺动脉高压，增加心脏负荷

B．低氧血症、高碳酸血症损害心肌，降低心肌舒缩功能

C．酸中毒和高血钾损害心肌，降低心肌舒缩功能

D．呼吸困难时，用力吸气可使胸内压异常降低，限制心室收缩；而用力呼气则使胸内压异常升高，妨碍心脏的舒张

E．以上都是

7．引起慢性肺源性心脏病最主要的发病机制是(　　)。

A．肺动脉高压引起右心后负荷增加

B．低氧血症、高碳酸血症损害心肌，降低心肌舒缩功能

C．酸中毒和高血钾损害心肌，降低心肌舒缩功能

D．呼吸困难时，用力吸气可使胸内压异常降低，限制心室收缩

E．用力呼气则使胸内压异常升高，妨碍心脏的舒张。

8．早期肺动脉高压的发生机制，哪项是最重要的？(　　)

A．循环血液中红细胞生成增多，血液黏滞性增高

B．肺血管重塑　　C．肺血管痉挛

D．肺小动脉炎　　E．肺血管内血栓形成和机化。

9．晚期肺动脉高压的发生机制，哪项是最重要的？(　　)

A．肺血管痉挛　　B．肺血管重塑

C．循环血液中红细胞生成增多，血液黏滞性增高

D．肺小动脉炎　　E．肺血管内血栓形成和机化。

10．下列引起肺血管收缩的机制，哪项是错误的？(　　)

A．缺氧，肺泡气氧分压（P_AO_2）降低

B．高碳酸血症和酸中毒

C．交感神经兴奋及儿茶酚胺释放增多

D．内皮素、5－羟色胺、血管紧张素Ⅱ、白三烯、血栓素、前列腺素 F_{2a} 等增多

E．细胞因子、趋化因子和生长因子增多。

11．下列引起肺血管收缩的机制，哪项是最重要的？(　　)

A．缺氧，肺泡气氧分压（P_AO_2）降低

B．高碳酸血症和酸中毒

C．交感神经兴奋及儿茶酚胺释放增多

D．内皮素、5－羟色胺、血管紧张素Ⅱ、白三烯、血栓素、前列腺素 F_{2a} 等增多

E．连接蛋白介导信号转导的作用

12．急性肺源性心脏病，最常见的病因是(　　)。

A．羊水栓塞引起急性肺栓塞

B．深静脉血栓形成并脱落引起急性肺栓塞

C．空气栓塞引起急性肺栓塞

D．脂肪栓塞引起急性肺栓塞

E．慢性阻塞性肺疾病

13. 急性肺栓塞引起急性右心衰竭的发病机制，哪项是错误的？(　　)

A. 肺血管重塑

B. 应激反应导致高水平的肾上腺素释放，导致应激性“心肌炎”

C. 血栓素 A_2 和 5 - 羟色胺增多，使肺血管阻力增高

D. 心肌氧气供给和需求的不平衡导致心肌细胞受损

E. 急性右心室压力负荷过大

14. 新冠肺炎病人发生心血管系统损伤的可能机制是(　　)。

A. 新冠肺炎病原体 SARS-CoV-2 直接感染并损伤心肌

B. 通过新型冠状病毒 RNA 识别并激活 Toll 样受体（TLR），引起细胞因子风暴及严重炎症反应，对 VECs 及心肌造成损害

C. 损伤或激活的 VECs 通过诱导心肌炎症反应及微血栓形成，引起心肌损伤

D. 应激引起儿茶酚胺增多及自身氧化，产生活性氧（ROS）增加，导致 VECs 及心肌损伤加剧

E. 以上都是

15. 急性左心衰竭对机体的影响，哪项是正确的？(　　)

A. 急性脑淤血　B. 急性肺淤血　C. 急性肝淤血

D. 急性肾淤血　E. 急性胃肠淤血

16. 呼吸节律的起源部位是(　　)。

A. 大脑　B. 中脑　C. 小脑

D. 下丘脑　E. 脑桥和延髓

17. 呼吸中枢神经元广泛分布于(　　)。

A. 脑桥　B. 延髓　C. 脑桥和延髓

D. 脑桥、延髓和脊髓　E. 大脑皮层、间脑、脑桥、延髓和脊髓

18. 关于肺性脑病发病机制，哪项是错误的？(　　)

A. 缺氧、高碳酸血症和酸中毒引起脑血管扩张，脑血流增多

B. 缺氧、高碳酸血症和酸中毒引起脑血管收缩，脑血流减少

C. 缺氧和酸中毒引起脑血管内皮细胞损伤，可激活凝血系统，导致脑内微血栓形成，使血管内皮细胞通透性增高，导致脑水肿

D. 缺氧使脑细胞 ATP 不足，$Na^+ - K^+$ 泵功能障碍，导致脑水肿

E. 酸中毒时磷脂酶活性增高，溶酶体酶释放，导致神经细胞及组织损伤。

19. 组成呼吸系统固有免疫的要素包括(　　)。

A. 呼吸系统黏膜上皮细胞　B. 肺的细胞外基质

C. 呼吸系统固有免疫细胞　D. 呼吸系统固有免疫分子

E. 以上都是

20. 关于呼吸系统固有免疫细胞，哪项是错误的？(　　)

A. 肺泡巨噬细胞　B. 中性粒细胞　C. T 淋巴细胞

D. 自然杀伤细胞　E. 树突状细胞

21. 以下哪项不属于 T 淋巴细胞？(　　)

A. 杀伤性 T 细胞　　B. 肺组织驻留记忆 T 细胞
C. 黏膜相关恒定 T 细胞　　D. 自然杀伤细胞
E. 辅助性 T 细胞及调节性 T 细胞

22. 介导体液免疫的主要细胞是(　　)。
A. 肺泡巨噬细胞　B. B 淋巴细胞　C. 树突状细胞
D. 自然杀伤细胞　E. T 淋巴细胞。

23. 慢性阻塞性肺疾病（COPD）对免疫功能的影响，哪项是错误的？(　　)
A. Th1 和 Th17 细胞百分比显著增加
B. 小气道中 B 细胞数量增加　　C. 肺泡巨噬细胞被激活
D. 气道上皮细胞被激活　　E. 树突状细胞被抑制

24. 新冠肺炎对免疫功能的影响，哪项是错误的？(　　)
A. 新型冠状病毒与 Toll 样受体（TLRs）结合，激活固有免疫细胞
B. 激活干扰素调节因子
C. 激活核因子 - κB（NF-κB）
D. 新冠肺炎重症时，$CD4^+$ T 细胞绝对数量显著增加
E. 在新冠肺炎重症患者中，IgA 和 IgG 的相对水平明显高于病情较轻的患者

25. 呼吸衰竭对血液系统的影响，哪项是错误的？(　　)
A. 促使红细胞生成素（EPO）的产生增加
B. 增强肠道对铁的摄取和利用。
C. 2，3 - DPG 减少，可使 Hb 与 O_2的亲和力增加及氧离曲线左移
D. 调整骨髓微环境，促进红细胞祖细胞的成熟和增殖
E. 红细胞数增多也会增加血液的黏滞性，使血管阻力增大

26. 呼吸衰竭对肾功能的影响，哪项是错误的？(　　)
A. 严重呼吸衰竭可引起肾功能衰竭　　B. 呼吸衰竭使肾血管舒张
C. 呼吸衰竭使肾血管收缩　　D. 严重呼吸衰竭时可出现代谢性酸中毒
E. 严重呼吸衰竭时可出现高钾血症

27. 肾功能衰竭对呼吸功能的影响，哪项是错误的？(　　)
A. 炎症反应、氧化应激、全身免疫介质的增加，导致肺损伤
B. p - 甲苯基硫酸盐及硫酸吲哚酚增多引起肺损伤
C. 轻中度酸中毒可直接引起呼吸中枢抑制
D. 严重酸中毒可直接引起呼吸中枢抑制
E. 尿毒症可引起肺钙化病变。

28. 呼吸衰竭对胃肠道的影响，哪项是正确的？(　　)
A. 呼吸衰竭时，胃肠道血管强烈收缩、血流减少
B. 呼吸衰竭时，胃肠道血管舒张、血流增多
C. CO_2潴留可降低胃壁细胞碳酸酐酶活性，使胃酸分泌减少
D. 减轻胃黏膜损伤
E. 容易引起腹泻

第八章　呼吸系统药理学

1. 能引起骨髓造血功能抑制的药物是（　　）。

A. 氯霉素　B. 多西环素　C. 土霉素

D. 四环素　E. 米诺霉素

2. 哪种喹诺酮类药比较适用于肺部感染？（　　）

A. 诺氟沙星　B. 左氧氟沙星　C. 依诺沙星

D. 培氟沙星　E. 吡哌酸

3. 肾功能不良的患者禁用（　　）。

A. 青霉素 G　B. 耐酶青霉素类　C. 广谱青霉素

D. 第一代头孢菌素　E. 第三代头孢菌素

4. 磺胺类药物的抗菌机制是（　　）。

A. 抑制细菌二氢蝶酸合酶　B. 抑制细菌二氢叶酸还原酶

C. 激活细菌二氢叶酸合成酶　D. 激活细菌二氢叶酸还原酶

E. 抑制 DNA 螺旋酶

5. 女性，35 岁，患肺结核，选用链霉素和乙胺丁醇联合治疗的目的是（　　）。

A. 减轻注射时疼痛　B. 有利于药物进入结核病灶

C. 延缓耐药性产生　D. 减慢链霉素排泄

E. 延长链霉素的作用时间

6. 男性，20 岁，呼吸道感染，青霉素皮试阳性，不宜选用的药物是（　　）。

A. 四环素　B. 红霉素　C. 林可霉素

D. 头孢霉素　E. 庆大霉素

7. 女性，40 岁，上呼吸道感染服用磺胺嘧啶时加服碳酸氢钠的目的是（　　）。

A. 增强抗菌疗效　B. 加快药物吸收速度

C. 防止过敏反应　D. 防止药物排泄过快

E. 碱化尿液，增加药物溶解度

8. 女性，50 岁，轻度甲状腺功能亢进病史 2 年，并患有支气管哮喘，合用下列药物半年，出现皮肤变薄、多毛、糖尿，应系哪一药物的不良反应？（　　）

A. 卡比马唑　B. 曲安西龙　C. 沙丁胺醇（哮喘严重时使用）

D. 甲硫氧嘧啶（与卡比马唑交替使用）　E. 氨茶碱

9. 沙丁胺醇吸入治疗哮喘急性发作，下列哪项不是沙丁胺醇的作用？（　　）

A. 利尿作用　B. 正性肌力作用　C. 骨骼肌震颤

D. 平滑肌放松　E. 心动过速

10. 下列哪一种药物没有直接的支气管扩张作用？（　　）

A. 肾上腺素　B. 特布他林　C. 强的松

D. 茶碱　E. 异丙托溴铵

11. 氨茶碱不宜用于(　　)。

A. 口服治疗慢性哮喘　B. 口服治疗心性或肾性水肿

C. 静脉注射治疗哮喘急性发作　　D. 治疗心源性哮喘
E. 治疗伴有冠心病的支气管哮喘

12. 色甘酸钠平喘作用的机制是（　　）。
A. 松弛支气管平滑肌　　B. 拟交感作用，激动 β_2 受体
C. 对抗组胺和 5－羟色胺　　D. 抑制过敏介质的释放
E. 抑制磷酸二酯酶，使支气管平滑肌细胞内 cAMP 积聚

13. 下列何药能抑制咳嗽中枢并兼有外周镇咳作用？（　　）
A. 苯佐那酯　　B. 喷托维林　　C. 氯哌斯汀
D. 吗啡　　E. 可待因

14. 阻碍细胞有丝分裂的抗癌药是（　　）。
A. 阿霉素　　B. 氟尿嘧啶　　C. 长春新碱
D. 氨甲蝶呤　　E. 以上都不是

15. 烷化剂中易发生出血性膀胱炎的抗癌药是（　　）。
A. 氮芥　　B. 环磷酰胺　　C. 马利兰
D. 长春新碱　　E. 卡氮芥

16. 抑制二氢叶酸还原酶的抗肿瘤药是(　　)。
A. 顺铂　　B. 阿霉素　　C. 环磷酰胺
D. 5－氟尿嘧啶　　E. 氨甲蝶呤

17. 长春新碱使肿瘤细胞较多的处于增殖周期的(　　)。
A. S 期　　B. G0 期　　C. G1 期
D. G2 期　　E. M 期

18. 下列哪个抗菌药可用于结核病治疗？（　　）
A. 利福平　　B. 四环素　　C. 庆大霉素
D. 氨苄青霉素　　E. 氯霉素

19. 乙酰半胱氨酸可用于防治慢性支气管炎引起的痰液黏稠，它的祛痰作用机制是（　　）。
A. 激动肾上腺素受体　　B. 裂解痰液中黏液蛋白的二硫键
C. 抑制咳嗽中枢　　D. 兴奋呼吸中枢
E. 麻醉呼吸黏膜

20. 属于甲基黄嘌呤衍生物的支气管扩张药是（　　）。
A. 特布他林　　B. 异丙托溴铵　　C. 茶碱类药物
D. 沙丁胺醇　　E. 麻黄素

选择题参考答案

第一章 呼吸系统解剖学

1. A; 2. C; 3. E; 4. D; 5. B; 6. C; 7. E; 8. B; 9. E; 10. E; 11. D; 12. B; 13. A; 14. C; 15. C; 16. B; 17. D; 18. D; 19. E; 20. D; 21. A; 22. B; 23. C; 24. D; 25. C; 26. D; 27. E; 28. A; 29. C; 30. C

第二章 呼吸系统组织学

1. C; 2. C; 3. B; 4. D; 5. D; 6. D; 7. E; 8. B; 9. A; 10. B; 11. E; 12. A; 13. D; 14. E; 15. B; 16. D; 17. B; 18. D; 19. B; 20. E; 21. D; 22. E; 23. B; 24. A; 25. A; 26. E; 27. B; 28. B; 29. A; 30. E; 31. B; 32. E; 33. E; 34. B

第三章 呼吸系统胚胎学

1. A; 2. A; 3. B; 4. B; 5. A; 6. C; 7. D; 8. C; 9. E; 10. B; 11. D

第四章 呼吸系统生理学

1. C; 2. E; 3. B; 4. E; 5. D; 6. D; 7. C; 8. A; 9. B; 10. A; 11. D; 12. D; 13. E; 14. A; 15. C; 16. A; 17. E; 18. D; 19. B; 20. C; 21. C; 22. B; 23. B; 24. E; 25. A; 26. A; 27. B; 28. D; 29. D; 30. C; 31. E; 32. E; 33. C; 34. E; 35. C; 36. D; 37. D; 38. C; 39. C; 40. A; 41. C; 42. E; 43. C; 44. E; 45. D; 46. B; 47. D; 48. B; 49. C; 50. C; 51. C; 52. A; 53. A; 54. A; 55. E; 56. B; 57. C; 58. D; 59. E; 60. B; 61. E; 62. D; 63. A

第五章 呼吸系统病理学

1. D; 2. C; 3. B; 4. E; 5. E; 6. D; 7. B; 8. A; 9. E; 10. A; 11. B; 12. D; 13. A; 14. D; 15. E; 16. B; 17. A; 18. B; 19. D; 20. A; 21. B; 22. C ; 23. E; 24. A; 25. D; 26. D; 27. A; 28. E; 29. A; 30. E; 31. D; 32. C; 33. A; 34. E; 35. C; 36. B; 37. A; 38. B; 39. A; 40. D; 41. C; 42. B; 43. E; 44. E; 45. A; 46. C; 47. B; 48. D; 49. C; 50. E; 51. B; 52. D; 53. A; 54. B; 55. A; 56. D; 57. A; 58. E; 59. A; 60. B; 61. B; 62. B

第六章 呼吸系统病理生理学

1. A; 2. C; 3. C; 4. E; 5. D; 6. A; 7. A; 8. B; 9. A; 10. B; 11. D; 12. E; 13. D; 14. C; 15. B; 16. D; 17. A; 18. B; 19. D; 20. C; 21. A; 22. E; 23. C; 24. B; 25. B; 26. B; 27. C; 28. D; 29. E; 30. C; 31. B; 32. B; 33. C; 34. C; 35. E

第七章 呼吸系统与其他系统的相互作用

1. D; 2. D; 3. B; 4. A; 5. D; 6. E; 7. A; 8. C; 9. B; 10. E; 11. A; 12. B; 13. A; 14. E; 15. B; 16. E; 17. E; 18. B; 19. E; 20. C; 21. D; 22. B; 23. E; 24. D; 25. C; 26. B; 27. C; 28. A

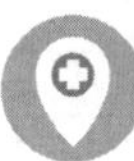

第八章　呼吸系统药理学

1. A；2. B；3. D；4. A；5. C；6. D；7. E；8. B；9. A；10. C；11. E；12. D；13. A；14. C；15. B；16. E；17. E；18. A；19. B；20. C

二、思考题

第一章　呼吸系统解剖学

1. 鼻腔外侧壁有哪些结构的开口，开口部位在哪里？

2. 根据胸部结构解剖知识，请介绍心内注射、心包腔穿刺和胸膜腔穿刺应采取的进针部位和体位。

3. 哪些肌肉与呼吸运动有关？

4. 请简述咽的交通。

5. 请简述临床上显示喉腔结构的最佳断层及影像方位。

第二章　呼吸系统组织学

1. 气管的组织结构由哪些部分构成？各部分的特点和功能是什么？

2. 请简述肺泡壁的结构和功能。

3. 请简述支气管的结构和功能。

4. 如果新生儿的Ⅱ型肺泡细胞如果没有发育成熟，为什么易导致呼吸困难？

第三章　呼吸系统胚胎学

1. 简述呼吸系统的发生过程。

2. 胎粪吸入综合征的成因是什么？

第四章　呼吸系统生理学

1. 请描述呼吸运动。

2. 请比较胸式呼吸和腹式呼吸。

3. 胸膜腔内负压的生理意义有哪些？

4. 请列举 3 个影响肺顺应性的因素。

5. 肺活量和肺总量有何区别？

6. 请描述肺换气的过程。

7. 请列举 O_2 弥散能力增加的可能机制。

8. 请描述呼吸膜的结构。

9. 请列举组织换气增多的可能机制。

10. 请描述 O_2 从肺泡运输到组织的过程。

11. Hb 与 O_2 结合的特征有哪些？

12. 影响氧解离曲线的因素有哪些？

13. 请比较氧解离曲线与 CO_2 解离曲线的异同。

14. 霍尔登效应的意义是什么？

15. 波尔效应的意义是什么？

16. 请描述呼吸形成的起步细胞学说。

17. 请描述呼吸形成的神经元网络学说。

18. 请描述呼吸运动的反射性调节机制。
19. 请比较外周化学感受器和中枢化学感受器。
20. 请描述呼吸系统的非呼吸功能。

第五章 呼吸系统病理学

1. 请比较大叶性肺炎和小叶性肺炎。
2. 描述慢性阻塞性肺病的特点和形成原因。
3. 请比较细菌性肺炎和病毒性肺炎。
4. 请描述支气管扩张的病变特点和主要临床症状。
5. 请描述哮喘的发病机制。
6. 请描述鼻咽癌的临床特点。
7. 请描述肺癌的肉眼类型和组织学类型及其对应关系。
8. 请描述肺腺癌常见的分子遗传学改变。
9. 临床上结核病可分为几类?
10. 结核病的治疗原则是什么?
11. 继发性肺结核的类型有哪些?
12. 请比较原发性肺结核与继发性肺结核有何不同?
13. 常见的肺尘埃沉着病有哪些?
14. 临床上尘肺常见的合并症有哪些?
15. 结节病的特征性病理变化有哪些?

第六章 呼吸系统病理生理学

1. 请比较Ⅰ型呼吸衰竭和Ⅱ型呼吸衰竭的病因和发病机制。
2. Ⅰ型呼吸衰竭和Ⅱ型呼吸衰竭患者氧疗原则有何不同,为什么?
3. 请描述呼吸衰竭引起组织细胞及机体功能、代谢的变化。
4. 请描述急性呼吸窘迫综合征的发病机制及血气变化。
5. 请描述呼吸衰竭与缺氧的关系,并比较两者的病因学异同。
6. 请描述肺源性心脏病的发病机制。
7. 支气管哮喘常常表现为间歇性发作,发作时支气管痉挛引起气道狭窄,为什么许多哮喘发作时 PaO_2 降低,但 $PaCO_2$ 不仅不升高,甚至是降低的?

第七章 呼吸系统与其他系统的相互作用

1. 呼吸系统与循环系统在生理功能方面有何相互联系?
2. 请描述 COPD 引起慢性肺源性心脏病的发病机制。
3. 请描述急性肺源性心脏病的发病机制。
4. 请描述肺性脑病的发病机制。
5. 呼吸系统固有免疫包含哪些组织细胞?
6. 呼吸衰竭对血液系统有何影响?
7. 呼吸衰竭对肾功能有何影响?
8. 肾功能衰竭对呼吸功能有何影响?
9. 呼吸衰竭对胃肠道有何影响?

10. 请简述COVID-19病因对免疫系统的影响。

第八章　呼吸系统药理学

1. 请简述磺胺甲恶唑与TMP合用的药理学基础。
2. 请试述青霉素的不良反应及防治措施。
3. 抗结核病药的用药原则是什么?
4. 请简述万古霉素的作用机制及临床应用。
5. 请描述抗恶性肿瘤药的分类、各类药的作用机制、适应证和不良反应。
6. 请试述平喘药的种类、代表药物和主要作用机制。
7. 请试述成瘾性和非成瘾性镇咳药作用的异同点。
8. 请简述抗肿瘤药的分类及其代表药
9. 请试述分子靶向药物的抗肿瘤作用机制，临床应用和不良反应。

三、模拟试卷

（一）试卷一

考试课程：器官系统·呼吸系统模块　　　考试年级：×××班

考试用时：120分钟　　　考试日期：×××

卷面总分（满分）：100分

题序	一	二	三	四	五	总分	加分人	复查人
得分								

一、单项选择题（每题1分，34题共34分）

每一道题有A、B、C、D、E 5个备选答案，在答题时只需从5个备选答案中选择1个正确答案，答案选错或未选者，该题无分。

1. 左肺根主要结构由上往下的排列关系依次为(　　)。

A. 肺静脉、肺动脉、支气管　　B. 肺静脉、支气管、肺动脉
C. 肺动脉、肺静脉、支气管　　D. 肺动脉、支气管、肺静脉
E. 支气管、肺动脉、肺静脉

2. 气管管壁由内向外依次可分为(　　)。

A. 黏膜、黏膜下层、肌层和外膜　　B. 黏膜、黏膜下层、肌层和浆膜
C. 黏膜、肌层和外膜　　D. 黏膜、黏膜下层和外膜
E. 黏膜、肌层和浆膜

3. 什么细胞产生表面活性物质(　　)。

A. Ⅰ型肺泡细胞　　B. Ⅱ型肺泡细胞　　C. 肺巨噬细胞
D. 血管内皮细胞　　E. 周细胞

4. 妊娠28周早产女婴，因宫内缺氧行剖宫产娩出，出生后意识减退、昏迷，拥抱反

射减弱，吸吮反射减弱，呼吸窘迫。该早产儿发生呼吸窘迫综合征的主要原因是什么？（　　）

A. Ⅰ型肺泡细胞分化不良　　B. Ⅱ型肺泡细胞分化不良
C. 肺泡巨噬细胞分化不良　　D. 杯状细胞分化不良
E. 小颗粒细胞分化不良

5. 关于喉气管憩室的发生和演变，哪项是错误的？（　　）
A. 发生于喉气管沟
B. 为一长形的盲囊，位于食管的腹侧
C. 是形成咽、喉、气管、支气管和肺的原基
D. 与食管之间的间充质发育为气管食管隔
E. 喉气管憩室发育形成的器官，上皮均来自内胚层

6. 尘细胞属于(　　)。
A. 单核细胞　　B. 巨噬细胞　　C. 浆细胞
D. 基细胞　　E. 淋巴细胞

7. 以下哪个结构的管壁没有软骨片？(　　)
A. 小支气管　　B. 细支气管　　C. 叶支气管
D. 段支气管　　E. 终末细支气管

8. 假复层纤毛柱状上皮不分布在(　　)。
A. 鼻前庭　　B. 鼻呼吸部　　C. 室襞
D. 气管　　E. 支气管

9. 喉气管沟出现于(　　)。
A. 原始咽头端　　B. 原始咽中端　　C. 原始咽尾端
D. 原始咽背侧　　E. 以上都不是

10. 下列哪种结构有定向摆动的功能？(　　)
A. 微绒毛　　B. 纤毛　　C. 嗅毛
D. 静纤毛　　E. 绒毛

11. 关于肺泡，下列哪项是错误的？(　　)
A. 肺泡表面绝大部分衬以Ⅱ型肺泡细胞
B. Ⅱ型肺泡细胞胞质含有嗜锇性板层小体
C. 相邻肺泡之间有小孔相通
D. Ⅰ型肺泡细胞细胞器不发达，吞饮小泡多
E. Ⅱ型肺泡细胞有增殖分化能力

12. 关于 Club 细胞（即克拉拉细胞）的特点，哪项是错误的？(　　)
A. 胞质内有丰富的滑面内质网　　B. 有纤毛
C. 胞质内有分泌颗粒　　D. 游离面呈圆顶状
E. 细胞呈柱状

13. 肺硅沉着症中，硅结节的叙述不正确的是(　　)。
A. 早期为细胞性结节　　B. 结节早期弥漫分布在肺组织内

C. 晚期为玻璃样变性结节　　D. 其形成与患者从事的职业有关
E. 其形成与吸入的 SiO_2 颗粒大小和形状有关

14. 阻塞性通气不足可见于？(　　)
A. 低钾血症　　B. 多发性神经炎　　C. 胸腔积液
D. 化脓性脑膜炎　　E. 慢性支气管炎

15. 有关大叶性肺炎的描述，下列哪项是错误的？(　　)
A. 肺泡腔内有细菌　　B. 肺泡壁结构破坏
C. 肺泡壁充血腔内有渗出液　　D. 肺泡腔内大量红细胞及白细胞
E. 肺泡腔内纤维素可被机化

16. 确诊支原体肺炎的依据是(　　)。
A. 患者多为儿童、青年
B. 起病急，多有发热、头痛、咽痛及剧烈干咳
C. X 线检查肺部呈段性分布的纹理增加及网状阴影
D. 病变呈肺间质性炎，肺泡腔内可无渗出物
E. 痰液中培养出支原体

17. 慢性支气管炎并发症不包括(　　)。
A. 慢性阻塞性肺气肿　B. 支气管扩张症　　C. 慢性肺源性心脏病
D. 肺动脉高压　　E. 肺广泛纤维化

18. 不符合支气管哮喘的描述是(　　)。
A. 属Ⅰ型超敏反应性疾病　　B. 有多种炎症介质参与
C. 支气管内大量黏液分泌　　D. 支气管壁多量嗜碱粒细胞浸润
E. 支气管平滑肌痉挛

19. 能引起副肿瘤综合征的肺肿瘤中，最常见的是(　　)。
A. 鳞癌　　B. 腺癌　　C. 小细胞癌
D. 错构瘤　　E. 大细胞癌

20. 下列哪一项描述不符合鼻咽癌特性？(　　)
A. 多起源于鼻咽鳞状上皮
B. 未分化癌对放射治疗很敏感
C. 可发生于柱状上皮鳞状化生的基础上
D. 以高分化腺癌最为少见
E. 晚期可发生血道转移

21. 以下哪一项不是结核转向愈合时的改变？(　　)
A. 吸收，消散　　B. 钙化　　C. 纤维包裹
D. 纤维化　　E. 病灶周围出现渗出、继发坏死以及溶解液化

22. 典型结核结节的中心部分应该看到(　　)。
A. 渗出的大量血浆　　B. 变性、坏死的中性粒细胞
C. 干酪样坏死　　D. 类上皮细胞
E. 朗汉斯巨细胞

23. 关于干酪样坏死的叙述，下列哪项是不正确的？（ ）
A. 肉眼特点对病理诊断有一定意义
B. 常发生于感染细菌量多、毒力强，机体抵抗力低下或变态反应强烈时
C. 镜下为红色、无结构的颗粒状物
D. 可继发于渗出和增生性病变
E. 结核杆菌随组织坏死而被消灭
24. 有关肺结核原发综合征的描述，下列哪项是错误的 ？（ ）
A. 原发灶多在肺尖部 B. 大多发生在儿童
C. 肺门淋巴结干酪样坏死 D. 一般无明显临床表现
E. 可发展成急性粟粒性结核病
25. 关于肺结核病的描述，下列哪项是不正确的 ？（ ）
A. 肺上叶空洞常是由原发综合征发展而来
B. 原发综合征指原发灶、结核性淋巴管炎和肺门淋巴结结核
C. 以呼吸道传播为主
D. 病变特征是结核结节形成伴不同程度的干酪样坏死
E. 继发性肺结核病的坏死病变周围常常有增生为主的病变
26. 关于继发性肺结核的叙述，哪一项是正确的？（ ）
A. 病变多从中、下肺叶开始
B. 易由血源播散引起全身粟粒性结核病
C. 无需治疗，大多可痊愈
D. 肺内病变主要经支气管播散
E. 肺门淋巴结病变明显
27. 呼吸肌麻痹所致呼吸衰竭时的血气变化特点为（ ）。
A. PaO_2下降 B. PaO_2下降，$PaCO_2$下降
C. PaO_2下降，$PaCO_2$升高 D. $PaCO_2$升高
E. PaO_2下降，$PaCO_2$正常
28. 急性呼吸窘迫综合征时形成肺水肿的主要发病环节是？（ ）
A. 肺淋巴液回流障碍 B. 肺微血管内静水压升高
C. 血液中胶体渗透压降低 D. 肺血管收缩，肺动脉高压形成
E. 肺泡—毛细血管膜损伤且通透性增加
29. 下列何药能抑制咳嗽中枢并兼有外周镇咳作用 ？（ ）
A. 苯佐那酯 B. 喷托维林 C. 氯哌斯汀
D. 吗啡 E. 可待因
30. 影响气道阻力的因素中，最主要的是（ ）。
A. 气道长度 B. 气道内径 C. 气流速度
D. 气体密度 E. 气流形式
31. 预防过敏性哮喘宜选用（ ）。
A. 异丙肾上腺素 B. 麻黄碱 C. 色甘酸钠

D. 肾上腺素　　　E. 氨茶碱

32. 沙丁胺醇的特点不包括以下哪一项？(　　)

A. 对 β_2 受体的选择性比异丙肾上腺素高　B. 心脏反应比异丙肾上腺素轻微

C. 可收缩支气管黏膜血管　　　D. 用于治疗支气管哮喘

E. 可气雾吸入给药

33. 不能控制哮喘急性发作的药物是(　　)。

A. 肾上腺素　　　B. 色甘酸钠　　　C. 异丙肾上腺素

D. 氨茶碱　　　E. 沙丁胺醇

34. 为减少不良反应，用糖皮质激素平喘时最好采用(　　)。

A. 口服　　　B. 静脉滴注　　　C. 皮下注射

D. 气雾吸入　　　E. 肌内注射

二、填空题（每空 2 分，10 题总共 10 分）

1. 呼吸运动的反射性调节包括化学感受性呼吸反射、________________、呼吸肌本体感受性反射和防御性呼吸反射。

2. 肺泡与血液之间的气体交换过程，称为 ________________。

3. 胸式呼吸是指________________舒缩活动为主的呼吸运动。

4. 可以引起呼吸性酸中毒的呼吸衰竭类型是________________　型呼吸衰竭。

5. 支气管的管壁由内向外依次分为黏膜、黏膜下层、________________。

6. 肺的呼吸部包括呼吸性细支气管、肺泡管、肺泡囊、________________。

7. 喉气管憩室和食管之间的间充质称为________________，如果发育不良导致的疾病称为气管食管瘘。

8. 维持肺处于扩张状态的主要因素是 ________________。

9. 吸气运动时主要的吸气肌________________和肋间外肌收缩。

10. 肺活量是________________ 、补吸气量和补呼气量三者之和。

三、名词解释（每题 4 分，4 题共 16 分）

1. 肺泡隔

2. 时间肺活量

3. Ⅱ型呼吸衰竭

4. 慢性阻塞性肺病

四、简答题（每题 6 分，4 题总共 24 分）

1. 简述肺泡壁的组织结构及其功能。

2. 什么叫肺肉质变？其发生与哪些因素有关？

3. 简述小叶性肺炎病理特点及合并症。

4. 试述成瘾性和非成瘾性镇咳药作用的异同点。

五、论述题（每题 8 分，2 题总共 16 分）

1. 试述肺导气部的构成及其组织结构变化。

2. 试述慢性支气管炎、肺气肿及肺源性心脏病之间关系及发生机制。

（二）试卷二

考试课程：器官系统·呼吸系统模块　　　　考试年级：×××班
考试用时：120 分钟　　　　考试日期：×××
卷面总分（满分）：100 分

题序	一	二	三	四	五	总分	加分人	复查人
得分								

一、单项选择题（每题 1 分，46 题共 46 分）

每一道题有 A、B、C、D，E 5 个备选答案，在答题时只需从 5 个备选答案中选择 1 个正确答案，答案选错或未选者，该题无分。

1. Little 区位于(　　)。
A. 鼻中隔前下方　　B. 鼻中隔后下方　　C. 鼻中隔后上方
D. 上鼻甲　　E. 鼻腔顶部

2. 站立时腔内分泌物不易流出的鼻旁窦是(　　)。
A. 蝶窦　　B. 额窦　　C. 上颌窦
D. 筛窦前中群　　E. 筛窦后群

3. 关于鼻腔描述，正确的是(　　)。
A. 内面覆以黏膜　　B. 前下方较为宽大的部分称固有鼻腔
C. 上颌窦开口于上鼻道　　D. 内侧壁上有 3 个鼻甲突向鼻腔
E. 鼻黏膜按其生理功能分为呼吸区和嗅区

4. 对喉水肿病人进行喉切开时，应具体切开喉的何种结构？(　　)
A. 方形膜　　B. 弹性圆锥　　C. 甲状舌骨膜
D. 环甲正中韧带　　E. 环甲肌

5. 关于肺段的描述，正确的是(　　)。
A. 左、右肺均有 8 个肺段
B. 左肺段支气管是左主支气管的分支
C. 各肺段呈圆锥形，尖朝向肺尖，底部朝向肺底
D. 右肺按肺动脉和支气管在肺内的分支分布，可分为 10 个肺段
E. 肺段在结构和功能上完全独立

6. 关于膈的描述，正确的是(　　)。
A. 收缩时，膈穹上升，助吸气　　B. 收缩时，膈穹下降，助吸气
C. 收缩时，膈穹下降，助呼气　　D. 舒张时，膈穹下降，助吸气
E. 舒张时，膈穹上升，助吸气

7. 解剖学上肺结构和功能的独立单位是(　　)。
A. 肺叶　B. 肺小叶　C. 肺泡
D. 肺段　E. 肺毛细血管
8. 不参与肺根构成的是(　　)。
A. 肺动脉　B. 肺静脉　C. 肺段支气管
D. 神经　E. 淋巴管
9. 关于终末细支气管的特征，下面哪项是错误的？(　　)
A. 上皮内无杯状细胞
B. 管壁有环形的平滑肌层
C. 管壁有肺泡开口，可进行气体交换
D. 管壁无腺体和软骨
E. 上皮为单层纤毛柱状
10. 构成气血屏障的结构应除外(　　)。
A. Ⅰ型肺泡上皮细胞　B. 肺泡上皮的基膜
C. Ⅱ型肺泡上皮细胞　D. 毛细血管的内皮细胞
E. 肺泡上皮和毛细血管内皮之间的结缔组织
11. 肺的呼吸部包括(　　)。
A. 肺泡、肺泡管、肺泡囊、细支气管
B. 呼吸性细支气管、肺泡管、肺泡囊、肺泡
C. 肺泡、肺泡管、终末细支气管、呼吸性细支气管
D. 肺泡囊、肺泡管、细支气管、呼吸性细支气管
E. 肺泡管、肺泡、肺泡囊、终末细支气管
12. 气管的上皮是(　　)。
A. 单层柱状上皮　B. 单层纤毛柱状上皮
C. 复层柱状上皮　D. 假复层纤毛柱状上皮
E. 复层扁平上皮
13. 关于呼吸性细支气管的结构特点以下哪一项是正确的？(　　)
A. 是支气管的分支
B. 由许多肺泡围成，无纤毛细胞和分泌细胞
C. 管壁内无平滑肌
D. 可见少量腺体
E. 管壁由单层立方上皮移行为扁平上皮
14. 肺的导气部包括(　　)。
A. 叶支气管至肺泡　B. 叶支气管至终末细支气管
C. 叶支气管至呼吸性细支气管　D. 呼吸性细支气管至肺泡
E. 终末细支气管至肺泡
15. 新生儿透明膜病是因(　　)。
A. Ⅱ型肺泡细胞发育不良　B. Ⅰ型肺泡细胞发育不良

C. 气管食管瘘　　D. 气管闭锁
E. 肺泡表面张力过低
16. 下列关于用力呼气的描述不准确的是(　　)。
A. 用力吸气是一个主动的过程
B. 用力呼气是一个被动的过程
C. 用力吸气需要呼吸肌和辅助吸气肌共同作用
D. 用力呼气过程中有腹肌和肋间内肌参与收缩
E. 用力呼吸又称为深呼吸
17. 下列关于胸式呼吸的描述，正确的是(　　)。
A. 主要由膈肌的舒缩活动引起
B. 会发生腹腔脏器移位
C. 由膈肌的上移或下移来改变胸腔容积
D. 胸腔的前后径和左右径改变
E. 肥胖者及妊娠后期的妇女以腹式呼吸为主
18. 肺通气的动力是(　　)。
A. 胸廓和肺部运动　　B. 肺泡与外界大气之间的压力差
C. 肺和胸廓的弹性回缩力　　D. 肺内压
E. 胸膜腔内压
19. 气道阻力的最大影响因素是(　　)。
A. 气道口径　　B. 气体流速　　C. 气流形式
D. 气道壁光滑程度　　E. 气体密度与黏度
20. 气体扩散的动力是(　　)。
A. 气体分子溶解度与气体分子量　　B. 扩散面积
C. 温度　　D. 气体的分压差
E. 扩散距离
21. 关于慢性支气管炎的说法，下列哪项是错误的？(　　)
A. 40 岁以上男性多见　　B. 常见反复咳嗽、咳痰
C. 可伴喘息症状　　D. 常伴发作性呼气性呼吸困难
E. 可进展为肺心病
22. 慢性支气管炎患者通气与换气功能障碍的病理基础是(　　)。
A. 急、慢性细支气管炎及细支气管周围炎
B. 黏液腺肥大、增生，黏膜上皮杯状细胞多
C. 上皮纤毛倒状、脱落
D. 软骨变性、萎缩
E. 管壁平滑肌束断裂、萎缩
23. 下列哪种类型为不累及肺泡的肺气肿？(　　)
A. 小叶中央型　　B. 中叶周围型　　C. 全小叶型
D. 代偿性肺气肿　　E. 间质性肺气肿

24. 发生慢性阻塞性肺气肿的主要原因为（　　）。
A. 支气管腺体肥大增生、上皮杯状细胞增多
B. 支气管壁因炎症而遭破坏
C. 肺组织纤维化
D. 支气管黏膜充血、水肿
E. 细支气管肺泡间隔破坏，弹性减弱

25. 能找到内包涵体的肺炎是（　　）。
A. 支原体肺炎　B. 大叶性肺炎　C. 慢性支气管炎
D. 小叶性肺炎　E. 腺病毒肺炎

26. 小叶性肺炎的病变实质为（　　）。
A. 细支气管和肺泡的化脓性炎　B. 由慢性支气管炎引起的炎症
C. 肺泡的纤维素性炎　D. 肺泡的出血性炎
E. 肺泡的急性卡他性炎

27. 关于新冠肺炎的描述正确的是（　　）。
A. 新冠肺炎较少见于青壮年　B. 新冠肺炎属于间质性肺炎
C. 新冠肺炎病变起始于肺泡　D. 新冠肺炎是小叶肺炎
E. 新冠肺炎是大叶肺炎

28. 结核分枝杆菌的主要传播途径是（　　）。
A. 呼吸道　B. 消化道　C. 血道
D. 淋巴道　E. 自然管道

29. 结核病最容易发生的组织器官是（　　）。
A. 脑　B. 肺　C. 肝
D. 心　E. 肾

30. 肺结节病的特征性病变不包括（　　）。
A. 拉塞尔小体　B. 非干酪性上皮样细胞性肉芽肿
C. 舒曼小体　D. 星状小体
E. 淋巴管炎

31. 以下哪一项不符合鼻咽癌的特点？（　　）
A. 以高分化腺癌最为少见　B. 晚期可经淋巴道转移至颈淋巴结
C. 可发生于上皮鳞状化生的基础上　D. 多发于鼻咽部的黏膜柱状上皮
E. 泡状核细胞癌对放射治疗很敏感

32. 关于肺癌的扩散转移描述中，以下哪一项是错误的？（　　）
A. 血道转移以脑、骨及肾上腺多见　B. 小细胞癌对化疗和放疗敏感
C. 大细胞癌生长迅速，转移较早　D. 周围型肺腺癌可直接侵犯胸膜
E. 肺鳞状细胞癌可直接侵犯胸膜

33. 鼻咽癌最常发生的部位在（　　）。
A. 鼻咽顶部　B. 前壁　C. 后壁
D. 鼻咽外侧壁　E. 咽隐窝

34. 早期出现肺门及纵隔多发淋巴结转移的肺癌类型是(　　)。

A. 类癌　B. 鳞癌　C. 腺癌

D. 小细胞肺癌　E. 大细胞肺癌

35. 肺癌最容易转移到(　　)。

A. 脾　B. 脑　C. 肠

D. 胃　E. 肾

36. 关于干酪样坏死的叙述，下列哪项是不正确的？(　　)

A. 肉眼特点对病理诊断有一定意义

B. 常发生于感染细菌量多、毒力强，机体抵抗力低下或变态反应强烈时

C. 镜下为红色、无结构的颗粒状物

D. 可继发于渗出和增生性病变

E. 结核杆菌随组织坏死而被消灭

37. 慢性支气管炎引起缺氧的类型是(　　)。

A. 乏氧性缺氧　B. 等张性缺氧　C. 缺血性缺氧

D. 淤血性缺氧　E. 组织性缺氧

38. 反映肺通气功能的最好指标是(　　)。

A. PaO_2　B. $PaCO_2$　C. P_AO_2

D. P_ACO_2　E. $PaCO_2$和P_ACO_2的差值

39. 关于呼吸衰竭的概念，下列哪项不对？(　　)

A. 由外呼吸功能严重障碍引起的病理过程

B. 呼吸衰竭可分为低氧血症型和高碳酸血症型

C. 判断呼吸衰竭的血气标准一般为PaO_2低于60 mmHg，伴有或不伴有$PaCO_2$高于50 mmHg

D. 呼吸衰竭患者（未经治疗时），可以只有$PaCO_2$升高而没有PaO_2降低

E. 根据病程经过不同可分为急性和慢性呼吸衰竭

40. 下列哪一项不是呼吸衰竭的发生机制？(　　)

A. 限制性通气障碍　B. 肺泡通气与血流比例失调

C. 弥散障碍　D. 血红蛋白数目减少

E. 阻塞性通气障碍

41. Ⅱ型呼吸衰竭患者不会发生哪种酸碱平衡紊乱(　　)。

A. 代谢性酸中毒　B. 代谢性碱中毒　C. 呼吸性酸中毒

D. 呼吸性碱中毒　E. 呼吸性酸中毒合并代谢性酸中毒

42. ARDS引起呼吸衰竭的机制不包括(　　)。

A. 肺血管收缩　B. 肺的顺应性升高　C. 肺不张

D. 肺透明膜形成　E. 肺内分流

43. 女性，35岁，患肺结核选用链霉素和乙胺丁醇合用治疗的目的是(　　)。

A. 较轻注射时疼痛　B. 有利于药物进入结核病灶

C. 延缓耐药性产生　D. 减慢链霉素排泄

E. 延长链霉素作用

44. 男性，20 岁，呼吸道感染，青霉素皮试阳性，不宜选用的药物是(　　)。

A. 四环素　　B. 红霉素　　C. 林可霉素

D. 头孢霉素　　E. 庆大霉素

45. 女性，40 岁，上呼吸道感染服用磺胺嘧啶时加服碳酸氢钠的目的是(　　)。

A. 增强抗菌疗效　　B. 加快药物吸收速度

C. 防止过敏反应　　D. 防止药物排泄过快

E. 使尿偏碱性，增加药物溶解度

二、填空题（每空 1 分，5 题总共 5 分）

1. 肺泡表面活性物质的作用是 ________。
2. O_2和 Hb 结合，将使 CO_2从血液中释放，促进 CO_2转运，称为________效应。
3. 生理无效腔包括解剖无效腔和 ________无效腔。
4. 吸气运动时主要的吸气肌________和膈肌收缩。
5. 肺活量是潮气量、________和补呼气量三者之和。

三、名词解释（每题 4 分，4 题共 16 分）

1. 呼吸膜
2. 用力肺活量
3. Ⅰ型呼吸衰竭
4. 尘肺

四、简答题（每题 6 分，3 题总共 18 分）

1. 简要比较细菌性肺炎和病毒性肺炎。
2. 简述肺结核病的分类。
3. 简述平喘药的种类、代表药物和主要作用机制。

五、论述题（每题 8 分，2 题总共 16 分）

1. 请比较Ⅰ型呼吸衰竭和Ⅱ型呼吸衰竭的病因和发病机制。
2. 试述肺癌的肉眼类型和组织学类型及其对应关系。

中英文名词对照

5－羟色胺　5-hydroxytryptamine，5-HT
血清素　serotonin
5－脂氧合酶　5-lipoxygenase，5-LOX
CD94－NK 2 型 A　CD94-NK group 2 member A，CD94-NKG2A
CO_2 解离曲线　carbon dioxide dissociation curve
细胞色素 P_{450}　cytochromeP_{450}，CYP_{450}
C 型凝集素受体　C-type lectin receptors
EBV 相关核抗原　EB virus associated nuclear antigen，EBNA
L－精氨酸　L-arginine
Nod 样受体　Nod-like receptors，NLR
N 末端激素原　N-terminal prohormone of BNP
O_2的弥散能力　diffusing capacity for oxygen
PAMP 受体　pathogen associated molecular pattern receptor
p－甲苯基硫酸盐　p-Cresyl sulfate，PCS
p－选择素糖蛋白配体－1　P-selectin glycoprotein ligand-1，PSGL-1
RIG－Ⅰ样受体　RIG-Ⅰ-like receptors，RLR
Toll 样受体　Toll-like receptors
T 细胞受体　T-cell receptor，TCR

A

阿柏西普　aflibercept
阿法替尼　afatinib
阿尼芬净　anidulafungin
氨基甲酰血红蛋白　carbaminohemoglobin
氨溴索　ambroxol
奥马珠单抗　omalizumab
奥司他韦　oseltamivir

B

白细胞介素　interleukin
半胱氨酸白三烯　cysteinyl Leukotriences，Cys-LTs

半月裂孔　semilunar hiatus
贝伐珠单抗　bevacizumab
背侧呼吸组　dorsal respiratory group, DRG
本体感受性反射　proprioceptive reflex
苯丙哌　benproperine
苯佐那酯　benzonatate
鼻　nose
鼻唇沟　nasolabial sulcus
鼻窦炎　sinusitis
鼻后孔　choanae
鼻孔　nostril
鼻旁窦　paranasal sinuses
鼻前庭　nasal vestibule
鼻腔　nasal cavity
鼻炎　rhinitis
鼻咽部　nasopharynx
鼻翼　nasal ala
鼻阈　nasal limen
鼻中隔　nasal septum
吡嗪酰胺　pyrazinamide
壁胸膜　parietal pleura
臂旁内侧核　nucleus parabronchial medialis, NPBM
杓状软骨　arytenoid cartilage
表面活性物质结合蛋白　surfactant associated protein, SP
表皮生长因子受体　epidermal growth factor receptor, EGFR
病毒壳抗原　viral capsid antigen, VCA
病毒性肺炎　viral pneumonia
病原体相关分子模式　pathogen-associated molecular pattern, PAMP
波尔效应　Bohr effect
补呼气量　exspiratory reserve volume, ERV
补体　complements
补吸气量　inspiratory reserve volume, IRV
不对称二甲基精氨酸　asymmetric dimethyl arginine, ADMA

C

残气量　residual volume, RV
长春碱类　vinca alkaloids
长吸式呼吸　apneusis

长吸中枢　apneustic center
潮气量　tidal volume, TV
尘细胞　dust cell
陈－施呼吸　Cheyne-Stokes breathing
成人呼吸窘迫综合征　adult respiratory distress syndrome, ARDS
臭鼻症　ozaena
喘息样呼吸　gasping
喘息中枢　gasping center
创伤性脑损伤　traumatic brain injury, TBI

D

代偿性肺气肿　compensatory emphysema
单侧肺不发生　unilateral pulmonary agenesis
弹性回位力　elastic retcoil pressure
弹性圆锥　conus elasticus
弹性阻力　elastic resistance
蛋白酶激活受体　protease-activated receptors, PAR
等压点　equal pressure point
电压门控的钙通道　voltage-gated calcium channels
蝶窦　sphenoidal sinus
蝶筛隐窝　sphenoethmoidal recess
动脉性肺动脉高压　pulmonary arterial hypertension, PAH
动脉血氧含量　oxygen content in arterial blood, $Ca-O_2$
窦神经　Hering's nerves
对氨基水杨酸　para-aminosalicylic acid, PAS
多功能蛋白聚糖　versican
多柔比星　doxorubicin, adriamycin, ADM
多沙普仑　doxapram

E

额窦　frontal sinus
厄洛替尼　erlotinib
二甲弗林　dimefline
二氯尼特　diloxanide
二氧丙嗪　dioxopromethazine
二棕榈酰卵磷脂　dipalmitoyl phosphatidyl choline, DPPC

F

发绀　cyanosis
方形膜　quadrangular membrane
防御素　defensin
非弹性阻力　non-elastic resistance
非呼吸功能　nonrespiratory function
非小细胞肺癌　non-small cell lung carcinoma, NSCLC
非致纤维生成粉尘　nonfibrogenic dusts
肺　lung
肺癌　carcinoma of the lung
肺表面活性物质　pulmonary surfactant
肺不张　atelectasis
肺尘埃沉着病　pneumoconiosis
肺大疱　bullae
肺的代谢功能　pulmonary metabolic function
肺底　base of lung
肺动脉栓子切除术　surgical pulmonary embolectomy, SPE
肺动脉楔压　pulmonary arterial wedge pressure, PAWP
肺段支气管　segmental bronchi
肺根　root of lung
肺功脉高压　pulmonary hypertension, PH
肺呼吸　pulmonary respiration
肺换气　gas exchange in lung
肺活量　vital capacity, VC
肺尖　apex of lung
肺结核病　pulmonary tuberculosis
肺巨噬细胞　pulmonary macrophage
肺扩张反射　pulmonary inflation reflex
肺门　hilum of lung
肺囊性纤维化　pulmonary eystic fibrosis
肺内压　intrapulmonary pressure
肺泡巨噬细胞　alveolar macrophage
肺泡内　alveolar pressure
肺泡通气量　alveolar ventilation
肺泡无效腔　alveolar dead space
肺泡性肺气肿　alveolar emphysema
肺膨胀不全　atelectasis

肺气肿　pulmonary emphysema
肺牵张反射　pulmonary stretch reflex
肺容积　lung volume
肺容量　lung capacity
肺顺应性　compliance of lung，CL
肺通气　pulmonary ventilation
肺通气量　pulmonary ventilation
肺萎陷反射　pulmonary deflation reflex
肺小叶　pulmonary lobule
肺性脑病　pulmonary encephalopathy
肺血管阻力　pulmonary vascular resistance，PVR
肺芽　lung bud
肺炎　pneumonia
肺叶支气管　lobar bronchi
肺总量　total lung capacity，TLC
肺组织驻留记忆 T 细胞　lung tissue resident memory T cells，TRM
分泌型 IgA　Secreted IgA，SIgA
分压　partial pressure
分子量　molecular weight，MW
伏立康唑　voriconazole
氟胞嘧啶　flucytosine，5-FC
氟康唑　fluconazole
福尔可定　pholcodine
福米诺苯　fominoben
复发性结核　reactivation tuberculosis
腹侧呼吸组　ventral respiratory group，VRG
腹式呼吸　abdominal breathing

G

干酪样坏死　caseous necrosis
干扰素　interferon，IFN
干扰素调节因子　interferon regulatory factors，IRFs
膈肌　diaphragm
膈胸膜　diaphragmatic pleura
膈纵隔隐窝　phrennicomediastinal recess
功能残气量　functional residual capacity，FRC
功能性分流　functional shunt
骨骼肌牵张反射　skeletal muscle stretch reflex

固有鼻腔　nasal cavity proper
固有淋巴样细胞　innate lymphoid cells，ILC
固有免疫　innate immune
固有耐药性　intrinsic resistance
硅沉着病　silicosis

H

核因子 – κB　nuclear factor-κB，NF-κB
黑 – 伯反射　Hering-Breuer reflex
黑 – 伯扩张反射　Hering-Breuer inflation reflex
喉　larynx
喉癌　pharyngeal carcinoma
喉结　laryngeal prominence
喉口　aditus larynges
喉气管沟　laryngotracheal groove
喉气管憩室　laryngotracheal diverticulum
喉前庭　laryngeal vestibule
喉腔　laryngeal cavity
喉炎　laryngitis
喉中间腔　intermediate cavity of larynx
后疑核　nucleus retroambiguus
呼气　expiration
呼气性呼吸困难　expiratory dysnea
呼气运动　expiratory movements
呼吸　respiratory
呼吸单位　respiratory unit
呼吸调整中枢　pneumotaxic center
呼吸功　work of breathing
呼吸功能不全　respiratory insufficiency
呼吸肌牵张反射　respiratory muscle stretch reflex
呼吸节律　respiratory rhythm
呼吸膜　respiratory membrane
呼吸商　respiratory quotient，RQ
呼吸神经元　respiratory neuron
呼吸衰竭　respiratory failure
呼吸衰竭指数　respiratory failure index，RFI
呼吸系统　respiratory system
呼吸相关神经元　respiratory-related neuron

呼吸运动　respiratory movement
呼吸支持技术　respiratory support
呼吸中枢　respiratory center
呼吸中枢兴奋药　respiratory stimulants
化学感受器　chemoreceptor
化学感受性反射　chemoreceptive reflex
环杓侧肌　lateral cricoarytenoid muscle
环杓关节　cricoarytenoid joint
环杓后肌　posterior cricoarytenoid muscle
环甲关节　cricothyroid joint
环甲肌　cricothyroid muscle
环甲正中韧带　median cricothyroid ligament
环磷酰胺　cyclophosphamide，CTX
环状软骨　cricoid cartilage
环状软骨板　cricoid lamina
环状软骨弓　cricoid arch
环状软骨气管韧带　cricotracheal ligament
磺胺醋酰　sulfacetamide，SA
磺胺多辛　sulfadoxine
磺胺二甲嘧啶　sulfadimidine
磺胺甲噁唑　sulfamethoxazole，SMZ
磺胺间甲氧嘧啶　sulfamonomethoxine，SMM
磺胺米隆　sulfamylon，SML
磺胺嘧啶　sulfadiazine，SD
磺胺嘧啶银　sulfadiazine silver，SD-Ag
磺胺异噁唑　sulfafurazole，SIZ
会厌　epiglottis
会厌软骨　epiglottic cartilage
活性氧　reactive oxygen species，ROS
获得性免疫　acquired immunity
获得性免疫缺陷综合征　acquired immunodeficiency syndrome，AIDS
获得性耐药性　acquired resistance
霍尔登效应　Haldane effect

J

肌梭　muscle spindle
肌突　muscular process
基质金属蛋白酶 10　matrix metalloproteinase 10，MMP10

吉非替尼　gefitinib
吉西他滨　gemcitabine
急性病毒性鼻炎　acute viral rhinitis
急性肺栓塞　acute pulmonary embolism，APE
急性肺损伤　acute lung injury，ALI
急性肺源性心脏病　acute pulmonary heart disease，APHD
急性喉炎　acute laryngitis
急性呼吸窘迫综合征　acute respiratory distress syndrome，ARDS
急性气管－支气管炎　acute tracheobronchitis
急性肾损伤　acute kidney injury，AKI
急性细支气管炎　acute bronchiolitis
氨甲蝶呤　methotrexate，MTX
甲杓肌　thyroarytenoid muscle
甲硝唑　metronidazole
甲状软骨　thyroid cartilage
甲状舌骨膜　thyrohyoid membrane
间变性淋巴瘤激酶　anaplasticlymphoma kinase，ALK
间质　mesenchyma
间质性肺疾病　interstitial lung diseases，ILDs
间质性肺炎　interstitial pneumonia
焦亡　pyroptosis
结核结节　tubercle
结核瘤　tuberculoma
结核性肉芽肿　tuberculous granuloma
结节病　sarcoidosis
解剖分流　anatomic shunt
解剖无效腔　anatomic dead space
金胺罗达明荧光染色　auramine rhodamine fluorescent stain
金刚烷胺　amantadine
金刚乙胺　rimantadine
紧密型　tense form
颈动脉体　carotid bodies
净弥散速率　net rate of diffusion，D
静脉回流　venous return
静脉血掺杂　venous admixture
静脉血氧含量　oxygen content in venous blood，$Cv\text{-}O_2$
局限性肺炎　focal pneumonitis
聚合酶链反应　polymerase chain reaction，PCR

卷曲霉素　capreomycin
军团菌肺炎　Legionella pneumonia

K

卡铂　Carboplatin
卡泊芬金　caspofungin
抗阿米巴病药　drugs used in the chemotherapy of amebiasis
抗病毒药　antiviral drug
抗结核病药　antituberculosis drugs
抗菌剂　antimicrobials
抗菌谱　antibacterial spectrum
抗菌肽　antibacterial peptide
抗菌药　antibacterial drug
抗逆转录病毒疗法　anti-retroviral therapy，ART
抗生素　antibiotics
抗生素后效应　post antibiotic effect，PAE
抗体依赖的细胞介导的细胞毒作用　antibody-dependent cell-mediated cytotoxicity，ADCC
抗原提呈细胞　antigen presenting cell，APC
抗真菌药　antifungal drug
颗粒物　particulate matter，PM
可待因　codeine
咳嗽反射　cough reflex
跨壁压　transmural pressure
跨肺压　transpulmonary pressure

L

朗汉斯巨细胞　Langhans giant cell
朗格汉斯细胞组织细胞增生症　Langerhans cell histiocytosis，LCH
老年性肺气肿　senile emphysema
酪氨酸激酶抑制剂　tyrosine kinase inhibitor，TKI
雷莫芦单抗　ramucirumab
肋膈隐窝　costodiaphragmatic recess
肋间隙　intercostal space
肋面　costal surface
肋胸膜　costal pleura
肋纵隔隐窝　costomediastinal recess
利巴韦林　ribavirin
利福布丁　rifabutin

利福喷丁　rifapentine
利福平　rifampin
链霉素　streptomycin
两性霉素 B　amphotericin B，AMB
淋巴管肌瘤病　lymphangioleiomyomatosis，LAM
淋巴组织诱导者　lymphoid tissue inducer，LTi
硫化氢　hydrogen sulfide H_2S
硫酸吲哚酚　Indoxyl Sulfate，IS
洛贝林　lobeline
氯喹　chloroquine
氯离子漂移　chloride shift
氯哌斯汀　cloperastine

M

慢性单纯性鼻炎　chronic simple rhinitis
慢性肺疾病和（或）缺氧引起的肺动脉高压 PH　pulmonary hypertension due to chronic lung disease and/or hypoxia，PH-CLD
慢性肺心病　chronic cor pulmonale
慢性肺源性心脏病　chronic pulmonary heart disease，CPHD
慢性喉炎　chronic laryngitis
慢性肾脏疾病　chronic kidney disease，CKD
慢性萎缩性鼻炎　chronic atrophic rhinitis
慢性支气管炎　chronic bronchitis
慢性阻塞性肺疾患　chronic obstructive pulmonary disease，COPD
毛细血管旁感受器　juxtacapillary receptor
每分钟通气量　minute ventilation volume
弥漫实质性肺疾病　diffuse parenchymal lung disease，DPLD
弥散系数　diffusion coefficient
弥散障碍　diffusion impairment
迷走神经　vagus nerve
米卡芬净　micafungin
模式识别受体　pattern recognition receptors，PRRs

N

那可丁　noscapine
奈多罗米钠　nedocromil sodium
耐甲氧西林表皮葡萄球菌　methicillin resistant staphylococcus epidermidis，MRSE
耐甲氧西林金黄色葡萄球菌　methicillin resisitant staphylococcus，MRSA

脑钠尿肽　brain natriuretic peptide, BNP
脑桥呼吸组　pontine respiratory group, PRG
内呼吸　internal respiration
内皮－上皮屏障　endothelial-epithelial barriers
黏蛋白　mucins
尼可刹米　nikethamide
黏膜相关恒定 T 细胞　mucosal-associated invariant T cells, MAIT
尿毒性肺损伤　uremic lung injury, ULI
凝集素　collectins

P

喷嚏反射　sneeze reflex
喷托维林　pentoxyverine
平喘药　antiasthmatic drugs
平均肺动脉血压　mean pulmonary arterial pressure, mPAP
普罗吗酯　promolate
普诺地嗪　prenoxdiazine

Q

齐培丙醇　zipeprel
起步细胞学说　theory of pacemaker
气管　trachea
气管杈　bifurcation of trachea
气管隆嵴　carina of trachea
气管内吹气　intratracheal gas insufflation
气管食管隔　tracheoesophageal septum
气管食管瘘　tracheoesophageal fistula
气体弥散　gas diffusion
气体运输　transport of gas
气胸　pneumothorax
牵张感受器　stretch receptors
前包钦格复合体　pre-Bötzinger complex
前列环素　prostacyclin, PGI2
前庭襞　vestibular fold
前庭裂　rima vestibuli
前庭韧带　vestibular ligament
潜伏膜蛋白　latent membrance protein, LMP
腔静脉过滤器　Vena cava filters

青霉素类　penicillins
曲尼司特　tranilast
祛痰药　expectorant
全鼻窦炎　pansinusitis
全身性溶栓术　systemic thrombolysis
缺氧相关基因　hypoxia related gene, HRG
缺氧诱导因子　hypoxia-inducible factors, HIF

R

人肺微血管内皮细胞　lung human microvascular endothelial cells, HMVEC-L
人类免疫缺陷病毒　human immunodeficiency virus, HIV
人类免疫缺陷病毒感染者　people living with HIV, PLWH
人类疱疹病毒　epstein-barr virus, EBV
溶解度　solubility

S

色甘酸钠　sodium cromoglycate
杀菌药　bactericidal drug
沙丁胺醇　salbutamol
筛窦　ethmoidal sinus
筛漏斗　ethmoidal infundibulum
上颌窦　maxillary sinus
上皮样细胞　epithelioid cell
舌咽神经　glossopharyngeal nerve
深呼吸　deep breathing
深静脉血栓形成　deep vein thrombosis, DVT
深吸气量　inspiratory capacity, IC
神经-呼吸-炎症体轴　neural-respiratory- inflammasome Axis
神经元网络学说　theory of neuronal circuit
生理无效腔　physiological dead space
声襞　vocal fold
声带　vocal cord
声带肌　vocalis
声带突　vocal process
声门裂　rima glottidis
声门下腔　infraglottic cavity
声韧带　vocal ligament
石棉肺　asbestosis

实质　parenchyma
食管裂孔　esophageal hiatus
适应　acclimatization
适应性免疫　adaptive immune
嗜肺军团杆菌　Legionella pneumophila
嗜酸性粒细胞性肺炎　eosinophilic pneumonia, CEP
首次接触效应　first expose effect
受体结合结构域　receptor-binding domain, RBD
舒曼小体　Schauman body
疏松型　relaxed form
树突状细胞　dendritic cells, DC
顺铂　cisplatin
顺应性　compliance
丝裂霉素　mitomycin C, MMC
死腔　dead space, VDS
死腔样通气　dead space like ventilation
损伤相关分子模式分子　damage-associated molecular pattern, DAMP
羧甲半胱氨酸　carbocisteine

T

炭末沉着病　coal workers' pneumoconiosis, CWP
碳酸酐酶　carbonic anhydrase, CA
碳酸氢盐　bicarbonate
特比萘芬　terbinafine
特发性间质性肺炎　idiopathicinterstitial pneumonia, IIP
特异性免疫　specific immunity
体外膜式氧合　extracorporeal membrane oxygenation, ECMO
体液免疫　humoral immunity
铁沉着症　siderosis
通气/血流比值　ventilation/perfusion ratio, V_A/Q
酮替芬　ketotifen
透明膜病　hyaline membrane disease
透明质酸　hyaluronan
脱氧血红蛋白　deoxyhemoglobin

W

外鼻　external nose
外呼吸　external respiration

外周化学感受器　peripheral chemoreceptor
烷化剂　alkylating agent
无害抗原　harmless Ags
无效腔样通气　dead space like ventilation

X

吸气　inspiration
吸气坡道　inspiratory ramp
吸气性呼吸困难　inspiratory dyspnea
吸气运动　inspiratory movements
系统性红斑狼疮　systemic lupus erythematosus, SLE
细胞免疫　cellular immunity
细胞外基质　extracellular matrix, ECM
细胞外囊泡　extracellular vesicle, EV
细胞因子风暴　cytokine storm
细胞周期非特异性药物　cell cycle nonspecific agents, CCNSA
细胞周期特异性药物　cell cycle specific agents, CCSA
细菌耐药性　bacterial resistance
细支气管周围炎　peribronchiolitis
先天性肺囊肿　congenital pulmonary cyst
纤溶酶原激活物抑制剂-1　plasminogen activator inhibitor, PAI-1
纤维闭塞性细支气管炎　bronchiolitis fibrosa obliterans
限制性通气不足　restrictive hypoventilation
小细胞肺癌　small cell lung carcinoma, SCLC
心切迹　cardiac notch
心输出量　cardiac output, CO
心脏受外部力约束　external constraint to the heart
心脏周细胞　cardiac pericytes
星状小体　asteroid body
胸膜　pleura
胸膜斑　pleural plaque
胸膜顶　cupula of pleura
胸膜腔　pleural cavity
胸膜腔内压　intrapleural pressure
胸膜隐窝　pleural recesses
胸式呼吸　thoracic breathing
溴己新　bromhexine
悬雍垂　uvula

血管紧张素Ⅰ　angiotensin Ⅰ
血管紧张素Ⅱ　angiotensin Ⅱ
血管紧张素转化酶　angiotensin-converting enzyme, ACE
血管内皮钙粘蛋白　VE-cadherin
血管内皮细胞　vascular endothelial cells, VECs
血红蛋白　hemoglobin, Hb
血红素　heme
血红素氧合酶　hemeoxygenase HO
血栓素 A_2　thromboxane A_2, TXA_2
血氧饱和度　oxygen saturation, SO_2
血氧分压　partial pressure of oxygen, PO_2
血氧含量　oxygen content, $C\text{-}O_2$
血氧容量　oxygen binding capacity, $C\text{-}O_2max$

Y

压力感受器　baroreceptor
严重急性呼吸综合征　severe acute respiratory syndrome coronavirus, SARS
炎性小体　inflammasome
咽　pharynx
咽鼓管咽口　pharyngeal opening of auditory tube
咽鼓管圆枕　tubal torus
咽炎　pharyngitis
咽隐窝　pharyngeal recess
氧合血红蛋白　oxyhemoglobin, HbO_2
氧合指数　oxygeneration index, OI
氧合作用　oxygenation
氧化爆破　oxidative burst
氧化反应　oxidation
氧解离曲线　oxygen dissociation curvemin
氧敏钾通道　O_2-sensitive potassium channels
氧浓度　fraction of inspiration oxygen, FiO_2
叶支气管　lobar bronchi
一氧化氮　nitric oxide, NO
一氧化氮合酶　nitric oxide synthase NOS
一氧化碳　carbon monoxide, CO
伊立替康　irinotecan
伊曲康唑　itraconazole
依普拉酮　eprazinone

依托泊苷　etoposide
疑核　nucleus ambiguous
乙胺丁醇　ethambutol
乙硫异烟胺　ethionamide
乙酰半胱氨酸　acetylcysteine
异丙托溴铵　ipratropium bromide
异位肺叶　ectopic lung lobe
异烟肼　isoniazid，INH
抑菌药　bacteriostatic drug
阴离子间隙　Anion gap，AG
用力肺活量　forced vital capacity，FVC
用力呼气量　forced exspiratory volume，FEV
用力呼吸　forced breathing
疣状癌　verrucous carcinoma
右美沙芬　dextromethorphan
原发后结核　post-primary tuberculosis
原发性免疫功能缺陷　primary immunodeficiency diseases，PID

Z

脏胸膜　visceral pleura
早期膜抗原　early membrane antigen，ENA
早期细胞内抗原　early intracellular antigen，EA
扎那米韦　zanamivir
张力　tension
真性分流　true shunt
真性静脉血掺杂　true venous admixture
正压通气　positive pressure ventilation，PPV
支气管　bronchi
支气管肺段　bronchopulmonary segments
支气管肺炎　bronchopneumonia
支气管扩张症　bronchiectasis epithelial
支气管树　bronchial tree
支原体肺炎　mycoplasmal pneumonia
质粒　plasmid
致纤维生成粉尘　fibrogenic dusts
置管溶栓术　catheter-directed thrombolysis，CDT
中间呼吸　intermediate respiration
中枢化学感受器　central chemoreceptor

中性粒细胞　neutrophils
肿瘤坏死因子　tumor necrosis factor，TNF
重塑　remodeling
周皮细胞　pericytes
珠蛋白　globin
主动脉裂孔　aortic hiatus
主动脉体　aortic bodies
主动外排系统　active efflux system
紫杉醇　taxane
自然杀伤细胞　natural killer cells，NK
自稳态　homeostasis
纵隔　mediastinum
纵隔面　mediastinal surface
纵隔胸膜　mediastinal pleura
阻塞性通气不足　obstructive hypoventilation
组胺　histamine
组织换气　gas exchange in tissue
组织因子　tissue factor，TF
最大呼气流量　maximum expiratory flow，MEF
最大通气量　maximal ventilation volume
最低杀菌浓度　minimum bactericidal concentration，MBC
最低抑菌浓度　minimum inhibitory concentration，MIC
左心室后负荷　left ventricular afterload
左右心室直接相互作用　direct ventricular interaction，DVI